**Natürlich gesund mit Hausmitteln**

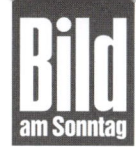

RUTH JAHN

# NATÜRLICH GESUND MIT HAUSMITTELN

## So behandeln Sie Beschwerden
## rezeptfrei und ohne Nebenwirkungen

**Ein BILD am SONNTAG-Ratgeber** – kompetent, umfassend, topaktuell

**Gewidmet**

Maxine

Ratgeber Edition der BILD am SONNTAG

1. Auflage 2013

© 2013 Axel Springer Schweiz AG

Titel der in der Beobachter-Edition erschienenen

Originalausgabe: Rezeptfrei gesund

© 2007 Axel Springer Schweiz AG

Redaktion der BILD am SONNTAG Ratgeber Edition:

Stephanie Quandt

Lektorat: Christine Klingler Lüthi

Umschlaggestaltung: Wunderhaus

Bildredaktion: Mena Ferrari

Foto Umschlag: Gettyimages/Lauri Rotko/

GYRO PHOTOGRAPHY

Fotos Inhalt: Jump Fotoagentur (10), Plainpicture (5),

Mediacolors, Keystone, Westend61, Heidak,

Bildagentur Baumann, Visum, Stock4B, Gettyimages,

F1 Online

Typografie: Bruno Bolliger

Druck und Weiterverarbeitung: CPI Books GmbH, Ulm

ISBN 978-3-906185-04-0

## Die Autorin

**Ruth Jahn** (Jahrgang 1963) ist Umweltnaturwissenschaftlerin und freie Journalistin mit den Spezialgebieten Medizin und Gesundheit. Sie ist auch Autorin des BILD am SONNTAG-Ratgebers „So werden Kinder natürlich gesund". Ruth Jahn lebt mit ihrem Partner und ihrer Tochter in Bern.

Dieser Ratgeber basiert auf dem aktuellen Wissensstand in Medizin und Naturheilkunde (Stand März 2012). Indikation, Dosierung, Anwendungen und Nebenwirkungen von Heilmitteln können sich verändern. Erkundigen Sie sich bei einer Fachperson (Arzt, Apotheker).

# Inhaltsverzeichnis

# Vorwort

Das Bedürfnis, sich mit Hausmitteln und anderen Möglichkeiten selbst zu behandeln, ist groß. Damit verknüpft ist der Wunsch nach seriösen Informationen. Die sollen einerseits die Eigeninitiative nicht zu stark eingrenzen, andererseits aber klare Hinweise auf Anwendungsmöglichkeiten, Durchführung und notwendige Einschränkungen liefern.

Dieser Ratgeber will Sie genau an dieser „Kreuzung" abholen: Er gibt Anregungen und bietet zugleich viele praktische und solide Informationen.

Die Methoden und Mittel, die Sie in diesem Nachschlagewerk finden, kommen aus der Naturheilkunde und der Alternativmedizin. Die Behandlungsweisen eignen sich gut zur Selbsthilfe. Weil sie ermöglichen, selbst aktiv zu werden und eigene Fähigkeiten auf diesem Gebiet zu fördern.

Das Buch greift auch Traditionen aus der Laien- und Volksmedizin auf. Das Wertvolle daran: Man kann versuchen, diese Methoden als alleinige Behandlung anzuwenden – oder aber sie mit anderen Therapieansätzen zu kombinieren. Wählen Sie Ihre persönlichen Favoriten aus dem breiten Angebot aus. So können Sie Ihre Behandlungen jeweils individuell gestalten.

Hausmittel und Selbstbehandlungen bauen zu einem großen Teil auf Erfahrungen auf. Teilweise stehen Einzelerfahrungen zur Verfügung, mitunter auch größere Erfahrungsschätze – eine immer noch unterschätzte Quelle für die Wissenschaft.

Prof. Dr. Reinhard Saller
Institut für Naturheilkunde,
Universität Zürich (Schweiz)

# 1. KRÄFTE DER NATUR

Dieses Buch hilft Ihnen, sich bei alltäglichen Beschwerden mit Hausmitteln und Naturmedizin selbst zu behandeln. Das erspart manchen Arztbesuch – und das Kneippen, Wickeln, Teekochen oder Sirupherstellen kann sogar Spaß machen.

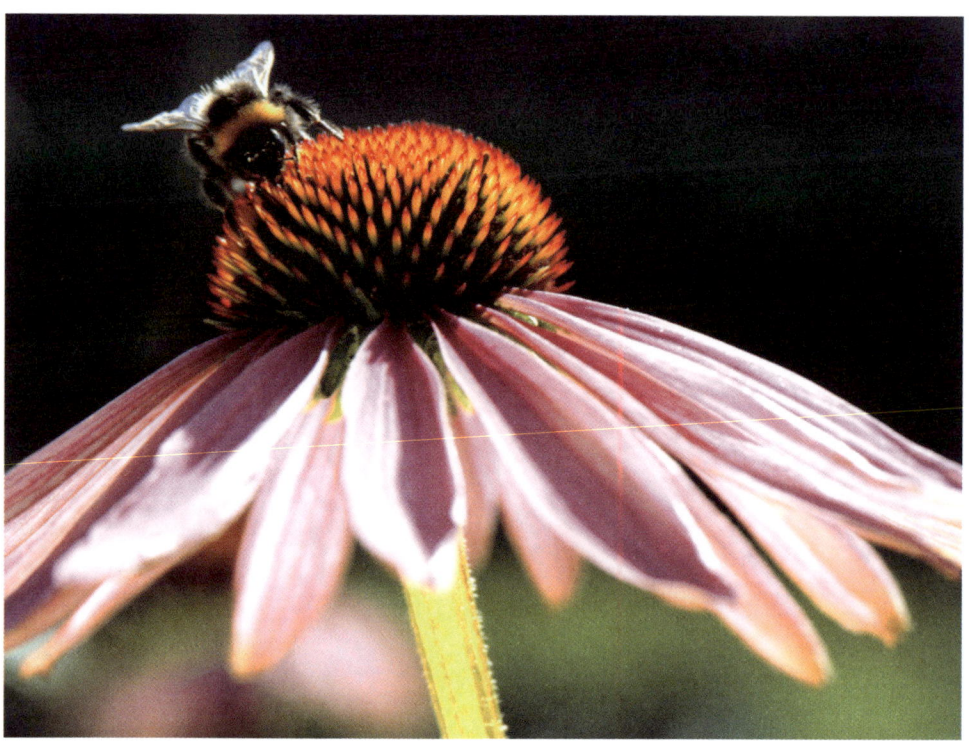

# 1.1 Rezeptfrei und bewährt

Viele kleinere Gesundheitsstörungen lassen sich – sofern man es möchte und es sich auch zutraut – selbstständig managen. Selbstmedikation, wie die Verarztung in Eigenregie auch genannt wird, ist sinnvoll: Sein eigener Gesundheitsförderer, quasi sein eigener Hausarzt zu sein heißt, aktiv etwas für seine Gesundheit zu tun und sich um sich selbst zu kümmern – oder seine Liebsten bei der Selbstheilung zu unterstützen. Das erspart so manchen Arzttermin. Außerdem helfen Hausmittel, die ständig steigenen Kosten im Gesundheitswesen zu verringern.

## Selber heilen und vorbeugen

Die Selbstmedikation ist ein fester Bestandteil des Gesundheitssystems: Der Markt mit rezeptfreien Medikamenten macht über ein Zehntel des Gesamtumsatzes von Medikamenten in Deutschland aus. Laut des Bundesverbandes der Arzneimittel-Hersteller haben die Deutschen im Jahr 2011 für rezeptfreie Medikamente insgesamt 5,02 Milliarden Euro ausgegeben. Dabei ist ein deutlicher Trend in Richtung Naturmedizin auszumachen! 2011 hatte pflanzliche Medizin, sogenannte Phytopharmaka, am Gesamtumsatz immerhin einen Anteil von 21 Prozent, homöopathische Medizin einen Anteil von 8 Prozent.

Im Jahr 2011 gingen laut der Bundesvereinigung Deutscher Apothekerverbände in Deutschland 592 Millionen Packungen von nicht verschreibungspflichtigen Arzneimitteln über den Ladentisch. Dazu kommen noch die Natur-Präparate, die in Supermärkten, Reformhäusern und Drogeriemärkten verkauft werden.

### Alternativmedizin im Trend

Wer sich selbst heilen will, greift gerne auf „etwas Natürliches" zurück. Über zwei Drittel der Erwachsenen in Deutschland haben laut einer Studie des Instituts für Demoskopie Allensbach schon einmal Naturheilmittel verwendet. Und fast die Hälfte der Bevölkerung ist von deren Wirksamkeit überzeugt.

Die Nutzung alternativmedizinischer Methoden geht außerdem Hand in Hand mit einem guten Gesundheitsbewusstsein: Die Auswertung verschiedener Studien hat gezeigt, dass Menschen, die zum Beispiel Homöopathie oder Heilpflanzen anwenden, auch besonders darauf achten, was ihrer Gesundheit gut tut.

# Erfahrungsschatz Volksmedizin

Für den Hausgebrauch stehen zudem unzählige Hausmittel aus dem Fundus der Großeltern und früherer Generationen zur Verfügung. Sie haben die Wahl! Sie können Therapie und Arznei bis zu einem gewissen Grad auf Ihre persönlichen Wünsche und Vorstellungen abstimmen – ein bedeutender Faktor für die Genesung. Besonders für ältere Menschen stellen Hausmittel etwas „Anheimelndes" aus ihrer Vergangenheit dar, etwas mit einer rituellen Kraft, auf das sie sich gerne besinnen.

Zwei weitere Vorteile von Haus- und Naturmitteln: Sie lindern jeweils eine Vielzahl von Krankheiten, haben also ein breites Wirkungsspektrum – und dabei wenig Nebenwirkungen. Kein Wunder, dass sich auch heute wieder viele Menschen in Deutschland für die früher praktizierte Volksmedizin interessieren.

## Überlieferter Erfahrungsschatz

Schließlich ist das traditionelle Gesundheitswissen in Deutschland tief verwurzelt. Besonders in den ländlichen Regionen waren viele Menschen noch bis vor wenigen Jahrzehnten praktisch ganz auf sich gestellt – ohne mal eben schnell zum Arzt um die Ecke oder ins Krankenhaus gehen zu können. Dafür holte man sich Rat bei Hebammen und erfahrenen Kräuterfrauen. Und: Fast jede Familie schöpfte aus einem reichen Erfahrungsschatz an Hausmittelchen und Kräuterrezepturen, den man jeweils Kindern und Kindeskindern weitergab. Bauern und Bäuerinnen wandten am Krankenbett ähnliche Kniffe an wie bei den Kühen auf der Weide.

## Klassiker und Wiederentdecktes

Folgendes haben die in diesem Buch empfohlenen Mittel und Methoden gemeinsam: Sie sind

> natürlich (verwendet werden meist Wasser, Pflanzen und Hilfsmittel aus der Küche),
> erprobt, bewährt und (gemäß Erfahrungswerten) wirksam,
> sicher und einfach anzuwenden,
> zur Therapie verschiedenster Beschwerden geeignet,
> arm an Nebenwirkungen und
> überall in Deutschland (zumeist in Apotheken und/oder Reformhäusern) rezeptfrei erhältlich.

# Zusammen stark: Schul- und Alternativmedizin

Meist werden Heilmethoden der Alternativmedizin als Gegenpol zur Schulmedizin gesehen. Für manche Menschen sind sie ein Gegenstück zur modernen, naturwissenschaftlich orientierten Medizin. Eben eine Alternative zur „Apparatemedizin", die den Ruf hat, oft unmenschlich zu sein.

Doch womöglich gibt es auch einen gemeinsamen Weg. Heute unterstützen viele Haus- und vor allem auch Kinderärzte die sanften Selbstheilungsversuche. Immer mehr Hausärzte bieten neben schulmedizinischen Therapien Homöopathie, anthroposophische Medizin, Phytotherapie und andere Naturheilverfahren. Sie wissen: Mit der Schulmedizin sind sie auf der sicheren Seite – und mit alternativmedizinischen Methoden beziehen sie den Menschen als Ganzes mit ein.

## Wissenschaft ...

Der Komplementärmedizin, also der ergänzenden Medizin, wird man mit den üblichen wissenschaftlichen Kriterien kaum gerecht. Wirksamkeitsnachweise der Schulmedizin basieren seit etwa 50 Jahren immer mehr auf sogenannten doppelblind angelegten Studien mit Placebokontrolle. In diesen Studien, an denen viele Patienten mit der gleichen Krankheit teilnehmen, wird die Wirkung einer bestimmten Behandlung mit der einer Scheinbehandlung (Placebo) verglichen. Studienleiter und Patienten wissen dabei nicht, welche der beteiligten Patienten ein Medikament und welche bloß ein Placebo erhalten, beide sind „blind".

## ... und Erfahrung

Bei Mitteln und Methoden der Naturmedizin stellen sich hier einige praktische Probleme: Wie soll beim Test eines kalten Armbads eine Scheinbehandlung aussehen? Wie das Placebo, um zu erkunden, wie gut Preiselbeersaft gegen Blasenentzündungen wirkt?

---

### Schulmedizin und Alternativmedizin

**Schulmedizin:** Unter diesem Begriff wird die herkömmliche, an Hochschulen gelehrte und von ausgebildeten Ärzten und Pflegenden praktizierte Medizin zusammengefasst. Die schulmedizinische Diagnose und Behandlung orientiert sich vor allem an den Naturwissenschaften und an klinischen Studien.

**Alternativmedizin/Komplementärmedizin:** Sie versteht sich als Ergänzung zur Schulmedizin und umfasst traditionelle wie auch moderne Therapien, zum Beispiel Phytotherapie, Homöopathie oder Akupunktur. Die Komplementärmedizin beachtet den einzelnen Menschen und seine Selbstheilungskräfte.

---

Zum anderen wird in klinischen Studien der helfende Arzt als Störfaktor betrachtet und man versucht, ihn als wirksamen Teil der Behandlung möglichst „auszuschalten". Doch viele alternativmedizinische Methoden bauen gerade auf die Beziehung zwischen Patient und Therapeut.

Dazu kommt: Essigsocke und Co. sind punkto wissenschaftlicher Erforschung auch deswegen im Nachteil, weil kaum jemand ein wirtschaftliches Interesse daran hat, deren Wirksamkeit nachzuweisen. Forschungsgelder fließen eher in Studien, die synthetische oder biotechnologische Wirkstoffe unter die Lupe nehmen. Hausmittel und manche pflanzlichen Therapien sind da in einer schlechteren Position. Was sie auszeichnet, sind vor allem Erfahrungswerte.

## Pflanzlich oder chemisch?

Wussten Sie, dass in den Präparaten der chemischen Industrie oft Pflanzenstoffe stecken? Weltweit sind die meisten Arznei- und Heilmittel pflanzlichen Ursprungs. Das berühmteste Beispiel ist die Salicylsäure, die aus der Rinde von Weidensträuchern isoliert wurde und von der das Medikament Aspirin abstammt. Bereits der griechische Arzt Hippokrates (460 – 375 v. Chr.) kannte den schmerzstillenden Effekt des Weidensaftes. 1897 bauten deutsche Chemiker die Substanz leicht verändert im Labor nach und machten den Kräutertrank zu einem der erfolgreichsten Pharmaprodukte aller Zeiten.

# Zwei Pflanzenpioniere

Naturheilkraft hat, ganz besonders in unserem Nachbarland Schweiz, Tradition. Zwei der berühmtesten Vertreter der Phytotherapie sind Johann Künzle und Alfred Vogel.

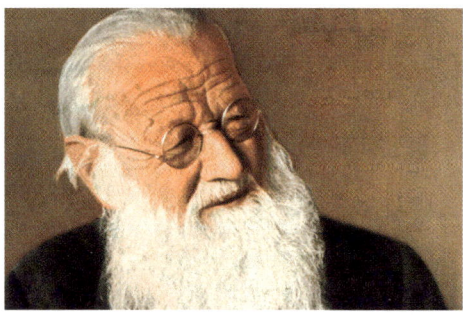

## Der Mann und die Kräuter: Johann Künzle

Sein Büchlein „Chrut und Uchrut" (übersetzt: Kraut und Unkraut) von 1911 wurde über zwei Millionen Mal verkauft und ist das wohl bekannteste Heilpflanzenbuch aller Zeiten.

## Begnadeter Heiler

Schon während seines Theologiestudiums war Johann Künzle (1857–1945) im Herzen ein Kräuterbesessener, ein „junger Botanist",

so wie auch der Titel eines seiner Bücher lautet. Mit 23 soll er mit Rotem Fingerhut und Maiglöckchen eine Herzkrankheit seiner Mutter geheilt haben. Später, als Pfarrer in kleinen ostschweizer Gemeinden, sammelte er alte Heilkräuterrezepte der Landbevölkerung, betätigte sich als Laienheiler und schrieb nebenbei Kräuterbücher.

Künzle hatte damit so einen durchschlagenden Erfolg, dass er bald seinen Beruf an den Nagel hängte, um sich ganz dem Heilen zu widmen. Die Bevölkerung verehrte ihn wie einen Heiligen, aber Ärzte verklagten ihn: Er habe sich in medizinische Bereiche eingemischt. So wechselte Künzle 1921 – nicht zum ersten Mal – seinen Wirkungsort und ging nach Zizers (Graubünden/Schweiz). Denn der damalige Bischof von Chur war von seinen Methoden begeistert und gewährte ihm „Zuflucht". Doch nach nur drei Tagen wurde er wieder von einem Arzt angezeigt.

## Vertrauen in die Kraft der Natur

1922 stellte sich Johann Künzle seinen Kritikern und legte – mit 65 Jahren – ein medizinisches Examen ab. Bis zu seinem Tod mit 87 Jahren empfing er Kranke aus der Schweiz, Deutschland, Österreich und anderen Ländern und werkelte an seinen gepressten Kräutertabletten, die er Lapidartabletten nannte. Seine Devise: „Vertrauen haben in die Heilkräfte der Pflanzen und Ausharren in der Kur, das ist das große Gebot. Wer sich danach richtet, wird nicht enttäuscht werden!"

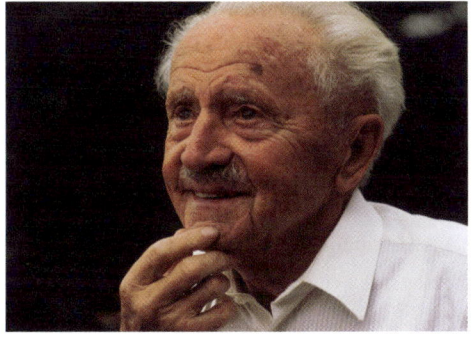

## Reformer mit Geschäftssinn: Alfred Vogel

Alfred Vogel (1902–1996) war ein vielseitiger Mensch: Er war Firmengründer, Forschungsreisender, Farmer, Naturarzt, Leiter eines Diät-Kurheimes, Ernährungstherapeut, Pflanzenheilkundler, Bestseller-Autor und mehr. Alles tat er mit Leidenschaft – und mit einem ausgeprägten Sendungsbewusstsein. 1929 gründete er eine eigene Zeitschrift, „Das neue Leben", der Vorläufer der heute noch in der Schweiz erscheinenden „Gesundheits-Nachrichten". Er schrieb außerdem Bücher – das bekannteste ist der 1952 erschienene „Kleine Doktor" – und ging noch mit über 80 Jahren auf Vortragstourneen.

## Berühmter Import

Nach einer kaufmännischen Lehre wurde Alfred Vogel mit knapp 20 Jahren Reformhausbesitzer in Basel, wo er unter anderem Produkte der Marke Avoba (A. Vogel Basel) vertrieb – zum Beispiel Avoba-Feigensirup oder Avoba-Rohreis. Als Ernährungstherapeut warnte er vor der modernen Lebensmittelindustrie, „dem Gespenst im 20. Jahrhundert".

Später konzentrierte er sich immer mehr auf Heilpflanzen und produzierte unter anderem Frischpflanzensäfte, die er in seinen Laboren herstellte. Und in den 50er Jahren, auf einer seiner Forschungsreisen durch Nordamerika, lernte Alfred Vogel bei einem Sioux-Häuptling eine bei uns bis dahin unbekannte Pflanze kennen: den Roten Sonnenhut (Echinacea purpurea) – das heute wohl bekannteste pflanzliche Mittel zur Stärkung des Immunsystems.

# 1.2 Selbstbehandlung mit Bedacht

Es gibt gute Gründe dafür, in Gesundheitsfragen selbst die Initiative zu ergreifen. Denn jeder Mensch will schließlich auf seine Art und Weise gesund werden. Sinnvoll ist sie auch, weil sie mithilft, die Kostenexplosion im Gesundheitswesen zu bremsen. Selbstmedikation hat aber auch ihre Grenzen: Wer ein gesundheitliches Problem in Eigenregie behandelt oder das stellvertretend für seine Kinder und andere Familienangehörige tut, sollte sich über die Risiken der Selbstbehandlung im Klaren sein.

## Beobachtungsgabe ist gefragt

Sein eigener Gesundheitsmanager zu sein, bedeutet zuerst einmal, seine Beschwerden oder Empfindlichkeiten richtig einzuordnen. Außerdem ist es wichtig, eine geeignete Therapie oder Vorbeugungsmaßnahme zu finden und die dann richtig dosiert und zum richtigen Zeitpunkt anzuwenden. Die meisten Heilmethoden lassen sich übrigens kombinieren – untereinander oder mit der Schulmedizin.

### Das Wichtigste notieren

Selbstmedikation erfordert also eine gute Selbstbeobachtung: Schenken Sie körperlichen und seelischen Signalen größte Aufmerksamkeit – so können Sie eventuelle Warnzeichen auch als solche wahrnehmen. Am besten merken oder notieren Sie sich, wann Sie welche Symptome zum ersten Mal bemerkt haben, was für Veränderungen Sie an sich feststellen, welche Körpertemperatur Sie messen, wann Sie welche Medikamente in welcher Dosierung einnehmen. So können Sie, falls ein Besuch beim Arzt nötig wird, sofort das Wichtigste zusammenfassen.

### Wann zum Arzt?

**Beachten Sie:** Dieser Ratgeber kann den Gang zum Arzt nicht ersetzen. Wenn Sie nicht auf die Selbstbehandlung ansprechen und sich der erwartete Therapieerfolg nicht einstellt, ist ein Arztbesuch notwendig.

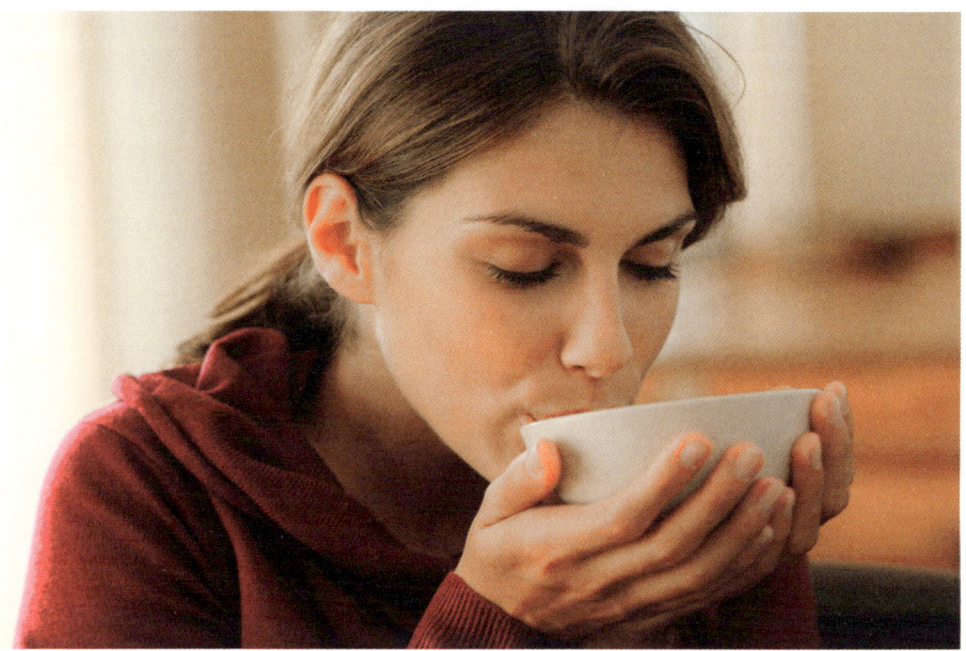

Wenn also das homöopathische Mittel oder der Kräutertee nicht wirkt, wenn die Symptome unverändert bleiben, wenn sie immer wiederkehren, sich verändern oder sich sogar verschlimmern, sollten Sie den Besuch in der Praxis nicht aufschieben. Zögern Sie auch nicht, an Abenden oder am Wochenende einen ärztlichen Notfalldienst zu rufen. Oder, wenn Sie intuitiv das Gefühl haben, dass es sehr ernst ist, den Rettungsdienst (Tel. 112). Ebenfalls zum Arzt gehen sollten Sie, wenn

> Sie eine schwere Krankheit haben (z. B. ein Magengeschwür, eine Hirnhautentzündung, Herzbeschwerden etc.).
> Sie hohes Fieber, Schüttelfrost oder Schmerzen haben.

> Sie sich schwer krank fühlen.
> Sie ganz subjektiv unter Ihrem Gesundheitszustand leiden.
> sich unklare oder neuartige Symptome zeigen.
> Sie verunsichert sind.

## Wie Sie dieses Buch benutzen

Dieser Ratgeber geht auf häufige Beschwerden ein, die nicht lebensbedrohlich sind und die nicht von vornherein fachmännische Hilfe erfordern. Das Buch unterstützt Sie bei der Anwendung von wirkungsvollen Rezepten der Volksheilkunde. Sie finden darin die besten Therapien aus Volksmedizin, Homöopathie und Pflanzenmedizin, die Sie eigenständig anwenden können, um Ihre Gesundheit zu stärken und sich selbst zu kurieren.

Die beschriebenen Hausmittel und Heilmethoden eignen sich besonders gut, um

> Ihre körperliche Abwehr zu stärken und Krankheiten vorzubeugen.
> harmlose Krankheiten und vorübergehende kleinere Beschwerden zu kurieren.
> langwierigere, chronische Krankheiten unterstützend (immer in Absprache mit dem Arzt) zu behandeln.
> Krankheitsrückfälle zu vermeiden.

### Wichtiger Hinweis

Die Therapievorschläge in diesem Buch gelten nicht für Schwangere und Stillende, Säuglinge oder Kinder. Ausnahme: Kapitel 4, „Das kranke Kind". Die Empfehlungen dort gelten (wenn nichts anderes erwähnt ist) für Kinder ab zwei Jahren. Alle anderen Hinweise in diesem Buch sind ausschließlich für Erwachsene gedacht.
Bei schweren chronischen Krankheiten verstehen sich die beschriebenen Therapien als Begleitmaßnahme, die Sie vorher mit dem Arzt absprechen sollten.

## So gehen Sie vor

Suchen Sie in einem ersten Schritt in Kapitel 3 nach Ihrem Krankheitsbild. Die Beschwerden sind nach Körperteil beziehungsweise nach Beschwerdegruppen gegliedert.

Kapitel 4 gibt Tipps zu häufigen Kinderkrankheiten. Das Inhaltsverzeichnis und das Stichwortverzeichnis erleichtern Ihnen die Suche nach einem bestimmten Krankheitsbild.

## Ein Heilmittel auswählen …

Unter den einzelnen Einträgen in Kapitel 3 und 4 finden Sie neben der Beschreibung der Symptome und des Hintergrunds der Krankheit Hinweise auf Heilmittel, die sich innerlich oder äußerlich anwenden lassen und die sich für die Selbstbehandlung eignen.

Informieren Sie sich zunächst jeweils anhand der Rubrik „Zum Arzt, wenn …" oder „Den Rettungsdienst 112 rufen, wenn …", ab wann Sie medizinische Hilfe in Anspruch nehmen sollten.

Wählen Sie dann das Mittel aus, das Ihnen passend erscheint. Die einzelnen Hausmittel und naturmedizinischen Mittel und Methoden lassen sich auch gut miteinander kombinieren. Aber: Mehr hilft nicht unbedingt mehr! Und: Auch Naturmedizin kann unerwünschte Wirkungen haben. Beachten Sie deshalb die Hinweise zu Risiken und Nebenwirkungen (Seite 23).

## … und richtig anwenden

In Kapitel 2 werden die einzelnen Heilmethoden vorgestellt und praktisch erläutert:

die Phytotherapie, verschiedene physikalische Therapien wie Bäder, Güsse und Wickel, die Homöopathie, die Spagyrik und Schüssler Salze. Lesen Sie nach, wie Sie diese Heilmethoden richtig anwenden und ob Sie eventuell auch Vorsichtsmaßnahmen beachten müssen. Sie lernen beispielsweise, wie Sie Wickel richtig anlegen und was Sie bei einem kalten Armbad beachten müssen. Aber auch, bei welchen Vorerkrankungen Sie zum Beispiel keine Kneipp-Kur machen sollten. Hier finden Sie auch Faustregeln für die Zubereitung von Heilkräutertees und zur Anwendung von Tinkturen, ätherischen Ölen, homöopathischen Mitteln etc.

Bitte beachten Sie neben den Tipps zu innerlichen und äußerlichen Anwendungen auch die Empfehlungen unter der Rubrik „So helfen Sie sich selbst" beziehungsweise „So helfen Sie Ihrem Kind". Denn unter Umständen erreicht man mit gezielten Veränderungen im Verhalten oder beim Lebensstil mehr als mit einem ganzen Arsenal an Hausmittelchen oder Kräuterpillen.

# Auch wenn es nichts nützt, kann es schaden

Die meisten Hausmittel, pflanzlichen und homöopathischen Arzneimittel bergen wenig Risiken und haben ein breites Wirkungsspektrum. Sie lassen sich also nicht nur bei einigen wenigen Krankheitsbildern einsetzen, sondern bei verschiedenen Beschwerden. Das sind ideale Voraussetzungen für die Selbstbehandlung. Ganz um das Risiko von Nebenwirkungen kommt aber auch dieser Ratgeber nicht herum: Einzelne „sanfte" Heil- und Hausmittel können neben den erwünschten Wirkungen auch unerwünschte zeigen. Aber keine Sorge: Auf die werden Sie jeweils ausdrücklich hingewiesen oder Sie finden Verweise auf der Verpackung beziehungsweises in der Packungsbeilage eines Produkts.

## Gegenanzeigen

Gewisse Teekräuter, pflanzliche Pillen oder Kneipp'sche Therapien haben außerdem Gegenanzeigen: Das heißt, dass sie unter Umständen für gewisse Personen ungeeignet sein können. Zum Beispiel sollten Menschen mit einem gestörten Warm-Kalt-Empfinden auf Wassertherapien verzichten, weil ihnen das Gespür für die richtige Wassertemperatur fehlt und sie sich verbrühen oder die Haut verkühlen könnten. Oder: Falls Sie dazu neigen, tagsüber einzuschlafen, sollten Sie keine Wickel mit Ingwer, Meerrettich oder Senf anlegen, weil diese bei überzogener Einwirkzeit die Haut schädigen können (mehr dazu auf Seite 42).

## Auf die Dosis kommt es an

Auch Heilmittel, die „reine Natur" enthalten, können überdosiert werden, Hautreizungen oder Allergien auslösen. Bei manchen Heilpflanzen kommt es darauf an, wo am Körper sie angewendet werden: Kamillentee sollte beispielsweise nicht in die Augen kommen. Besondere Vorsicht sollten Sie auch bei ätherischen Ölen walten lassen: Diese sollten generell nicht an Schleimhäute gelangen. In Kapitel 2 (einzelne Heilmethoden) und Kapitel 3 (Beschwerden von A–Z) werden Sie auf die notwendigen Vorsichtsmaßnahmen aufmerksam gemacht.

## Weder zu viel noch zu wenig

Und selbstverständlich kommt es auf die Dosis an: Blutwurztee (Tormentilla) zum Beispiel, ein bewährtes Mittel gegen Durchfall, sollte nicht überdosiert werden. Begrenzen Sie deshalb sicherheitshalber die Einnahme des Tees auf etwa drei Tage. Salbeiblätter wiederum können bei zu langem Gebrauch zu Schwindel oder Herzklopfen führen. Außerdem sollte Ihnen bewusst sein, dass Schlafförderer wie Baldrian unter Umständen eine sogenannte Paradoxwirkung verursachen können: das heißt, das Schlafmittel macht nicht müde, sondern vielleicht nervös und zittrig.

## Problematische Kombinationen

Achten Sie auch auf Wechselwirkungen mit anderen Medikamenten: Manche pflanzliche Arznei macht andere (vielleicht lebenswichtige!) Medikamente weniger oder auch stärker wirksam. Erkundigen Sie sich deshalb bei Ihrem Apotheker oder Ihrem Arzt ganz konkret, ob sich ein gewünschtes Heilmittel mit den anderen Medikamenten, die Sie einnehmen (einzeln aufzählen!), kombinieren lässt. Das depressionslindernde Johanniskraut zum Beispiel ist bekannt für Wechselwirkungen mit anderen Medikamenten: Hochkonzentrierte Präparate aus dem Kraut „beißen" sich beispielsweise mit Arzneimitteln, die den Blutdruck senken, oder mit Aids-Medikamenten. Und auch nach einer Organtransplantation kann Johanniskraut gefährlich werden: Denn es führt dazu, dass die (lebenswichtigen) Medikamente, die vor einer Transplantat-Abstoßung schützen, im Körper zu schnell abgebaut werden. Gewisse Johanniskrautmittel können auch zu unerwünschten Schwangerschaften führen, weil sie die Antibabypille in ihrer Wirkung beeinträchtigen.

Bei Ginkgo ist ebenfalls Vorsicht geboten: Präparate mit Ginkgoblättern sollten Sie nicht mit Aspirin oder Rheumamitteln kombinieren – ansonsten drohen Gerinnungsstörungen oder Blutungen. Und vor Operationen sollten Ginkgopräparate vorsichtshalber abgesetzt werden.

Auch innerlich angewendete Heilerde kann die Wirkung anderer Medikamente beeinträchtigen: Nehmen Sie deshalb nie Heilerde gleichzeitig mit anderen Heilmitteln ein, sondern warten Sie mindestens ein bis zwei Stunden.

## Beipackzettel lesen!

Fazit: Der Beipackzettel oder die Angaben auf der Verpackung sind – falls vorhanden – auch bei Naturarzneien Pflichtlektüre! Halten Sie sich an die empfohlene Dosierung und beachten Sie eventuelle Einschränkungen für die Anwendung. Ansonsten: Fragen Sie Apotheker oder Arzt. Auch wenn Sie ein Heilmittel länger als ein paar Tage oder als Kur anwenden möchten: Beraten Sie sich vorher mit einer Fachperson. Und setzen Sie ein Heilmittel sofort ab, falls Sie unerwünschte Wirkungen verspüren.

# 2. KÜNZLE, KNEIPP & ESSIGSOCKE

Dieser Ratgeber empfiehlt traditionelle Hausmittel und naturheilkundliche Methoden mit breitem Wirkungsspektrum. Kräutertees, erwähnte Fertigarzneien sowie Zutaten für die Rezepte erhalten Sie in spezialisierten Apotheken oder Reformhäusern.

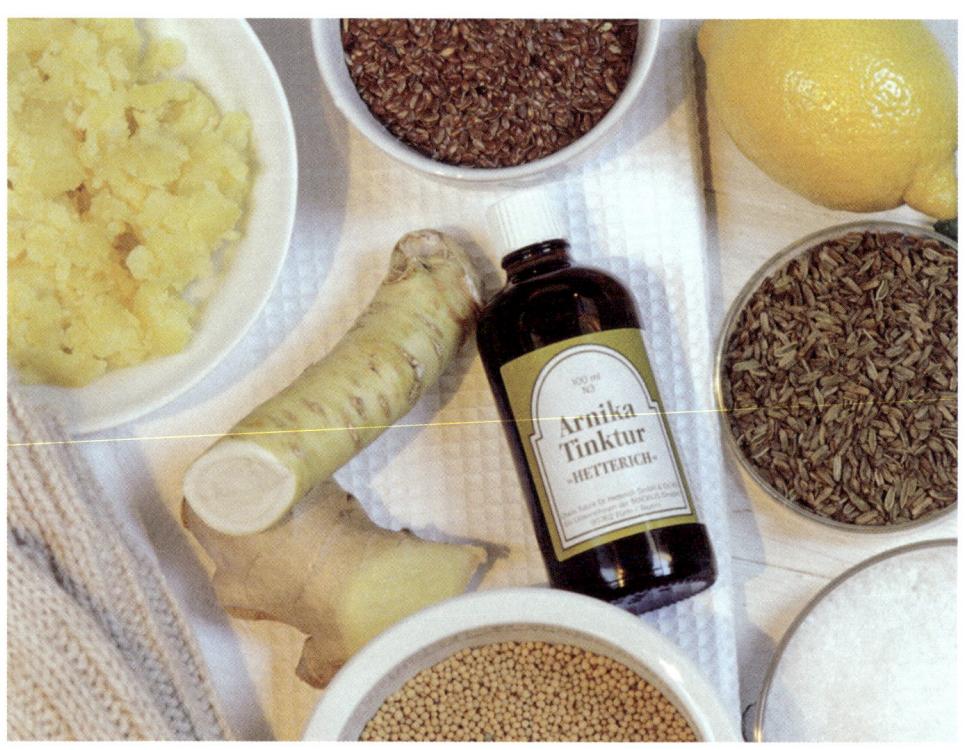

# 2.1 Wasser, Wickel und Bürste

Abhärtung ist das wichtigste Thema der Anhängerschaft des bayrischen Pfarrers und Naturheilkundlers Sebastian Kneipp (1821 – 1897). Doch zu Unrecht verbindet man Kneippen nur mit Wassertreten im Storchenschritt und in hochgekrempelten Hosen. Zur Lehre des „Priesters mit der Gießkanne" gehören neben kalten Anwendungen auch wohlig warme Bäder, Dampfbäder, Bürstenmassagen und mehr.

## Die Wirkung des Wassers

Die Therapie mit Wasser ist bewährt und beliebt: In Badekuren wird die Hydrotherapie unter anderem erfolgreich gegen Schlafstörungen oder Infektanfälligkeit angewendet. Aber auch zur Selbstbehandlung eignen sich Kneipp'sche Wassertherapien. Denn Bäder, Güsse und Waschungen kann man schließlich nicht nur im Bach oder im Thermalbad machen, sondern auch bequem im eigenen Badezimmer.

### Gezielte Reize

Wie Wasser heilt, ist nicht restlos geklärt. Sicher ist: Kaltes oder warmes Wasser reizt sogenannte Thermorezeptoren in der Haut. Diese Reize wirken nicht nur auf die Haut selbst, sondern – über die Nervenbahnen – auch auf das Innere des Körpers. So steigt beispielsweise nach einem warmen Fußbad nicht nur die Durchblutung der Füße, sondern auch die der Nasenschleimhaut. Das wiederum beeinflusst den Stoffwechsel in der Nase und bringt unter anderem mit sich, dass mehr Zellen des Immunsystems in die Nase gelangen.

Auch auf weiteren Wegen wird die Infektabwehr angekurbelt. Deshalb sind regelmäßige „Kneipper" besser vor Krankheitserregern geschützt.

### Training für die Gefäße

Die Kneipp'sche Wassertherapie mit ihren Kälte- und Wärmereizen ist auch eine Art Kraft- und Konditionstraining für das Herz-Kreislauf-System: Kaltes Wasser verursacht, dass die Gefäße sich zusammenziehen, war-

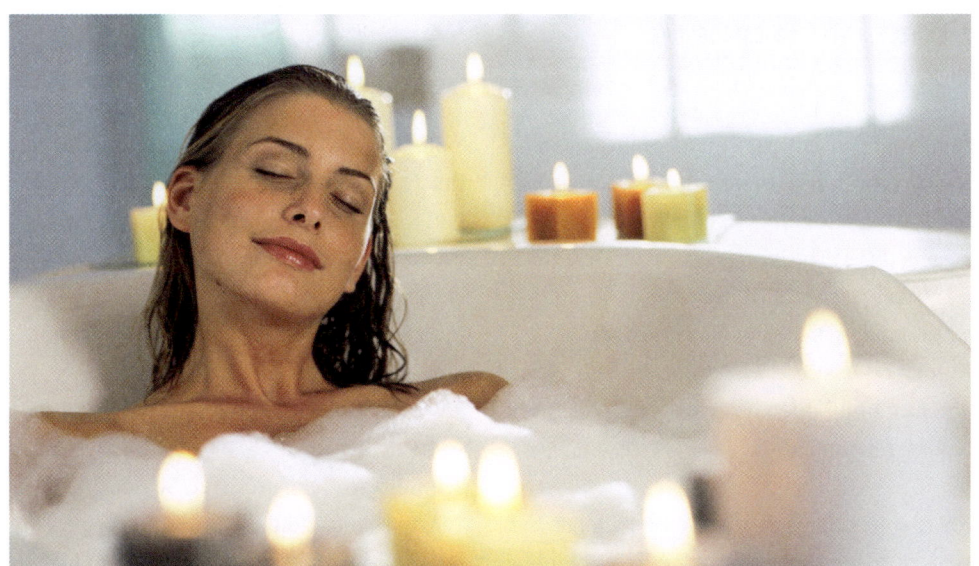

mes dehnt sie aus. So werden sie elastischer und verbessern ihre Funktion als Blutdruck-Regulierer. Auch der Blutfluss in den Atemwegen wird durch Wasserreize angekurbelt, was möglicherweise einen gewissen Schutz vor Asthma und Bronchitis schafft. Selbst die Hirnleistung älterer Menschen soll (mithilfe von Nackenwickeln und Stirngüssen) verbessert werden können, besagen neue Studien.

# Kopf-Dampfbad

Wer über einem Topf mit heißem Wasser inhaliert, benetzt Nasen- und Rachenraum sowie die oberen Atemwege. Die Inhaltsstoffe des Dampfes lassen geschwollene Schleimhäute abschwellen und machen die Atemwege wieder frei.

Das ist auch für die Ohren gut: Sie sind über die sogenannte Eustachische Röhre mit Ra-

chenraum und Nase verbunden und werden dadurch besser belüftet. Das wirkt Ohrenentzündungen entgegen.

**Nicht anwenden:** bei akuten Asthmaanfällen, Augenleiden, entzündlichen Hautleiden, hochakuten Nasennebenhöhlenentzündungen, niedrigem Blutdruck, Sensibilitätsstörungen (Empfindungsstörungen), Schwäche.

**So funktioniert's**
Füllen Sie eine Schüssel oder einen Topf mit der kochend heißen Flüssigkeit und lassen Sie sie auf etwa 70 Grad abkühlen.
Halten Sie Ihren Kopf in den Dampf und legen Sie sich ein Handtuch so über Kopf und Nacken, dass möglichst wenig Dampf entweicht. Atmen Sie durch die Nase ein und durch den Mund wieder aus.
Dauer des Dampfbads: maximal 10 Minuten. Bis zu dreimal täglich.

**Achtung:** Halten Sie einen Sicherheitsabstand zum Topf ein, damit die Dämpfe auf der Haut nicht zu heiß sind. Und achten Sie wegen der Verbrühungsgefahr darauf, dass das Gefäß nicht kippt. Halten Sie die Augen während des Dampfbadens geschlossen. Kinder oder ältere Menschen sollten nicht alleine dampfbaden. Was Sie bei Kindern beachten müssen, lesen Sie auf Seite 286.

Entspannen Sie sich anschließend, legen Sie sich zum Beispiel ins warme Bett. Meiden Sie zugige oder kalte Luft.

## Zusätze

> Isotonische Salzlösung (1 TL Kochsalz auf 500 ml Wasser, aufkochen)
> Etwas gehackte Zwiebel kurz in Wasser aufkochen
> Apfelessig (1 Schuss Essig auf 200 ml Wasser, kurz aufkochen)
> Tee: Kamille, Isländisch Moos, Ringelblume, Salbei, Thymian u.a. (siehe Grundrezept für die äußerliche Anwendung, Seite 53)
> Verdünntes ätherisches Öl: Teebaumöl oder Eukalyptusöl (jeweils 1 – 3 Tropfen auf 1 l Wasser)

# Gurgeln

Mund und Rachenraum werden mit lauwarmer Flüssigkeit gespült. Das Gurgelwasser spült Schleim und Sekrete fort und wirkt mit Zusätzen entzündungshemmend, abschwellend und lindert die Symptome.

Ein weiterer Extranutzen der Gurgelspülung ist das Befeuchten des Rachenraums – und gratis dazu: eine leichte Massage der Lymphbahnen dort.

## So funktioniert's

Nehmen Sie einen größeren Schluck der lauwarmen Flüssigkeit in den Mund, legen Sie den Kopf in den Nacken und gurgeln Sie ein bis zwei Minuten lang. Ziehen Sie das Gurgelwasser auch zwischen den Zähnen hin und her und spucken Sie es dann aus. Bis zu fünfmal täglich.

## Zusätze

> **Konzentrierte Salzwasserlösung** (1 TL Kochsalz auf 250 ml Wasser)
> **Verdünnter Zitronensaft** (Saft einer Zitrone auf 1 Glas Wasser) plus 1 TL Salz und 1 Prise Zucker
> **Tee:** Isländisch Moos, Kamille, Malve, Pfefferminze, Ringelblume, Salbei, Thymian, Zistrose etc. (siehe Grundrezept für die äußerliche Anwendung, Seite 53)
> **Verdünnte Tinkturen:** Hamamelis, Ringelblume etc. (jeweils 5 TL auf ein Glas Wasser).
> **Verdünntes ätherisches Öl:** Teebaumöl (1 – 2 Tropfen auf 100 ml Wasser)

# Nasendusche

Haben Sie die Nase voll von Ihrer triefenden Nase? Regelmäßige Nasenspülungen können Menschen, die zu Nasennebenhöhlenentzündungen neigen oder an Heuschnupfen leiden, Linderung bringen. Mithilfe einer speziellen Kanne leitet man warmes Salzwasser durch die Nase. Oder man befördert das Salzwasser mithilfe eines Sprays hinein. Der Effekt dieser salzigen Dusche ist wissenschaftlich bestätigt: Schleim, Erreger, Schmutz und Pollen werden aus der Nase gespült. Außerdem macht die Nasendusche die verstopfte Nase frei, indem sie die Schleimhaut befeuchtet und abschwellen lässt. Und sie verhindert das Eindicken des Nasensekrets.

**Nicht anwenden:** bei Verletzungen der Nase.

## So funktioniert's

**Mit der Nasen-Spülkanne:** Nasenkannen erhalten Sie in Reformhäusern und Apotheken. Füllen Sie die Kanne mit lauwarmer isotonischer Kochsalzlösung (siehe Kasten). Beugen Sie sich über ein Waschbecken und legen Sie den Kopf schräg nach links. Stecken Sie den Ausgießer der Kanne in das rechte Nasenloch und heben Sie die Kanne leicht an: Die Lösung fließt über die rechte in die linke Nasenhöhle und beim linken Nasenloch wieder heraus. Während der Spülung atmen Sie durch den Mund. Anschließend Spülung seitenverkehrt wiederholen. Maximal zweimal täglich.

> ### Isotonische Kochsalzlösung (0,9 %)
>
> „Isotonisch" bedeutet „gleicher Druck". Eine isotonische Kochsalzlösung hat einen (Salz-)Teilchengehalt und einen osmotischen Druck, der den Flüssigkeiten im menschlichen Körper entspricht. Die Lösung schmeckt deshalb ähnlich salzig wie Tränen. Fertige Lösungen können Sie in der Apotheke kaufen. Um sie selbst herzustellen, gibt man auf einen Liter abgekochtes Wasser 9 g normales Kochsalz (oder Meersalz). Für Augenspülungen: Bitte Wasser und Salz ganz genau abwiegen! Für andere Anwendungen: Geben Sie zwei gestrichene TL Salz auf einen Liter Wasser.
> Die Lösung maximal zwei Tage lang im Kühlschrank aufbewahren.

**Mit einem Nasenspray:** Sie können auch fertige Einwegsprays mit isotonischer Kochsalzlösung kaufen. Oder geben Sie lauwarme isotonische Kochsalzlösung (siehe Kasten) in einen wieder auffüllbaren Nasenspray-Behälter (gibt's in der Apotheke). Pumpen Sie einen Sprühstoß in jedes Nasenloch. Bis zu fünfmal täglich.

Teilen Sie Ihr Spray nicht mit anderen Personen. Waschen Sie das Nachfüllspray täglich mit heißem Wasser gut aus, und benutzen Sie keine abgestandene Lösung.

**Achtung:** Brennt die Nase bei der Spülung, überprüfen Sie die Salzkonzentration der Lösung! Schmerzt die Spülung in den Nasennebenhöhlen: Gehen Sie zum Arzt!

# Bäder und Güsse

Eine Wohltat bei so manchem Unwohlsein: kalte und wechselwarme Güsse sowie kalte, warme, ansteigende und wechselwarme Bäder. Unter „Bädern" versteht man in der Kneipp'schen Therapie sowohl Vollbäder als auch Teilbäder (Fußbad, Sitzbad, Armbad) mit oder ohne pflanzliche Zusätze.

# Warme Bäder

Ein warmes Bad entspannt nach einem langen Arbeitstag, tut gut, wenn eine Erkältung naht, befreit von Osteoporoseschmerzen und lindert Periodenschmerzen. Besonders bei Hautkrankheiten oder Krämpfen können pflanzliche Zusätze aus einem gewöhnlichen Bad auch medizinisch wirken.

**Nicht anwenden:** bei hochakuten Entzündungszuständen (Arthrose, Arthritis, Gicht), Fieberabfall (Körpertemperatur sinkt) mit Schwitzen oder warmen Extremitäten, Krampfadern, niedrigem Blutdruck, Sensibilitätsstörungen (Empfindungsstörungen). Bei Herzkrankheiten fragen Sie vorher Ihren Arzt.

## So funktioniert's

Messen Sie die Wassertemperatur mit einem Badethermometer: Sie sollte bei warmen Voll- oder Teilbädern etwa 37/38 Grad betragen (bei Neurodermitis oder Ekzemen nicht zu heiß!). Geben Sie eine rückfettende Bademilch ins Wasser (Apotheke/Drogeriemarkt/Reformhaus).

Badedauer: 10 bis 20 Minuten. Ruhen Sie sich danach eine halbe Stunde im warmen Bett aus.

Maximale Häufigkeit: in der Regel zweimal pro Woche.

### Zusätze

> **Tee** (Aufguss oder Absud): Ackerschachtelhalm, Eichenrinde, Hamamelis, Kamille, Stiefmütterchen, Thymian, Schwarzer Tee u.a. (siehe Grundrezept für die äußerliche Anwendung, Seite 53)
> **Ätherisches Öl:** Lavendel, Rosmarin (1 – 5 Tropfen in 1 – 2 EL Sahne geben).
> **Fertigbadezusätze** verwenden

# Ansteigende Bäder

Bei beginnenden Erkältungen eignet sich ein ansteigendes Vollbad. Es regt die Schweißbildung und den Stoffwechsel an und kann dem Körper helfen, Fieber zu entwickeln (mehr dazu unter Fieber, Seite 90). Ansteigende Fußbäder regen die Ausscheidungen an, wirken entkrampfend und schmerzlindernd. Ansteigende Armbäder entspannen Körper und Psyche.

**Ansteigende Bäder nicht anwenden:** bei Fieber mit heißem Kopf oder Schwitzen, Krampfadern, beim akuten Asthmaanfall, bei schweren Formen von Arteriosklerose.

## So funktioniert's

Sie benötigen ein Badethermometer aus dem Drogeriemarkt/der Apotheke.

**Ansteigendes Vollbad:** Setzen Sie sich bis zum Hals ins Wasser, Haare nicht nass machen. Geben Sie eine rückfettende Bademilch ins Wasser (Apotheke/Drogeriemarkt/ Reformhaus). Beginnen Sie mit einer Badetemperatur von 36 Grad. Gießen Sie in einem Zeitraum von 15 Minuten nach und nach heißes Wasser zu, bis die Temperatur 37 bis 38 Grad beträgt.
Badedauer: 20 bis 30 Minuten. Maximal dreimal wöchentlich.

**Ansteigendes Armbad:** Für dieses Bad eignet sich das Waschbecken. Tauchen Sie beide Arme bis zur Mitte des Oberarms in das etwa 35 Grad kalte Wasser, gießen Sie dann nach und nach heißes Wasser dazu, bis die Wassertemperatur rund 39 Grad beträgt.
Badedauer: rund 10 Minuten. Einmal täglich oder je nach Bedarf.

**Ansteigendes Fußbad:** Dieses Bad können Sie in einem hohen Zuber oder einer speziellen Fußbadewanne (Sanitätsfachgeschäft, Apotheke) machen. Beim Fußbad sollte der Pegel bis unter das Knie reichen. Tauchen Sie beide Beine in 35 Grad warmes Wasser, gießen Sie dann nach und nach heißes Wasser dazu, bis die Wassertemperatur etwa 39 Grad beträgt. Halten Sie den restlichen Körper während des Fußbads warm!
Badedauer: rund 15 Minuten. Einmal täglich oder je nach Bedarf.

Nach einem ansteigenden Bad sollten Sie sich immer sehr gut abtrocknen und für mindestens eine halbe Stunde warm zugedeckt ruhen.

# Wechselwarmes Fußbad

Der Wechsel von kalt und warm trainiert die Blutgefäße, wirkt kreislauf- und stoffwechselanregend und stärkt bei regelmäßiger Anwendung die Abwehrkräfte. Das Wechselfußbad soll zudem auch zu einem besseren Schlaf verhelfen.

**Nicht anwenden:** bei Krampfadern und Sensibilitätsstörungen (Empfindungsstörungen). Bei Herz-Kreislauf-Erkrankungen nur nach Absprache mit dem Arzt!

## So funktioniert's

Sie benötigen ein Badethermometer und zwei Eimer oder zwei spezielle Fußbadewannen (in Apotheken oder Sanitätsfachgeschäften erhältlich). Der Wasserpegel sollte möglichst bis unters Knie reichen. Der erste Zuber enthält kaltes Wasser (in der Regel 12 – 18 Grad). Das Wasser im zweiten Behälter ist 38 Grad warm – bei Bedarf heißes Wasser nachfüllen. Tauchen Sie jeweils beide Beine zuerst für 5 Minuten ins warme Wasser, dann bis zu 20 Sekunden lang ins kalte. Wiederholen Sie die Prozedur ein Mal. Halten Sie den Körper während des Fußbads warm! Trocknen Sie nach dem Baden die Beine gut ab und gehen Sie anschließend mit Strümpfen ein wenig herum oder legen Sie sich für eine halbe Stunde ins warme Bett. Einmal täglich.

# Senfmehl-Fußbad

Nichts für Dünnhäutige: Das Senfmehl-Fußbad ist eine Reiztherapie, bei der sich die Haut stark rötet und zu brennen beginnt. Es hilft zum Beispiel bei Kopfschmerzen, Schnupfen und Verstopfung.

**Nicht anwenden:** bei empfindlicher Haut, Krampfadern, nicht intakter Haut, Sensibilitätsstörungen (Empfindungsstörungen). Auch nicht bei Kindern oder desorientierten Personen.

### So funktioniert's

Sie brauchen ein Badethermometer, einen Eimer, der breit genug für Ihre Füße ist, oder eine Fußbadewanne (Sanitätsfachgeschäft, Apotheke). Verrühren Sie 20 g schwarzes Senfmehl aus der Apotheke in mindestens 6 Litern etwa 38 Grad warmem Wasser. Füllen Sie den Badezuber so hoch mit Wasser, dass sich beide Füße und die Unterschenkel möglichst bis unters Knie im Wasser befinden.

Nach dem Bad spülen Sie die Beine mit Wasser gut ab, trocknen sie ab und cremen oder ölen sie ein. Ruhen Sie sich dann für eine halbe Stunde zugedeckt im Bett aus. Führen Sie Senfmehl-Fußbäder höchstens einige Wochen lang zwei- oder dreimal pro Woche durch.

Die Badezeit darf höchstens 15 Minuten betragen (Vorsicht, nicht einschlafen!).

**Achtung:** Senf enthält hautreizende Substanzen. Beachten Sie die Sicherheitshinweise im Kasten auf Seite 43!

**Beachten Sie:** Senfmehl kann Flecken auf Textilien machen.

# Kalte Bäder und Güsse

Für Warmduscher und Warmbader gewöhnungsbedürftig: kalte Kneippanwendungen. Trotzdem sind sie einen Versuch wert – springen Sie ins kalte Wasser! So profitieren Sie: Kalte Wasserreize kurbeln die körperliche Wärmeproduktion an. Sie erfrischen und wecken müde Lebensgeister – das kalte

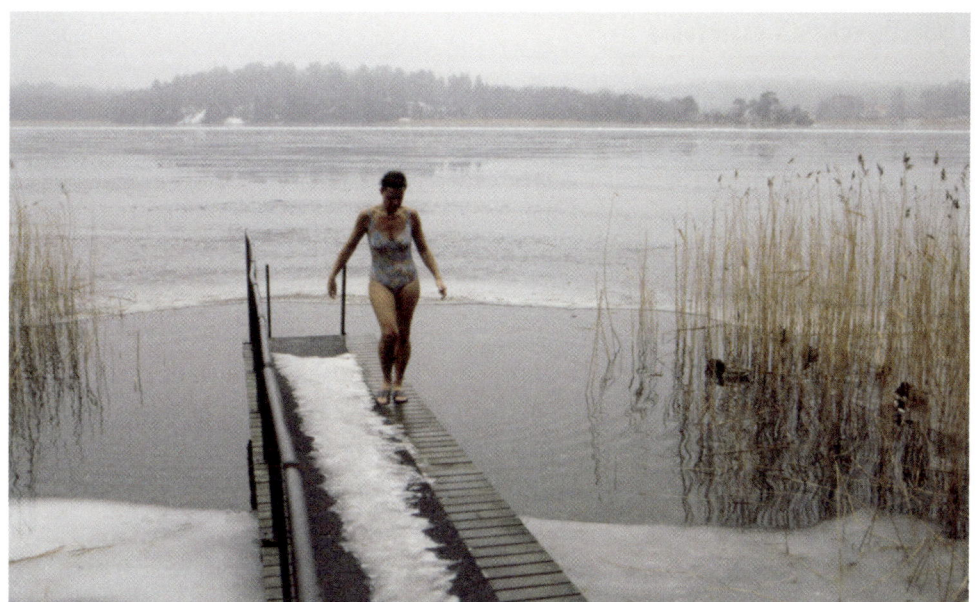

Armbad wird nicht umsonst als „die Tasse Kaffee der Naturheilkunde" bezeichnet.

**Kalte Bäder und Güsse nicht anwenden:** bei akuten Harnwegsinfekten, Asthma, Neigung zu Wadenkrämpfen, Sensibilitätsstörungen (Empfindungsstörungen), während der Periode. Bei Herz-Kreislauf-Erkrankungen nur nach Absprache mit dem Arzt!

## So funktioniert's

**Kalte Güsse:** Hierfür benötigen Sie einen Gummischlauch von etwa 2 cm Durchmesser oder ein Gießrohr (aus dem Sanitätsfachgeschäft), die Sie an Duschkopf oder Wasserhahn montieren können. Auch ein entsprechend verstellbarer Duschkopf eignet sich. Die Wassertemperatur bei kalten Güssen beträgt in der Regel unter 18, 20 Grad. Sie dürfen den Wasserhahn aber auch

auf wärmer einstellen. Die Gussführung verläuft von den Händen beziehungsweise Füßen in Richtung Herz.

Die Beine begießen Sie vom Fuß her außen bis zur Leiste und dann an den Schenkelinnenseiten wieder zurück zum Fuß.

Die Arme begießen Sie von der Hand her über die Armaußenseite zur Achsel und innen wieder zurück zur Hand.

Kalte Güsse dürfen Sie nur anwenden, wenn Sie warme Füße haben. Am besten stellen Sie sich während des Gusses auf eine wärmende Bademat te oder ein dickes Handtuch, damit die Füße nicht auskühlen.

Nach dem Guss trocknen sich hartgesottene Kneipper nicht ab, sondern streifen das Wasser nur ab. Anschließend gut aufwärmen!

Kalte Güsse dürfen täglich, aber jeweils nicht länger als zwei Minuten durchgeführt werden.

**Kaltes Armbad:** Dieses Bad können Sie im Waschbecken nehmen. Füllen Sie kaltes Wasser (18, 20 Grad oder kälter) ein. Tauchen Sie beide Arme für maximal 30 Sekunden bis zur Mitte des Oberarms ins Wasser. Dabei verspüren Sie wahrscheinlich einen Kälteschmerz. Danach schwenken Sie die Arme, bis sie trocken sind, und sorgen dafür, dass sie warm sind.

Ein kaltes Armbad dürfen Sie nur machen, wenn Ihre Hände warm sind. Maximal einmal täglich.

**Kaltes Fußbad:** Hierfür benötigen Sie ein hohes Gefäß oder eine Fußbadewanne. Füllen Sie kaltes Wasser (18, 20 Grad oder kälter) ein. Tauchen Sie beide Beine möglichst bis unters Knie ins Wasser – für maximal eine Minute, bis Sie einen leichten Schmerz spüren. Gehen Sie dann herum, bis die Füße trocken sind. Und sorgen Sie dafür, dass die Füße warm sind. Ein kaltes Fußbad dürfen Sie nur machen, wenn Ihre Füße warm sind. Maximal einmal täglich.

# Bürstenmassage

Kneipp für Wasserscheue: Das Trockenbürsten fördert die Durchblutung der Haut, wirkt blutdruckregulierend, fördert den Venen- und den Lymphfluss, macht müde Geister munter und stärkt die Wahrnehmung – ohne dass Sie dabei nass werden. Bei regelmäßiger Anwendung ist die Bürstenmassage auch ein erprobtes Mittel, um Erkältungen und anderen Infekten vorzubeugen.

**Nicht anwenden:** bei Akne, entzündlichen Hauterkrankungen, Neurodermitis, starken Krampfadern.

### So funktioniert's

Benutzen Sie einen Massagehandschuh oder eine Massagebürste.

Massieren Sie den Körper in kleinen kreisenden Bewegungen: Vom rechten Fuß über die Beinaußen- und innenseiten zum Knie, zum Oberschenkel außen, dann innen bis zur Hüfte. Danach dasselbe vom linken Fuß bis zur linken Hüfte. Anschließend massieren Sie das Gesäß.

Dann beginnen Sie am rechten Handrücken bis zur Schulter, zuerst innen, dann außen. Den linken Arm genauso. Danach die Brust zum Brustbein hin massieren. Anschließend vom Bauchnabel spiralförmig im Uhrzeigersinn nach außen. Und schließlich – mit aufgesetztem Stiel – den Nacken in Richtung Schulter und den Rücken von oben nach unten, bis zum Gesäß.

Möchten Sie das Gesicht mit einbeziehen, benutzen Sie dafür eine besonders weiche Bürste.

Einmal täglich vor dem Aufstehen durchführen, am besten am offenen Fenster. Bis die Haut leicht gerötet ist. Anschließend die Haut eincremen.

Vorsicht: Massage nicht abends durchführen, sonst könnte das Ein- und Durchschlafen schwierig werden.

# Wickel

Wickel – wohlig warm oder angenehm kühl – sind das Hausmittel schlechthin. Vielen Menschen sind sie seit Kindheitstagen vertraut. Am besten in Erinnerung sind wohl die kühlenden Wadenwickel oder Essigsocken bei Fieber oder der wohltuend warme Zwiebelwickel bei Ohrenschmerzen.

## Wirkung auf Körper und Psyche

Wickel wirken auf die Haut, beeinflussen dort Gefäße, Schweißdrüsen und Nerven. Aber nicht nur das: Auch das Herz-Kreislauf-System und der Stoffwechsel reagieren mit. Gelenke, Muskeln, Lymphsystem und innere Organe werden indirekt ebenfalls mit einbezogen. Und nicht zu vergessen: In jedem liebevoll angelegten Wickel steckt Zuwendung – ein weiterer Faktor, der zur Heilung beiträgt.

Wickel können Sie in unterschiedlichsten Größen und an verschiedensten Körperstellen anbringen. Umwickelt werden können zum Beispiel: Bauch oder Hals, Gelenke, Oberkörper, Unter- und Oberarme, Waden. Als Kompressen bezeichnet man wickelähnliche Auflagen, die aber nicht gewickelt werden. Kompressen legen Sie auf Augen, Wangen, Leber, Nieren, Ohren, auf die Stirn oder andere Körperstellen.

## Das brauchen Sie:

Wickel und Kompressen bestehen aus zwei Lagen Stoff:

> Das Innentuch ist aus Baumwolle. Es wird feucht aufgelegt.
> Das (größere) Außentuch ist aus Baumwolle oder Wolle. Es dient vor allem zur Befestigung des Innentuchs.

Fixieren Sie die Wickel mithilfe eines Stücks Pflasterrolle (ähnlich einem Klebstreifen), mithilfe von Verbandklammern oder Sicherheitsnadeln.

Zusätze für Wickel und Kompressen können flüssig, breiig oder fest sein. Beachten Sie bei offenen Wunden und Augenanwendungen: immer abgekochtes Wasser verwenden!

## Individuelles Empfinden

Wickel sollten nicht einschnüren und sich gut anfühlen. Die Temperatur richtet sich nach den Bedürfnissen und dem Empfinden des Patienten! Die Auflage sollte nur so lange auf der Haut liegen, wie es dem Betroffenen angenehm ist. Während der Einwirkzeit kann man im Bett leicht zugedeckt ruhen. Denken Sie auch an einen Matratzenschutz.

# Kühlende Wickel

Kühlende Auflagen sind besonders bei Entzündungen und Schmerzen geeignet. Sie entziehen dem Körper Wärme und bewirken eine lokale Gefäßverengung, wirken abschwellend und schmerzlindernd. Nach Ablegen des Wickels wärmt sich die Haut wieder auf, die Gefäße weiten sich, die Muskulatur entspannt sich.

Kühlende Wickel eignen sich bei einer ganzen Reihe von Beschwerden – von rheumatischen Erkrankungen über Verletzungen und Entzündungen bis hin zum Bluthochdruck.

**Nicht anwenden:** bei Durchblutungsstörungen, Sensibilitätsstörungen (Empfindungsstörungen), schweren Herz-Kreislauf-Störungen, schweren psychischen Krankheiten.

## So funktioniert's

Die Einwirkdauer von kühlenden (nicht eiskalten) Wickeln und Kompressen beträgt meist 20 bis 30 Minuten.

Kühlpacks aus dem Gefrierfach hingegen sollten nur jeweils für etwa fünf Minuten am Stück auf der Haut liegen. Kalte Wickel in der Regel zwei- bis höchstens dreimal täglich durchführen, Notfall-Kühl-Packs bei akuten Verbrennungen, Prellungen oder Entzündungen häufiger.

**Achtung:** Kalte Wickel und Kompressen nur auf warme Haut auflegen. Nicht durchführen, wenn der Patient friert, Hände oder Füße kalt sind oder wenn Kälte als unangenehm empfunden wird.

## Flüssige Zusätze

Tränken Sie das Innentuch in der kalten Flüssigkeit (Tee oder mit Wasser verdünnte Tinktur). Wringen Sie es aus, legen Sie es auf die Haut, wickeln oder legen Sie dann das Außentuch darüber. Fixieren. Geeignet sind:

> **Kalter Tee (Aufguss oder Absud):** Ackerschachtelhalm, Augentrost, Hamamelis, Pfefferminz, Ringelblume, Salbei, schwarzer Tee, Stiefmütterchenkraut, Thymian u.a. (siehe Grundrezept für die äußerliche Anwendung, Seite 53)

> **Tinktur:** Arnika, Hamamelis, Ringelblume (jeweils 1 EL Tinktur auf 250 ml Wasser)

## Breiige Zusätze

Streichen Sie den Brei auf das Innentuch, legen Sie die bestrichene Seite direkt auf die Haut und legen oder wickeln Sie das Außentuch darüber. Fixieren. Geeignet sind:

> **Quark:** Magerquark aus dem Kühlschrank nehmen, einige Minuten bei Zimmertemperatur stehen lassen.

> **Heilerde:** Heilerde in Pulverform mit kaltem Wasser zu einem streichfähigen Brei rühren. Eventuell einige Zeit im Kühlschrank stehen lassen.

## Feste Zusätze

Feste Zusätze formen Sie zu einem Päckchen, indem Sie sie dicht nebeneinander in

# Wadenwickel und Essigsocken

Wadenwickel und Essigsocken eignen sich zur Fiebersenkung. Beachten Sie: Nicht bei kalten Füßen anwenden oder wenn der Patient friert!

## Wadenwickel

Er bedeckt den Unterschenkel vom Knöchel bis zum Knie. Legen Sie zuerst einen Matratzenschutz auf (z. B. Badehandtuch, kein Plastik) und messen Sie die Körpertemperatur. Tränken Sie dann zwei Innentücher in 35, 36 Grad kaltem Wasser (nach Belieben auch kälter und eventuell angereichert mit 2 EL Zitronensaft oder Essig auf 1 l Wasser). Wringen Sie die Tücher aus und umwickeln Sie damit beide Waden möglichst faltenfrei. Dann kommen die Außentücher darum herum. Am Schluss decken Sie den Patienten mit einer leichten Decke zu und lassen ihn wenn möglich zehn bis fünfzehn Minuten im Bett ruhen. Vorher und nachher Temperatur messen. Wenn das Fieber nicht gesunken ist, zweimal wiederholen.

das Innentuch legen und das Tuch viermal einschlagen. Gegebenenfalls mit Pflaster-Klebeband zukleben. Dann quetschen Sie das Päckchen leicht, platzieren es auf der Haut und legen das Außentuch darauf. Fixieren. Geeignet sind:

> **Zitronenscheiben:** Eine kühlschrankkalte, unbehandelte Zitrone in dünne Scheiben schneiden.

## Schnelle Kühlung

Ist schnelle Kühlung gefragt, können Sie einen nassen Waschlappen für einige Minuten ins Tiefkühlfach des Kühlschranks legen. Oder Sie nehmen ein paar Eiswürfel und umwickeln sie mit einem Küchentuch.

**Achtung:** Eiswürfel und Eiswasser sollten die Haut nicht direkt berühren!

## Essigsocken

Die innere Schicht besteht aus zwei Baumwollsocken, die Sie in 36 Grad oder kälterem Essig- oder Zitronenwasser tränken und dann gut auswringen. Als zweite Schicht ziehen Sie ein paar Nummern zu große Wollsocken darüber. Plastiksäcke sind ungeeignet, sie könnten einen Wärmestau verursachen!

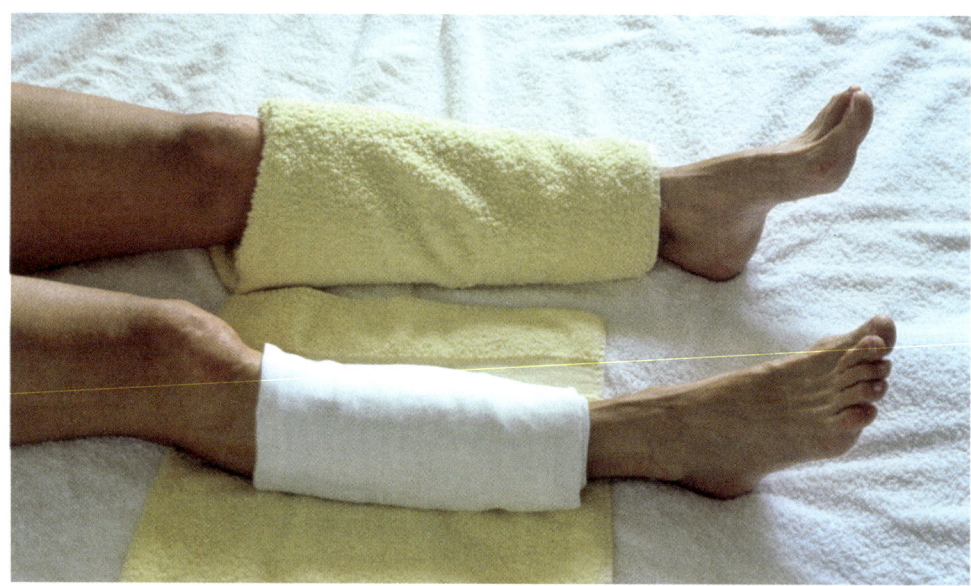

Tipps zum Thema Fieber finden Sie auch auf Seite 90, zu Fieber bei Kindern im Kapitel 4 auf Seite 282.

# Wärmende Wickel

Warme oder heiße Auflagen auf der Haut führen dem Körper Wärme zu und bewirken, dass sich die Gefäße erweitern und die Haut stärker durchblutet wird. Indirekt werden auch tiefere Regionen gewärmt, Muskeln entspannen sich, der Stoffwechsel wird angekurbelt, Krämpfe und Schmerzen lassen nach. Außerdem haben warme Auflagen einen tröstenden und beruhigenden Effekt. Wärmende Wickel eignen sich bei einer ganzen Reihe von Beschwerden, vom

Gerstenkorn über Wadenkrämpfe und Arthritis/Arthrose (nicht akut) bis hin zu Menstruationsbeschwerden.

**Nicht anwenden:** bei Blinddarmentzündung (Schmerzen im rechten Unter-/Mittelbauch) und anderen akuten Entzündungen im Unterleib, Schilddrüsenüberfunktion, Sensibilitätsstörungen (Empfindungsstörungen).

## So funktioniert's

Beim Vorbereiten und Anlegen warmer Wickel, die mit heißem Wasser zubereitet werden, besteht Verbrennungsgefahr – sowohl für den Patienten als auch für den Helfer. Arbeiten Sie vorsichtig, eventuell mit Gummihandschuhen, und prüfen Sie vor dem Anlegen des Wickels die Temperatur (siehe auch Tipp unter Flüssige Zusätze unten). Bei wärmenden Wickeln ist eine zweite Schicht aus Baumwolle oder Wolle (Außentuch) besonders wichtig, damit sich die Wärme nicht zu schnell verflüchtigt.

Die Einwirkzeit von warmen oder heißen Wickeln beträgt in der Regel 20 Minuten beziehungsweise bis zum Abkühlen auf Körpertemperatur. Danach sollte man sich etwa 30 Minuten Ruhe im Liegen gönnen.

Warme Wickel zwei- bis dreimal täglich anlegen.

**Achtung:** Einen warmen Wickel nur anwenden, wenn der Patient ihn als angenehm empfindet. Bei fiebrigen Erkrankungen eignen sich warme Wickel nur in der Phase des Fröstelns bei Beginn des Fieberanstiegs! Nicht durchführen, wenn dem Patienten heiß ist oder wenn er schwitzt (mehr dazu unter Fieber, Seite 90, oder unter Fieber bei Kindern, Seite 282).

## Flüssige Zusätze

Bei flüssigen Zusätzen tränken Sie das Innentuch in der heißen Flüssigkeit und wringen es aus.

**Tipp:** So klappt's, ohne dass Sie sich die Finger verbrennen:

Benutzen Sie ein Wringtuch, zum Beispiel ein großes Küchentuch. Legen Sie in die Mitte dieses Wringtuchs das noch trockene, gefaltete Innentuch und rollen Sie das Wringtuch von zwei gegenüberliegenden Seiten her in die Mitte ein. Fassen Sie nun beide Enden des Wringtuchs und lassen Sie dabei die Mitte des Tuchs in die Schüssel mit der heißen Flüssigkeit hängen. Heben Sie das Wringtuch wieder und wringen Sie damit das Innentuch aus, bis es nicht mehr tropft. Nun fischen Sie das feuchtheiße Innentuch heraus und legen es (nach entsprechendem Abkühlen) direkt oder nochmal umwickelt auf die Haut. Legen Sie anschließend das Außentuch darüber und befestigen Sie den Wickel.

Wenn es noch schneller gehen soll, können Sie auch einfach einen feuchten Waschlappen auf den Deckel einer Pfanne mit heißem Wasser legen, ihn so erhitzen und dann auflegen. Geeignet sind:

> **Heißes Wasser:** Dann handelt es sich um eine gewöhnliche (feuchtwarme) Dampfkompresse.
> **Heißer Tee (Aufguss oder Absud):** Ackerschachtelhalm, Augentrost, Hamamelis, Kamille, Lavendel, Malve, Ringelblume, schwarzer Tee (siehe Grundrezept für die äußerliche Anwendung, Seite 53)
> **Tinktur:** Hamamelis, Myrrhe, Ringelblume (jeweils 1 EL Tinktur auf 250 ml heißes Wasser)

## Breiige Zusätze

> **Heilerde:** Heilerde in Pulverform aus der Apotheke/dem Reformhaus mit heißem Wasser zu einem streichfähigen Brei rühren und abkühlen lassen, bis sie eine angenehme Temperatur erreicht hat. Streichen Sie den Brei auf das Innentuch,

### Kirschkernkissen & Co.

Schon seit Urzeiten wird das Kranken-
bett gewärmt. Unsere Urgroßeltern
legten einen heißen Ziegelstein zum
Vorwärmen hinein oder ließen
Bedienstete mit einer Pfanne voll heißer
Kohle über ihr Bettlaken streichen.
Heute kommt in den meisten Kranken-
stuben der Bettflaschenklassiker, die
Wärmflasche aus Thermoplast oder
Latex mit heißem Wasser zum Einsatz.
Oder, sofern man einen Ofen oder eine
Mikrowelle besitzt, das gute alte
Kirschkernkissen (alternativ auch mit
Dinkel- oder Buchweizenschalen gefüllt).

die bestrichene Seite kommt direkt
auf die Haut. Dann wickeln/legen Sie
das Außentuch darüber. Eventuell
befestigen.

### Feste Zusätze

> **Kartoffeln:** Ein halbes Kilo Kartoffeln
mit Schale sehr weich kochen, unbedingt
gut abkühlen lassen.
> **Leinsamen:** 1 Teil Leinsamen, 2 Teile
Wasser aufkochen, zerstampfen, auf die
gewünschte Temperatur abkühlen
lassen.
> **Zitronenscheiben:** Unbehandelte
Zitrone in dünne Scheiben schneiden, in
einen Teller legen und mit wenig

kochendem heißem Wasser übergießen,
etwas abkühlen lassen, dann die
Scheiben dicht nebeneinander auf das
Innentuch reihen.
> **Zwiebel:** Zwiebel fein hacken und
entweder mit sehr wenig Öl anbraten
oder mit wenig Wasser in einer Pfanne
erwärmen, etwas abkühlen lassen.

Formen Sie aus dem Innentuch ein Päckchen mit den Zusätzen: An den Seiten das
Tuch viermal einschlagen und mit Pflaster-
band zukleben. Dann das Päckchen von außen leicht quetschen und auflegen. Darüber
das Außentuch auflegen. Eventuell fixieren.

## Hautreizende Wickel

Hautreizende Wickel mit Ingwer, Meerrettich oder Senf gehören zu den wirkungsvollsten äußerlichen Therapien. Denn diese
Pflanzen enthalten reizende Substanzen, die
eine starke Durchblutung der Haut bewirken
und zum Teil auch über die Haut aufgenommen werden. So werden unter anderem (lo-
kal oder teilweise auch in anderen Körper-
teilen) der Stoffwechsel angeregt, Schleim
gelöst, Muskeln entspannt oder Schmerzen
gelindert. Dabei rötet sich die Haut stark,
und sie kann zu glühen oder zu schmerzen
beginnen. Dieser Effekt ist durchaus gewollt.
Allerdings: Es sollte immer abgewägt wer-

den, ob der Betroffene diese Hautreizung wünscht und überhaupt verträgt. Außerdem drohen bei zu langer Einwirkzeit Verbrennungen der Haut.

Hautreizende Wickel einige Tage lang einmal täglich durchführen. Die Reizwirkung von der letzten Anwendung her sollte sich vor der nächsten Anwendung verflüchtigt haben.

## Senfwickel

Er hilft bei Asthma, Bronchitis und Husten und kann entweder auf dem Rücken oder einer kleinen Fläche auf der mittleren, oberen Brust (Brustwarzen und Achselhöhlen nicht mitbehandeln!) angebracht werden. Mischen Sie 20 g schwarzes Senfmehl aus der Apotheke mit 250 ml etwa 50 Grad heißem Wasser. Tauchen Sie ein Tuch hinein, das etwa die Größe der gewünschten Auflagefläche auf der Brust oder auf dem Rücken hat. Wringen Sie das Tuch gut aus und legen Sie es auf die Haut. Wickeln Sie dann ein zweites Tuch (das Außentuch) rund um den Brustkorb.

Nach 1 bis 3 Minuten sollten Sie kontrollieren, ob sich die Haut schon rötet. Eine leichte Rötung und ein leichtes Prickeln auf der Haut sind gewollt. Die Einwirkzeit sollte nur schrittweise gesteigert werden, auf insgesamt höchstens 10 Minuten. Legen Sie sich dabei aber nicht auf den Wickel.

Anschließend waschen Sie die Haut mit lauwarmem Wasser, tupfen sie trocken und cremen oder ölen sie ein. Danach eine halbe Stunde lang ausruhen.

### Achtung bei Ingwer, Meerrettich und Senf!

Bei Wickeln oder Bädern mit hautreizenden Pflanzen sollten einige Vorsichtsmaßnahmen beachtet werden:

> Bei nicht intakter Haut oder bei hohem Fieber dürfen Sie keine reizenden Stoffe anwenden. Auch für Kinder, verwirrte Menschen oder Menschen mit Sensibilitätsstörungen (Empfindungsstörungen) eignen sich die Reiztherapien nicht.

> Machen Sie bei empfindlicher Haut vor der Anwendung einen Test auf der Innenseite des Handgelenks.

> Halten Sie sich genau an die in diesem Buch empfohlene Dosis und überschreiten Sie auf keinen Fall die Einwirkzeit. Achtung: nicht einschlafen! Im Zweifelsfall: lieber zu kurz als zu lang.

> Empfindliche Hautpartien (Brustwarzen, Achselhöhlen, Schleimhäute) dürfen nicht mitbehandelt werden.

> Schützen Sie die Augen mit Auflagen (Wattebäusche, Waschlappen) vor Spritzern. Falls dennoch Senf, Meerrettich oder Ingwer in die Augen gelangt: sofort mit viel klarem Wasser ausspülen und den Augenarzt aufsuchen.

> Wenn die Hautreizung unangenehm wird: sofort abbrechen und die Haut mit lauwarmem Wasser gut abwaschen.

**Beachten Sie:** Senfmehl kann Flecken auf Textilien machen.

## Ingwerwickel

Er hilft bei Asthma, Bronchitis oder Husten und bei lokalen Schmerzen, zum Beispiel Rückenschmerzen. Er gehört auf den Rücken oder auf eine kleine Fläche auf der oberen Brust (Brustwarzen und Achselhöhlen nicht mitbehandeln!). Mischen Sie 2 TL Ingwerpulver aus der Apotheke oder dem Lebensmittelgeschäft mit wenig 50 Grad heißem Wasser zu einem streichfähigen Brei. Streichen Sie ihn auf ein Tuch, das etwa der Auflagefläche auf der Brust oder auf dem Rücken entspricht. Legen Sie es auf die Haut und wickeln Sie das Außentuch rund um den Brustkorb. Legen Sie eventuell eine Wärmflasche oben auf. Einwirkzeit: 15 bis 30 Minuten. Eine leichte Rötung und ein leichtes Prickeln auf der Haut sind gewollt. Anschließend die Haut mit lauwarmem Wasser waschen, trocken tupfen und eincremen oder -ölen. Danach eine halbe Stunde lang ausruhen.

## Meerrettichauflage

Sie hilft bei Blasenentzündung, Migräne, Kopfschmerzen, Nasennebenhöhlenentzündung. Verwenden Sie entweder käufliche Meerrettichsalbe (10%ig) aus der Apotheke oder frisch geriebene Wurzel.

Bei Blasenentzündungen wird die Kompresse auf die Blasengegend (Unterbauch) gelegt.

Bei Nasennebenhöhlenentzündungen, Kopfweh und Migräne eignet sich eine Nackenauflage. Wer geübt ist, darf Meerrettichsalbe (nicht den geriebenen Meerrettich!) auch auf die Stirn- beziehungsweise Nasen- und Wangenpartie auftragen. Augen bei der Anwendung schließen und mit Wattebäuschen oder Tüchern schützen! Auch bei dieser Auflage ist eine leichte Rötung und ein leichtes Kribbeln auf der Haut erwünscht.

Die Salbe können Sie direkt auf die Haut auftragen und 5 bis 10 Minuten lang einwirken lassen. Anschließend die Haut mit lauwarmem Wasser waschen, trocken tupfen und eincremen oder -ölen. Danach eine halbe Stunde ruhen.

Eine Kompresse aus geriebener Wurzel bereiten Sie so zu: Wurzel fein reiben und das Mus eventuell kurz auf einem Pfannendeckel über kochendem Wasser wärmen. Dann vollständig so in ein Tuch einschlagen, dass es nicht auseinanderfallen kann. Einige Sekunden lang auflegen. Nur falls die Haut die Behandlung gut verträgt: Einwirkungszeit steigern auf insgesamt maximal 4 Minuten. Anschließend die Haut wie oben beschrieben waschen, trocknen und ölen.

# Das heilende Gestein von Würenlos

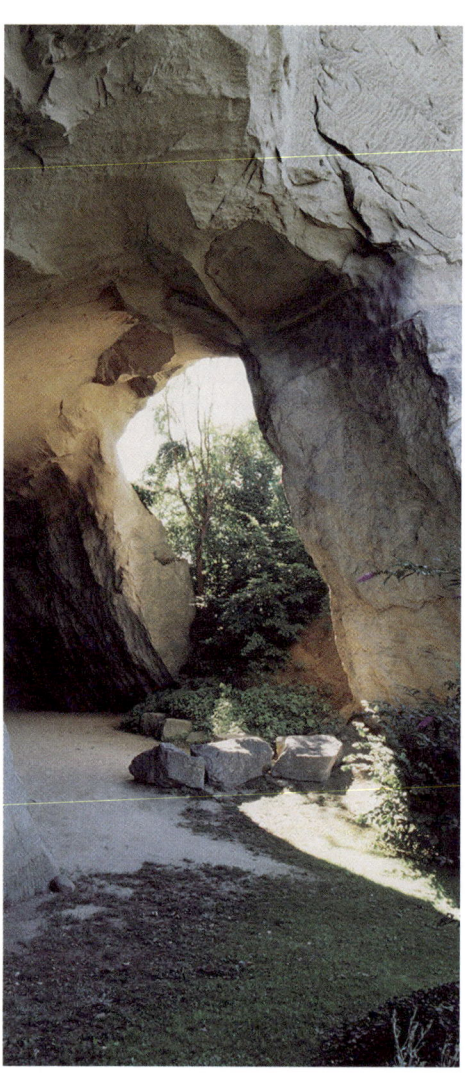

Die Schweizerin Emma Kunz (1892–1963) war unter anderem Künstlerin und Telepathin. Berühmt sind ihre Farbstift-Zeichnungen auf Millimeterpapier, die sie mithilfe eines Pendels gezeichnet hat.

### Pendel und Pflanzen

Emma Kunz arbeitete auch als Heilpraktikerin. Sie wandte sich der Phytotherapie zu, bewirtschaftete einen Heilpflanzengarten, stellte Salben und Tinkturen her und machte eigentümliche Forschungen mit Pflanzen: So soll sie unter anderem Ringelblumen dazu gebracht haben, seltsame Tochterblüten hervorzubringen, nachdem sie sie bependelt hatte. Emma Kunz sagte von sich, dass sie nie lese. Nur ein einziges Buch soll man bei ihr gefunden haben: eines über einheimische Heilpflanzen.

### Die Höhle von Würenlos

Der Legende nach soll Emma Kunz 1942 in einem alten Römersteinbruch in Würenlos (Kanton Aargau/Schweiz) in einer Höhle „heilendes Gestein" aufgespürt haben, das sie AION A (griechisch für: grenzenlos) nannte. Der dortige Muschelkalk diente eigentlich als Baumaterial. Emma Kunz wurde von einem an Kinderlähmung erkrankten sechsjährigen Jungen in die Höhle in Würenlos geführt. Der Steinbruch gehörte der Familie des Jungen, denn die Heilpraktikerin wollte ein Heilmittel in seinem „unmittelbaren Lebensbereich" suchen. In dem Gesteinsmehl entdeckte sie ein Mittel mit „heilenden Strahlkräften".

### Schlüsselerlebnis Kinderlähmung

Emma Kunz machte dem Kind Umschläge. Und seine Kinderlähmung – so ist der heute über 70-jährige Anton C. Meier überzeugt – soll dadurch geheilt worden sein. Auch eine von der Erbkrankheit Chorea Huntington Betroffene soll durch das Gesteinspulver geheilt worden sein, behauptet Meier. Er leitet heute übrigens nicht nur das Emma Kunz Zentrum in Würenlos, sondern ist auch Besitzer des Steinbruchs, aus dem das AION-A-Pulver gewonnen wird.

Was auch immer es mit den Wunderheilungen auf sich hat, die der Künstlerin nachgesagt werden: Die Emma-Kunz-Höhle gilt heute als Kraftort und zieht Besucher aus dem In- und Ausland an.

**Info**

www.emma-kunz-zentrum.ch

# 2.2 Heilen mit Pflanzen

In fast allen Kulturen war die Urmedizin pflanzlich. Die Phytotherapie (griechisch: phytos für Pflanze und therapia für Pflege) mit ihren Kräutertees, Baumrindenabkochungen, Pflanzensalben und Wurzelelixieren ist auch im 21. Jahrhundert eines der wichtigsten Naturheilverfahren, ja sogar das Mittel der alternativen Selbstmedikation. Denn sie ist unabhängig von jeglicher Weltanschauung, hat ein großes Wirkungsspektrum und wenig Nebenwirkungen.

## Vielfältige Pflanzenapotheke

Pflanzliche Heil- und Arzneimittel enthalten eine Vielzahl von Wirkstoffen: zum Beispiel Bitterstoffe, Gerbstoffe, Schleimstoffe und vieles mehr. Anders als bei synthetischen Medikamenten kommen die Wirkstoffe aber nicht einzeln in der Heilpflanze – oder in einem pflanzlichen Präparat – vor, sondern immer als Mix. Und so macht auch praktisch nie eine Einzelsubstanz die heilende Wir-

kung einer Pflanze aus. Sondern es stecken komplexe Stoffgemische dahinter, die schwierig zu analysieren sind.

Heilpflanzen, die – bildlich gesprochen – über ein wissenschaftliches Gütesiegel verfügen, sind deshalb auch vorerst die Ausnahme (siehe Kasten nebenan). Bei vielen pflanzlichen Heilmitteln müssen die Verbraucher also nach wie vor auf Tradition und Erfahrungswerte vertrauen.

## Unterschiedliche Anwendungsformen

Pflanzliche Arzneimittel sind als Tee, Tinkturen, Öle, Pulver, Kapseln, Dragees, Tabletten, Säfte oder Salben erhältlich. Je nach Herstellungsverfahren und je nach verwendetem Pflanzenteil (Wurzel, Blüte, Blätter, Rinde u.a.) enthalten die Präparate andere Wirkstoffe. Sie können deshalb unterschiedlich stark oder anders wirken.

Salbeitee ist also nicht gleich Salbeidragee und Tee vom Johanniskraut nicht identisch mit Pillen des Johanniskrauts. Nicht mal Johanniskrautpille ist gleich Johanniskrautpille – weil Hersteller diese ganz unterschiedlich herstellen und dosieren. Lassen Sie sich deshalb in der Apotheke zu Vor- und Nachteilen der verschiedenen Produkte beraten. Übrigens: Phytopharmaka, die vom Bundesinstitut für Arzneimittel und Medizinprodukte für eine bestimmte Indikation (eine Beschwerde, eine Krankheit) zugelassen wurden, tragen eine Zulassungsnummer auf der Medikamentenschachtel und Formulierungen auf dem Beipackzettel wie: „zur Therapie von ..." oder „zur Vorbeugung gegen ...".

# Heilpflanzen kaufen oder sammeln?

Verwenden Sie nur Kräuter von hochwertiger Qualität, möglichst aus biologischem Anbau. Am besten kaufen Sie Teekräuter und pflanzliche Fertigprodukte in spezialisierten Reformhäusern oder Apotheken.

## Kennen Sie sich aus?

In letzter Zeit werden immer mehr Kurse zu wildwachsenden Heilkräutern und deren Verarbeitung angeboten. Kräuterkenner nehmen Interessierte mit auf Heilpflanzen-Exkursionen, lehren sie das Sammeln oder leiten sie an in der Zubereitung von pflanzlichen Arzneien oder Kosmetika. Solche Wissensvermittlung ist wichtig. Denn ohne solides Grundwissen in Sachen Botanik besteht die Gefahr, dass verwandte oder ähnlich aussehende Pflanzen verwechselt werden. Das kann dramatische Folgen haben: So vergiften sich in Deutschland jeden Frühling Menschen, weil sie die Blätter der Herbstzeitlosen oder des Maiglöckchens für Bärlauch halten (mehr Informationen und Bilder zur praktischen Unterscheidung z. B. beim Giftnotruf Berlin **www.giftnotruf.de** oder bei der Giftberatung der Universität Freiburg **www.giftberatung.de**). Auch der Ackerschachtelhalm (Zinnkraut, Equisetum arvense), der äußerlich angewen-

**Heilpflanzenliste**

Dieser Ratgeber verzichtet im praktischen Teil bewusst auf lateinische Pflanzennamen. Damit Sie dennoch genau wissen, welche Pflanzenart gemeint ist, wenn etwa vom Schachtelhalm oder von der Schlüsselblume die Rede ist, beachten Sie die botanische Heilpflanzenliste (Seite 322). In der Liste ist auch zu erkennen, welche Pflanzenteile jeweils verwendet werden und welche Form der Anwendung Ihnen in diesem Ratgeber empfohlen wird.

Diese Gefahr ist besonders groß für Kräutersammler, die sich in der Gegend nicht auskennen. Dazu kommt: Zahlreiche einheimische Heilpflanzen sind geschützt und stehen auf sogenannten roten Listen, weil sie nur noch selten zu finden sind. Das gilt beispielsweise für Arnika (Arnica montana) und Schlüsselblume (Primula veris).

# Heilkräuter aus dem eigenen Garten

Beim Eigenanbau im Garten oder auf dem Balkon gibt es keine Verwechslungsgefahr – sofern Sie die Samen oder Setzlinge von erfahrenen Kräutergärtnern erhalten oder im Gartenfachhandel einkaufen. Besonders einfach selber zu ziehen sind einjährige Kräuter wie Ringelblume oder die Echte Kamille, aber auch mehrjährige wie Rosmarin, Thymian, Malve (Käsepappel), Salbei oder Zitronenmelisse. Bioanbau versteht sich von selbst: Verwenden Sie keine Schädlingsbekämpfungsmittel. Düngen Sie die Heilkräuter sparsam und möglichst ausschließlich mit Kompost.

det bei vielen Hauterkrankungen hilft, wird oft mit dem giftigen Equisetum palustre verwechselt, dem Sumpf-Schachtelhalm. Selbst bei Pfefferminze kann man danebengreifen: Wer weiß schon, dass die weit verbreitete Poleiminze (Mentha pulegium) giftig ist? Früher wurde aus der Pflanze kein Tee zum Frühstück zubereitet – sie wurde als Mittel gegen Ungeziefer in Matratzenfüllungen eingearbeitet!

## Qualität nicht garantiert

Bei selbstgesammelten Pflanzen kann auch die Menge an Wirkstoffen stark variieren. Und was man am Waldrand oder auf Alpweiden pflückt, ist möglicherweise mit Schadstoffen oder Krankheitserregern – zum Beispiel aus Gülle oder Kuhfladen – belastet.

## Ernten und trocknen

Geerntet werden sollte bei schönem Wetter. Die günstigste Tageszeit ist der späte Vormittag, denn es darf weder zu feucht noch zu trocken sein. Verwenden Sie die Blätter, Blüten oder Kräuter frisch oder lassen Sie sie

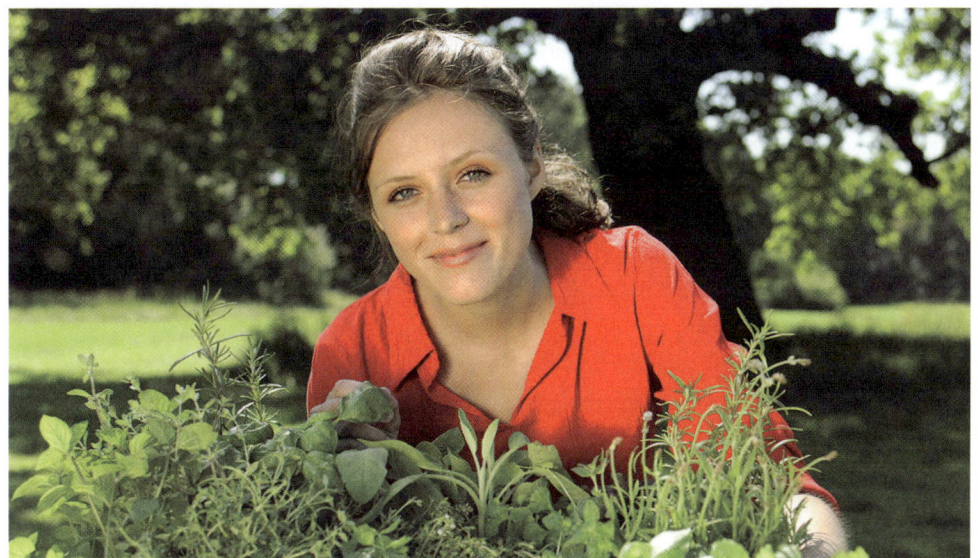

trocknen. Das Trocknen ist eine Kunst für sich: Sie können die Kräuter entweder in Sträußen zusammengebunden aufhängen oder sie auf einem Bettlaken auslegen. Der Trocknungsraum muss dabei ständig gut durchlüftet werden. Nachts hingegen sollten Sie die Fenster schließen, um zu verhindern, dass die Pflanzenteile feucht werden.

Wurzeln und Rinde dürfen in der Regel am Sonnenlicht getrocknet werden. Blüten und Blätter hingegen dürfen nicht direkt der Sonne ausgesetzt werden. Erntegut mit Schleimstoffen (wie zum Beispiel Schlüsselblumen, Ringelblumen, Huflattich oder Eibisch) nimmt Feuchtigkeit aus der Luft auf und wird gerne von Schimmelpilzen befallen. Deshalb sollten Schleimpflanzen im Backofen oder in einem speziellen Dörrgerät trocknen: Während des Dörrens darf die Temperatur darin maximal 40 Grad Celsius betragen.

## Tees für alle Fälle

Deutschlandweit sind viele Teesorten – offen oder abgepackt – in spezialisierten Apotheken und Reformhäusern erhältlich. Tee aus getrockneten Pflanzenteilen ist preisgünstig und lässt sich einfach und schnell zubereiten.

Tee ist deshalb die Zubereitungsform für den Hausgebrauch. Trotzdem gibt's ein kleines Aber: Nicht alle Kräuter eignen sich für Tee. Achten Sie streng auf die Zubereitungsart, die in diesem Ratgeber, vom Kräuterexperten oder vom Apotheker empfohlen wird. Efeublätter dürfen zum Beispiel nicht als selbstgebrauter Tee oder gar roh verzehrt werden. Denn in dieser Form kann die Schlingpflanze Schleimhautreizungen, Übelkeit oder Erbrechen verursachen. Als käuflicher Hustensirup darf Efeu hingegen sogar schon von Kleinkindern gelöffelt werden.

Bewahren Sie Heilkräutertees in lichtgeschützten Gläsern, Kartondosen oder Papiertüten auf. Schützen Sie sie vor Feuchtigkeit, Hitze und Sonnenlicht. Beschriften Sie die Verpackungen jeweils mit dem Namen der Heilpflanzen und Datum.

Zu Nebenwirkungen von pflanzlichen Arzneien beachten Sie bitte die entsprechenden Hinweise in Kapitel 1.2 (Seite 23).

### Öfter mal abwechseln

Bei medizinischen Tees beschränken sich die Tipps dieses Ratgebers auf Einzelpflanzen. Diese können aber – bei gleichem Anwendungsgebiet – auch untereinander gemischt werden.

Wenn in diesem Ratgeber nichts anderes vermerkt ist, können Sie täglich zwei bis drei Tassen eines Heilkräutertees trinken.

**Beachten Sie:** Teekuren sollten in der Regel höchstens drei Wochen dauern. Denn selbst harmlose Allerweltskräuter wie etwa Salbei können nach längerem Gebrauch Nebenwirkungen verursachen. Besprechen Sie deshalb Teekuren vorher mit Apotheker oder Arzt.

# Tees richtig zubereiten

Bereiten Sie Tee immer frisch zu und bedecken Sie ihn während des Kochens und Ziehenlassens. So klappt's:

> Kräftige oder harte Pflanzenteile von Heilpflanzen, die ätherische Öle enthalten, können vor dem Aufbrühen kurz im Mörser zerquetscht werden – zum Beispiel Rosmarinblätter, Anis-, Fenchel- oder Kümmelsamen.

> Schmeckt Ihnen oder Ihrem Kind ein Kräutertee nicht: Mit Hagebuttenschalen, Orangenblüten, Pfefferminzblättern oder Anissamen können Sie den Geschmack aufpeppen.

> Geben Sie Honig oder andere Süßstoffe erst hinzu, nachdem Sie den Tee einige Minuten haben abkühlen lassen (Honig nur für Kinder über 12 Monate!).

Die Zubereitungsart eines Tees (als Getränk oder auch für äußerliche Anwendungen) ist von der Heilpflanze, aber auch von den verwendeten Pflanzenteilen abhängig. Hier die Grundrezepte – solange auf der Verpackung oder in diesem Ratgeber nichts anderes erwähnt ist:

### Grundrezepte für Tee

> **Aufguss aus Blüten, Blättern, Kraut, Stängeln:**
1–2 TL mit 150 ml kochendem Wasser übergießen und 3–10 Minuten (oder laut Teeverpackung) ziehen lassen.

> **Absud aus Früchten, Samen, Rinden, Wurzeln, Hölzern:**
1–2 TL mit 150 ml Wasser kalt ansetzen, 10 Minuten köcheln lassen, absieben.

### Grundrezepte für die äußerliche Anwendung

Aufguss oder Absud für äußerliche Anwendungen dürfen etwas länger ziehen beziehungsweise köcheln. Als Daumenregel zur Dosierung können Sie sich merken:

> Für Wickelzusatz, Waschungen, Gurgellösung, Kopf-Dampfbad 1 EL Pflanzenteile auf 250 ml Wasser aufkochen.
> Für ein Teilbad (Arm-, Fuß- oder Sitzbad) 3 EL, für ein Vollbad zwei Handvoll Pflanzenteile mit reichlich kochendem Wasser aufgießen beziehungsweise aufkochen und dann zum Badewasser geben.

# Tinkturen und ätherische Öle

Dieser Ratgeber rät von Fall zu Fall zu Pflanzentinkturen oder auch zu ätherischen Ölen.

## Tinkturen richtig anwenden

Tinkturen bestehen meist zu mehr als 50 Prozent aus Alkohol sowie aus etwa 40 Prozent Pflanzenteilen. Sie werden äußerlich und – je nach verwendeter Pflanze und Bestimmung – auch innerlich angewendet. Beachten Sie:

> Wenn Sie eine Pflanzentinktur regelmäßig anwenden möchten, besprechen Sie das vorher mit Ihrem Arzt oder Apotheker.

> Wegen des Alkoholgehalts sollten Schwangere, Kinder, (ehemalige) Alkoholkranke oder Menschen mit Leberkrankheiten Tinkturen nur äußerlich anwenden. Oder – nach Absprache mit einer Fachperson – schwächer dosieren.
> Halten Sie sich bei der Behandlung von Schleimhäuten streng an die angegebene Dosierung. Tinkturen nie in den Augen anwenden!
> Lagern Sie Tinkturen so, dass sie für Kleinkinderhände unerreichbar sind.

Tinkturen sind hochkonzentrierte Flüssigkeiten, die meist tropfenweise oder verdünnt angewendet werden. Um unerwünschte Wirkungen zu vermeiden, beachten Sie stets die vom Apothekerin oder diesem Ratgeber empfohlenen Dosierungen. Falls auf der Arzneiverpackung nichts anderes angegeben ist:

> **Innerliche Anwendung:**
  2- bis 3-mal täglich 10–15 Tropfen in einem halben Glas Wasser einnehmen.
> **Äußerliche Anwendung ( für Waschungen, Wickel):**
  1 EL in 250 ml Wasser geben.
> **Gurgellösungen:**
  5 TL auf 1 Glas Wasser geben.

## Ätherische Öle richtig anwenden

Ätherische Öle sind flüchtige ölige Pflanzenbestandteile. Sie werden aus den Pflanzen herausgepresst, mit Lösungsmitteln herausgezogen oder herausdestilliert. Die Konzent-

**Spezialfall Teebaumöl**

Ein Tipp bei Teebaumöl: Öffnen Sie die Originalflasche möglichst selten. Denn Teebaumöl wird mit der Zeit giftig, wenn es oxidiert (mit der Luft reagiert). Entnehmen Sie darum immer wieder eine gewisse Menge Öl und füllen Sie dieses in eine zweite (kleinere) Flasche ab. Verwenden Sie dann eine Zeit lang Teebaumöl aus diesem Fläschchen.

rationen von Produkten, die als „ätherische Öle" bezeichnet werden, reichen von 10%ig bis 100%ig. Viele käufliche Öle enthalten – zum Teil auch, um das Produkt verträglicher zu machen – bis zu 90 Prozent weitere (fette, nicht ätherische) Öle wie beispielsweise Oliven- oder Mandelöl.

Wenden Sie ätherische Öle als Hausmittel ausschließlich äußerlich an – und zwar verdünnt (beispielsweise mit fetten Ölen) und am besten nur tropfenweise. Um unerwünschte Wirkungen zu vermeiden, beachten Sie stets die vom Apotheker oder diesem Ratgeber empfohlenen Dosierungen. Wenn Sie ein ätherisches Öl regelmäßig anwenden möchten, besprechen Sie das vorab mit Ihrem Arzt oder Ihrem Apotheker.

Beachten Sie diese Hinweise:

> Kaufen Sie nur natürliche ätherische Öle. Verzichten Sie auf naturidentische oder halbsynthetische Produkte.
> Ätherische Öle dürfen nicht in die Augen gelangen. Halten Sie sich bei Kontakt mit anderen Schleimhäuten streng an die angegebene Dosierung.
> Lagern Sie ätherische Öle dunkel, gut beschriftet und für Kinderhände unerreichbar.
> Verwenden Sie keine ätherischen Öle bei Säuglingen oder Kleinkindern. Achtung: Pfefferminzöl kann bei Babys – wenn es auf Nase oder Lippen gelangt – unter Umständen einen tödlichen Stimmritzenkrampf verursachen! Schon ein Tropfen genügt.

# Heilkräuterwissen gut vermittelt

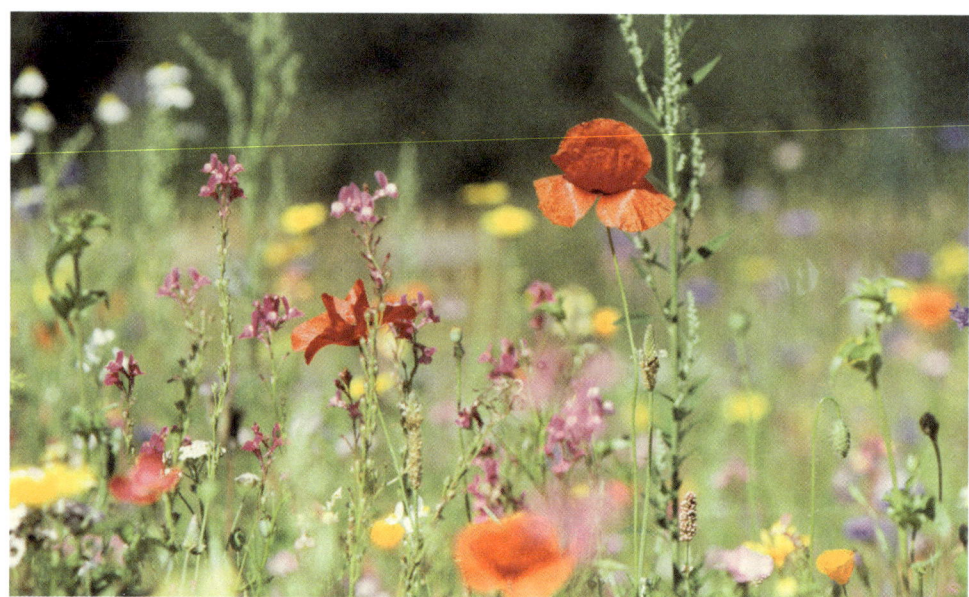

Wer etwas über wild wachsende Heilkräuter lernen will, ist bei Gudrun Turner (www.naturerlebnisse.ch) an der richtigen Adresse. Bei der gelernten Arztgehilfin und Wanderleiterin lernt man, wie man Alpenkräuter bestimmt und welche nicht gepflückt werden dürfen. Zudem führt Gudrun Turner auch in die Kunst des Salben-, Kräutersalz- oder Tinkturenherstellens ein.

Die Prättigauerin mit deutschen Wurzeln beschäftigt sich mit Heilpflanzen, seit sie denken kann. Als sie zehn Jahre alt war, hatte sie eine plötzliche Eingebung: Sie war in die Brennnesseln gefallen und die Haut brannte. Da riss sie einen Löwenzahn aus, betupfte die Quaddeln mit der Milch – und siehe da: der Schmerz verschwand sofort.

## Heilkräuter sammeln im Prättigau

Mit ihren ein- oder zweitägigen Kursen will Gudrun Turner helfen, altes Kräuterwissen zu bewahren und gleichzeitig die Natur mit allen Sinnen zu erleben. Sie kennt im Berggebiet rings um die Gipfelgruppe Madrisa (oberhalb von Klosters) jedes Weglein, jeden Zaun, jede Wiese und alles, was da grünt und blüht. Auch Gruppen von Kindergartenkindern oder Schülern bringt sie Alpenheilkräuter näher.

## Fichtenharzbalsam nach Prättigauer Art

Dieser Balsam aus Gudrun Turners Rezeptbuch ist eine Art sanfter Tigerbalsam: Er dient als Brustbalsam bei Erkältungen, als Rheumasalbe bei Gelenk- und Muskelschmerzen, kann bei Schnupfen unters Nasenloch gerieben werden und eignet sich sogar als Zugsalbe bei Splittern. Haltbarkeit: mindestens ein Jahr.

> 1 walnussgroßes, verformbares Stück Harz von einer Gemeinen Fichte\* (Rottanne)\*
> 1 kleiner Tannenzweig der Fichte\*
> 1 halber noch harziger, grünlicher Fichten\*-Zapfen
> 50 ml Olivenöl
> 5 g Bienenwachs
> leere Salbentöpfchen mit Schraubdeckel aus der Apotheke (für insgesamt etwa 50 ml)

1. Harz, Zweig und Zapfen fein zerhacken. Zapfen vorher kurz tiefkühlen, so lässt er sich besser zerschneiden.
2. 50 ml Olivenöl in eine Schüssel geben. Harz, den zerkleinerten Tannenzweig und die Zapfenstücke dazugeben. Sie müssen vom Öl überdeckt werden.
3. Erwärmen Sie diese Mischung 4–5 Stunden lang im heißen Wasserbad. Zwischendurch muss Wasser ins Wasserbad nachgefüllt werden.
4. Filtern Sie dann die Mischung mithilfe eines Trichters durch ein Baumwolltuch. Drücken Sie die Reste gut aus (Achtung, Verbrennungsgefahr!).
5. Den fertigen Ölauszug nochmal im heißen Wasserbad erwärmen, 5 g Bienenwachs dazugeben und so lange rühren, bis das Wachs geschmolzen ist.
6. Füllen Sie die noch heiße Flüssigkeit mithilfe eines Mini-Trichters direkt in die Salbentöpfchen. Erst nach dem vollständigen Erkalten zuschrauben, ansonsten bildet sich Kondenswasser!

---

\* Gemeine Fichten erkennt man an den hängenden Zapfen. Und daran, dass die Nadeln fächerförmig an den kleineren Zweigen sitzen. An den größeren Ästen sind die Nadeln ringsum angeordnet.

# 2.3 Homöopathie

Der Begründer der Homöopathie war der deutsche Arzt und Apotheker Samuel Hahnemann (1755–1843). Seine Heilmethode beruht auf zwei eigenwilligen Prinzipien.

## Kleine Kügelchen, große Wirkung

Das erste Prinzip besagt, Ähnliches soll mit Ähnlichem geheilt werden. Die Homöopathie prüft nämlich ihre Arzneimittel nicht wie sonst üblich an Kranken, sondern an Gesunden. Ein Beispiel: Führt das Schwermetall Thallium bei gesunden Menschen zu einem Verlust von Haaren, hilft die Substanz nach Hahnemanns Auffassung als homöopathisches Mittel auch gegen Haarausfall.

Bei der Austestung von homöopathischen Mitteln nehmen die Testpersonen in regelmäßigen Abständen das betreffende Mittel ein und notieren alle körperlichen und psychischen Veränderungen, die sie an sich bemerken, zum Beispiel: „Wohlergehen trotz Fieber", „verbessert sich durch frische Luft", „Engegefühl im Hals" etc. Die Ergebnisse kommen dann ins homöopathische Symptomregister.

### Wirksame Verdünnung

Die Potenzierung ist das zweite Prinzip: Die tierischen, pflanzlichen und mineralischen Substanzen werden dabei in zahlreichen Schritten verdünnt, geschüttelt und dann nochmal verdünnt.

Verbreitet sind vor allem sogenannte D- und C-Potenzen. D-Potenzen werden bei jedem Schritt im Verhältnis 1:10 mit Alkohol verdünnt, C-Potenzen im Verhältnis 1:100. Eine Zahl hinter dem Großbuchstaben zeigt jeweils an, wie viele Einzelschritte hintereinander vorgenommen werden: Bei Arzneien mit der Potenz D6 etwa wird sechsmal hintereinander 10-fach verdünnt. Das Ergebnis ist also eine Verdünnung von 1:1 Million, D9 entspricht 1:1 Milliarde.

Je höher die Potenz, desto geringer ist also die stoffliche Konzentration des Wirkstoffs. Und: Laut Homöopathie-Lehre verstärkt diese Verdünnung (zusammen mit der Ver-

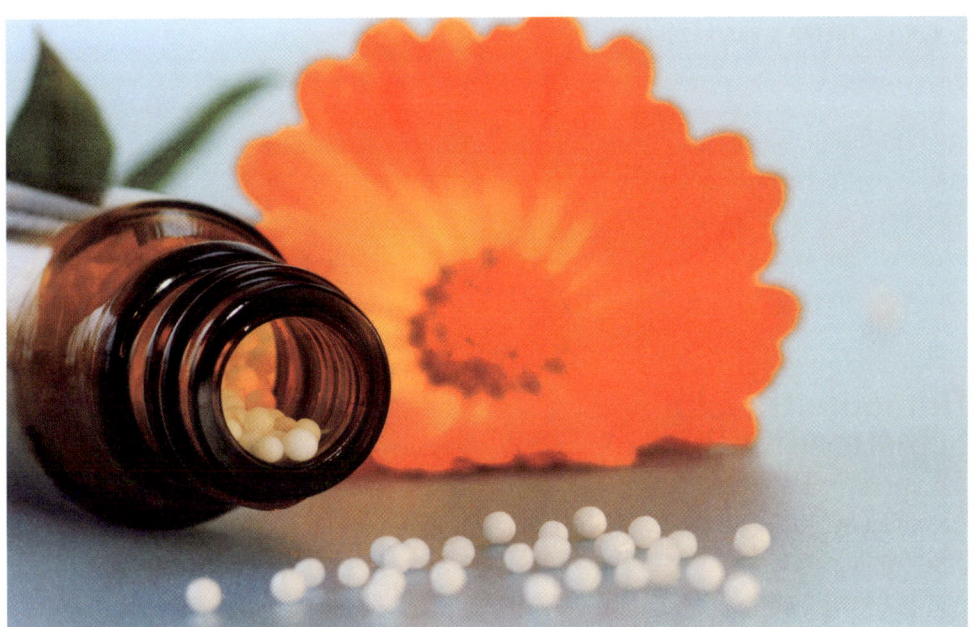

schüttelung von Hand) die Wirkung der Arznei.

## Umstritten, aber beliebt

Ein allgemein anerkannter Wirkungsnachweis der Homöopathie in Studien ist bisher nicht gelungen. Schon ihr Begründer meinte, er wisse zwar nicht, wie sie wirke, nur dass sie es tue, sei gewiss. Die besten Argumente zieht die Hahnemann'sche Methode deshalb auch aus der Praxis: Die Homöopathie erfreut sich großer Beliebtheit, sie ist die beliebteste Naturheilmethode der Deutschen.

## Patient im Zentrum

Eine homöopathische Behandlung will die Krankheit ganz individuell erfassen. So wird zum Beispiel eine Mittelohrentzündung bei Kindern nicht immer mit dem gleichen Mittel therapiert. Stattdessen wird beobachtet, wie sich die Symptome genau bei einem Kind zeigen: Je nachdem, ob es quengelt, ob es nachts erwacht oder das Ohr rot ist, wird ein anderes Präparat verabreicht. Auch andere, nicht auf die Krankheit bezogene Eigenarten und Veranlagungen des Kindes fließen in die Auswahl des Mittels mit ein.

## Die Selbstheilung lenken

Ganz besonders die klassische Homöopathie will also nicht einfach Mittel je nach Krankheiten verordnen – wie die Schulmedizin. Vielmehr soll auf das Individuum und seine Eigenarten eingegangen werden. Es sollen Ursachen und nicht die Symptome bekämpft werden. Homöopathen wählen deshalb aus den über 2000 homöopathischen Einzelmitteln dasjenige, das ihrer Überzeugung nach die Selbstheilungskräfte des Betroffenen in die richtige Richtung lenken kann. Wenn Sie sich also umfassend homöopathisch beraten lassen wollen, vertrauen Sie sich einem entsprechend ausgebildeten Homöopathen an.

# Homöopathische Selbstmedikation

Homöopathie für den Hausgebrauch kann und soll nur eine begrenzte Anzahl von Mitteln mit einbeziehen. Dieser Ratgeber hat sich zum Ziel gesetzt, mit einer möglichst kleinen Anzahl homöopathischer Einzelmittel eine breite Beschwerdepalette abzudecken. Wir beschränken uns auf eine homöopathische Hausapotheke, die 12 Einzelsubstanzen enthält (Seite 310). Diesen Mitteln werden Sie beim Nachschlagen oder Blättern im Buch immer wieder begegnen – sie sind breit einsetzbar und bewährt.

## Symptome, Modalitäten

Damit die homöopathische Behandlung erfolgreich ist, sollten Sie die Leitsymptome, die bei den Beschwerden beschriebenen sind, mit Ihren Symptomen vergleichen. Und außerdem die sogenannten Modalitäten berücksichtigen, das heißt die Angaben, in welchen Situationen sich das Befinden verbessert oder verschlechtert. Beide Angaben sollten möglichst mit Ihren Empfindungen übereinstimmen.

## Homöopathische Mittel richtig anwenden

Homöopathische Arzneien werden in Form von Kügelchen (Globuli), Tabletten oder Tropfen eingenommen. Gobuli enthalten Zucker oder einen zahnfreundlichen Zuckeralkohol (Xylit). Tabletten enthalten Milchzucker, flüssige Mittel im Durchschnitt 40 Prozent Alkohol. Um unerwünschte Wirkungen zu vermeiden, beachten Sie stets die vom Apotheker oder diesem Ratgeber empfohlenen Dosierungen. So klappt's:

> Für die Selbstmedikation sind in erster Linie die Potenzen D6 und D12 empfehlenswert. Es sind aber je nach Produkt auch andere Potenzen möglich.

> Beachten Sie die vom Apotheker empfohlene oder auf der Verpackung angegebene Dosierung. Meist nimmt man dreimal täglich eine bestimmte Dosis ein. Im Akutfall: alle 1 bis 2 Stunden ein paar Kügelchen oder Tropfen.

> Globuli lutschen und im Munde zergehen lassen, Tropfen in wenig Wasser verdünnen und ebenfalls einige Sekunden im Mund behalten.

> Halten Sie bei der Einnahme einen zeitlichen Abstand von mindestens 30 Minuten zu den Mahlzeiten ein. Verwenden Sie keine Löffel aus Metall.

> Reduzieren Sie während einer homöopathischen Behandlung Ihren Kaffee-

konsum und benutzen Sie keine Pfefferminzöle (kaufen Sie gegebenenfalls eine homöopathieverträgliche Zahnpasta). Diese Stoffe könnten homöopathische Arzneien stören.

> Lagern Sie homöopathische Mittel dunkel, trocken sowie gut beschriftet und für Kinderhände unerreichbar.

Bei akuten Beschwerden wirken homöopathische Mittel häufig sehr schnell, da sie den Heilungsverlauf impulsmäßig in die richtige Richtung lenken. Wenn innerhalb von Stunden oder maximal zwei Tagen keine Besserung eintritt, ist das gewählte Mittel falsch oder – in seltenen Fällen – die gewählte Verdünnung zu schwach. Lassen Sie sich in diesem Fall in der Apotheke beraten.

Setzen Sie das Mittel bei einer Besserung der Symptome oder bei einer sogenannten Erstverschlimmerung (eine vorübergehende Verstärkung der Symptome) ab.

Die homöopathische Behandlung einer akuten Krankheit ist in der Regel nach einer Woche abgeschlossen. Achten Sie bei chronischen Beschwerden (z.B. Arthrose) darauf, in den Zeiten, in denen es Ihnen besser geht, die homöopathische Therapie zu unterbrechen.

# 2.4 Spagyrik

Die Spagyrik kann als eine Form der Pflanzenheilkunde angesehen werden. Ihre Wurzeln hat sie unter anderem in der Alchemie (ein alter Zweig der Naturphilosophie). Mit ihrem speziellen Herstellungsprozedere und den eigenen Anwendungsregeln hat die geschichtsträchtige Heilmethode aber auch gewisse Gemeinsamkeiten mit der Homöopathie.

Die Heilwirkung von spagyrischen Essenzen ist wissenschaftlich nicht weiter untersucht, klinische Studien fehlen.

## Pflanzen im Spray

Das Wort Spagyrik ist aus den griechischen Silben für „trennen" und „vereinen" zusammengesetzt. Damit nimmt es Bezug auf die Herstellung der spagyrischen Heilmittel, die etwas von einem aufwendigen Zauberritual hat. Meist geht das so vonstatten: Frische Pflanzen werden mit Wasser, Hefe und Zucker vermischt. Es setzt eine Gärung ein, bei der das pflanzliche Material verändert und

der Zucker zu Alkohol und Kohlensäure vergoren wird. Dann wird destilliert: Flüchtige Stoffe, Alkohol und Wasser gehen ins Destillat über. Das Material, das übrig bleibt, wird getrocknet und verbrannt. Das entspricht dem „Trennen", das zum Ziel hat, die verschiedenen Heilkräfte rein zu erhalten.

### Vereinen und Dynamisieren

Danach kommt die gewonnene Asche wieder zum Destillat, und ein Teil der Asche löst sich darin – das entspricht dem „Vereinigen". Am Schluss wird diese Essenz dann durch Rotation und rhythmisches Erwärmen und Abkühlen „dynamisiert". Nach den Überlegungen der Spagyriker werden so alle Heilkräfte einer Pflanze freigesetzt und so aufbereitet, dass der Mensch optimal über sie verfügen kann.

Dank dieses Verfahrens können auch giftige Heilpflanzen wie Tollkirsche, Rauwolfia oder Kava Kava verwendet werden. Denn spagyrische Heilmittel enthalten höchstens minimale und damit zu vernächlässigende Spuren der giftigen Pflanzenstoffe.

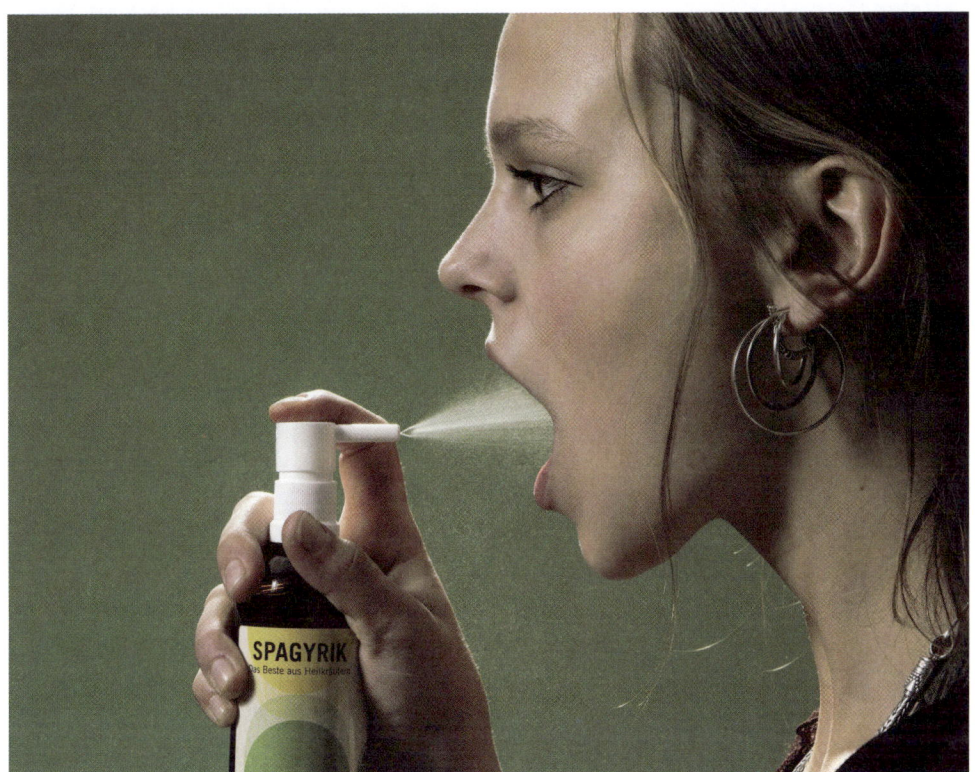

# Spagyrik richtig anwenden

Spagyrische Zubereitungen sind in der Regel als Spray erhältlich. Die Essenzen enthalten rund 20 Prozent Alkohol und meinst eine einzelne Heilpflanze. In spezialisierten Apotheken können Sie sich eine Kombination aus mehreren Essenzen zusammenmischen lassen.

Halten Sie sich sorgfältig an die empfohlenen Dosierungen des Apothekers. Wenn Sie eine spagyrische Essenz über längere Zeit anwenden möchten, besprechen Sie das vorab mit einer Fachperson. So klappt's:

> Die Essenzen dürfen innerlich und äußerlich angewendet werden. Sprühen Sie sie in den Rachen. Bei Haut- oder Gelenkerkrankungen oder bei Kindern wird auch auf die Haut gesprayt.
> Bei der Einnahme sollten Sie einen Abstand zu den Mahlzeiten von mindestens einer halben Stunde einhalten.
> Lagern Sie spagyrische Essenzen dunkel, gut beschriftet und für Kinderhände unerreichbar.

# 2.5 Schüssler Salze

Der Homöopath Wilhelm Heinrich Schüssler (1821–1898) hat die Hypothese aufgestellt, dass viele Krankheiten durch einen Mangelzustand im Mineralstoffwechsel der Zelle zustande kommen. Er vertrat die Auffassung, Fehlendes müsse durch Fehlendes ersetzt werden. Seine Therapie nannte er „biochemisch". Als Diagnose führte Schüssler bei seinen Patienten unter anderem eine Gesichts-Analyse durch: An gewissen Merkmalen im Gesicht sollte erkannt werden, welches Mineral einem Menschen fehlt.

Die Heilwirkung von Schüssler Salzen ist wissenschaftlich nicht weiter untersucht, klinische Studien fehlen. In der Volksmedizin ist die Therapie allerdings stark verankert.

## Mineralstoffe für den Alltag

Die Schüssler Salze sind zwölf sogenannte Funktionsmittel, die von 1 bis 12 nummeriert werden. Nummer 1 beispielsweise enthält Calciumfluorid, das Gefäß- und Elastizi-

tätsmittel. Nummer 2 Calciumphospat, es ist das Aufbau- und Regenerationsmittel. Und im Bindegewebs- und Eitermittel Nummer 11 ist Silizium enthalten. Heute finden sich neben den zwölf Funktionsmitteln weitere Schüssler Salze in den Regalen der Apotheken und Reformhäuser. Sie wurden nach Schüsslers Lebzeiten eingeführt.

In den Präparaten sind die Salze in potenzierter Form enthalten, also stark verdünnt – ähnlich wie bei homöopathischen Heilmitteln. Laut der Schüssler-Lehre sollen die fehlenden Mineralstoffe nicht einfach ersetzt werden: Die Zuführung von kleinsten Mengen an Mineralsalzen soll die Vorgänge in den Körperzellen ankurbeln, die aus dem Gleichgewicht geraten sind. Und so zu einer langfristigen Heilung beitragen.

## Schüssler Salze richtig anwenden

Schüssler Salze werden in Form von Tabletten oder einer alkoholhaltigen Lösung einge-

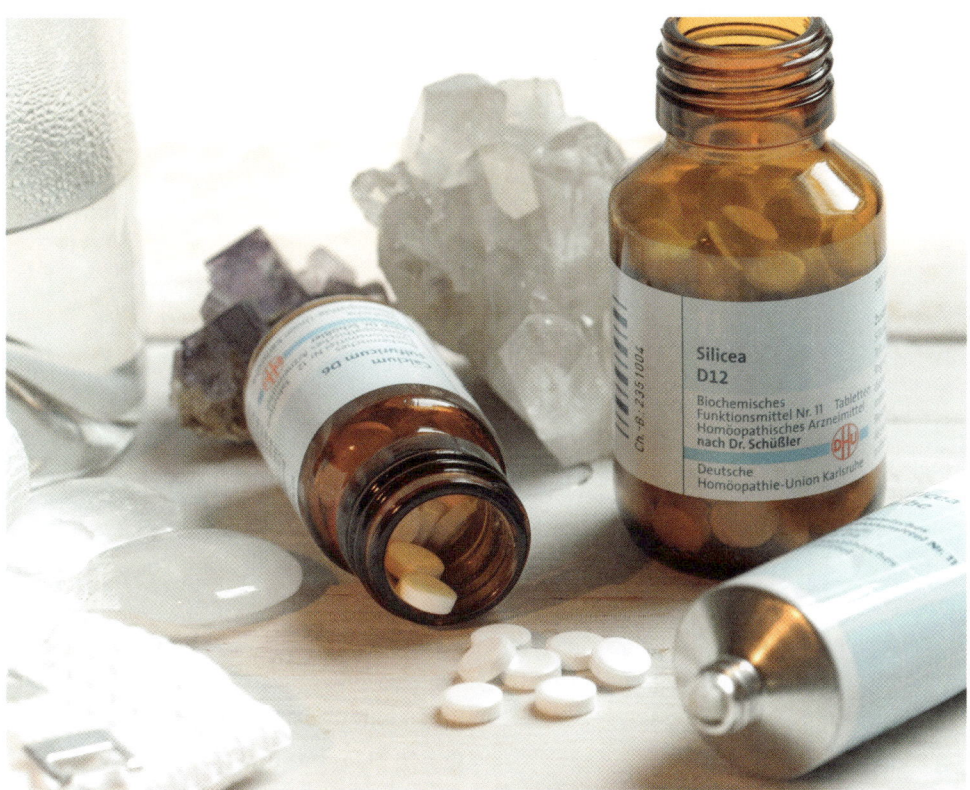

nommen. Als Ergänzung gibt es auch die äußerliche Anwendung in Form von Salben.

### So funktioniert's

> Halten Sie sich an die auf der Verpackung empfohlenen Dosierungen (falls vorhanden) oder lassen Sie sich beraten. Schüssler Salze werden meist über einen längeren Zeitraum (bis zu einem Jahr) eingenommen.

> Halten Sie mit der Einnahme einen Abstand von 30 Minuten zu den Mahlzeiten ein.

> Wichtig zu wissen für Menschen mit Laktoseunverträglichkeit: Schüssler Salze enthalten Milchzucker und zum Teil auch Gluten.

> Lagern Sie Schüssler Salze dunkel, trocken und gut beschriftet sowie für Kinderhände unerreichbar.

**Bedenken Sie:** Schüssler Salze als alleinige Therapie sind nicht dazu gedacht, einen starken Mineralstoffmangel, der vom Arzt festgestellt wurde, zu beheben.

# 2.6 Heilsame Entspannung

Entspannung und Anspannung sind zwei Pole, die zusammengehören – beide sind lebensnotwendig. Wenn eine innere Anspannung zur Regel wird, entstehen chronische Erholungsdefizite. Mögliche Folgen sind Abgespanntheit, Erschöpfung, psychosomatische Erkrankungen und Stress.

## Stress lass nach

Achten Sie auf die Warnsignale des Körpers: angespannte Schultern, zusammengebissene Zähne, unbewusstes Luftanhalten, eine schnelle Atmung, Pulsrasen oder ein holperndes Herz. Wenn Sie solche Zeichen feststellen, ist es Zeit für erholsame Gegenstrategien. Die Wirksamkeit von Entspannungstechniken ist längst wissenschaftlich verbrieft: Regelmäßiges Training senkt Puls und Blutdruck, entspannt die Muskulatur, verbessert die Durchblutung der Haut und lässt die Atmung gleichmäßiger werden. Es hilft Ihnen auch, bei Beanspruchung gelassener zu bleiben und weniger ängstlich zu sein.

## Wirksame Methoden

Entspannungsrituale wie Spazierengehen, Musikhören, Tanzen, Kochen, Beten oder anderes haben einen positiven Einfluss auf Wohlbefinden und Gesundheit. Bestimmte Entspannungstechniken erlernen Sie am besten in professionell geführten Kursen.

### Autogenes Training
Das wohl bekannteste Entspannungsverfahren stammt von dem deutschen Psychologen Heinrich Schultz (1884–1979). Dabei gibt man sich selbst Anweisungen („Mein Körper ist ganz schwer und warm", „Meine Stirn ist kühl") und lässt sich von ihnen suggestiv beeinflussen.

### Imaginative Verfahren
Bei diesen Techniken versetzt man sich gedanklich in eine Situation (siehe auch Gedankenreise, Seite 68). Imagination versucht dabei, (negative) Emotionen und Interpretationen sowie (schädliche) Verhaltensweisen zu ändern.

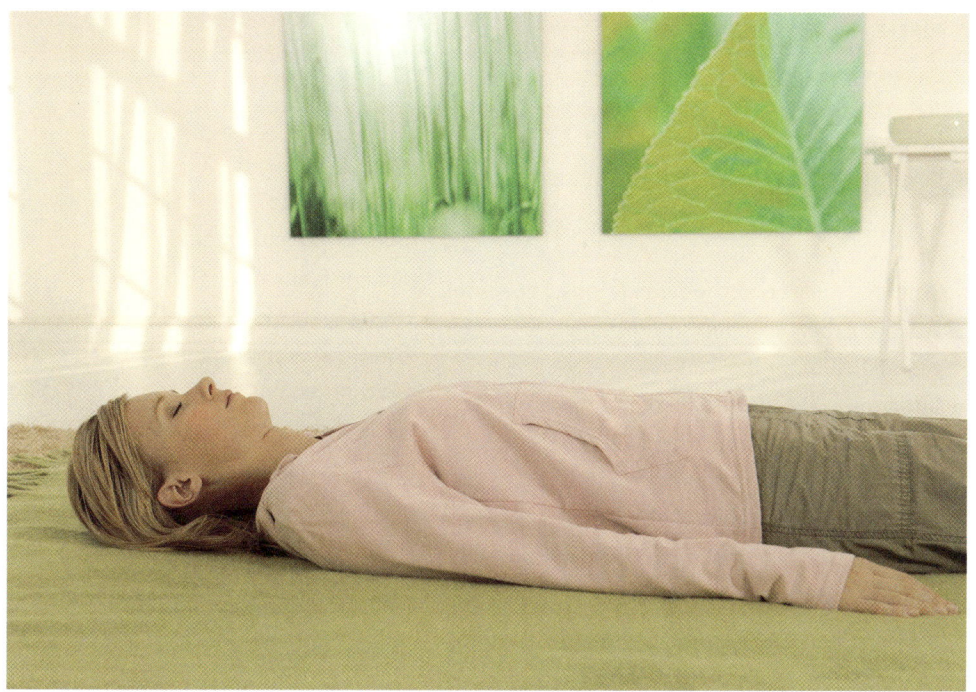

### Meditation

Ziele der Meditation sind eine Erweiterung des Bewusstseins, spirituelles Wachstum und eine tiefe innere Ruhe. Bei manchen Formen wird eher Konzentration (auf die Atmung, auf gesungene Silben oder auf einen Gegenstand) geübt. Bei anderen dürfen die Gedanken ziellos kreisen.

### Progressive Muskelrelaxation

Diese Technik wurde in den 1930er-Jahren vom Amerikaner Edmund Jacobson entwickelt und basiert auf Übungen, bei denen man bewusst verschiedene Muskeln (Schultern, Beine, Hände etc.) an- und wieder entspannt. Dabei wird eine allgemeine Entspannung erzeugt.

### Yoga

Die indische Technik erreicht Entspannung durch Konzentration sowie verschiedenste Körper- und Atemübungen.

## Tipps für den Alltag

Entspannung, die Wirkung zeigen soll, will geplant und auch gestaltet werden. Nehmen Sie Erholung genauso ernst wie Ihre Arbeit. Gönnen Sie sich einen angemessenen Ausgleich zu Ihren psychischen oder körperlichen Belastungen. So klappt's:

> Entspannen Sie rechtzeitig – und nicht erst, wenn Sie völlig erschöpft sind.

Lehnen Sie sich ruhig einmal zurück, bevor der ganze Haushalt in Ordnung gebracht, die ganze Arbeit im Büro getan ist.

> Stimmen Sie sich ein, indem Sie Abstand von der Arbeit schaffen – emotional, gedanklich, räumlich.

> Integrieren Sie eigene Entspannungsrituale in den Alltag. Zum Beispiel einmal um den Häuserblock spazieren, zwischendurch ein Lied pfeifen, die Füße auf den Tisch legen oder ein warmes Bad einlaufen lassen.

> Diese Mini-Entspannungsübungen lassen sich ebenfalls einfach in Ihren Tagesablauf einbauen: Machen Sie eine Gedankenreise (mit geschlossenen Augen) in eine schöne Landschaft oder rudern Sie in Ihrer Fantasie auf einem ruhigen Bergsee. Oder atmen Sie einige Male durch das eine Nasenloch ein und durch das andere aus (das andere Nasenloch jeweils zuhalten). Oder ballen Sie eine Hand etwa 15 Sekunden lang zur Faust und vergleichen Sie diese dann mit der anderen Hand – und umgekehrt.

**Info**

> www.batev.de
(Bundesverband für Autogenes Training und Entspannungstherapie)

> www.dg-e.de
(Deutsche Gesellschaft für Entspannungsverfahren)

> www.onmeda.de
(Internetportal für Medizin und Gesundheit)

> www.yogaservice.de

# 2.7 Gesunde Bewegung

Wer sich viel bewegt, erspart sich manchen Arzttermin. Denn Forschungen zeigen: Sport oder regelmäßige körperliche Aktivität im Alltag halten Herz und Hirn gesund. Bewegung macht nicht nur fit und hellt die Stimmung auf, sondern beugt auch Herz-Kreislauf-Erkrankungen und Altersdiabetes vor und wirkt gegen Depressionen, Gallensteine und Krebs. Mit dem häufigen Bewegen und Belasten des Körpers sorgen körperlich aktive Menschen für eine hohe Dichte ihrer Knochen, tun etwas gegen vorzeitigen Muskelschwund und haben gute Chancen, Rücken- oder Knieprobleme in den Griff zu bekommen.

## Länger und besser leben

Der körperlichen Aktivität wird sogar ein lebensverlängernder Effekt nachgesagt, der bis zu zehn Jahre ausmachen kann. Umgekehrt ist Inaktivität ähnlich schädlich für die Gesundheit wie das Rauchen. Rund die Hälfte aller Deutschen bewegt sich nicht genug. Dabei könnten gerade chronische Bewegungsmuffel am meisten von ein bisschen Sport profitieren: Nach einer sportmedizinischen Faustregel schöpft man mit dem Schritt vom Nichtstun zu einer moderaten körperlichen Aktivität bereits die Hälfte aller gesundheitsfördernden Effekte aus. Persönliche Fitness-Vorsätze in die Tat umzusetzen bringt also bei blutigen Anfängern am meisten!

## Tipps für den Alltag

Wenn Sie sich entscheiden, körperlich aktiv zu werden, überfordern Sie sich nicht, sondern setzen Sie sich realistische Trainingsziele. Und freuen Sie sich über Ihren Erfolg! Beherzigen Sie diese Tipps:

> Bauen Sie täglich eine halbe Stunde Bewegung in Ihren Alltag ein – am Stück oder auch aufgeteilt, zum Beispiel in dreimal zehn Minuten.

> Geeignete Bewegungsarten sind zum Beispiel Radfahren, Ballspiele, Garten-

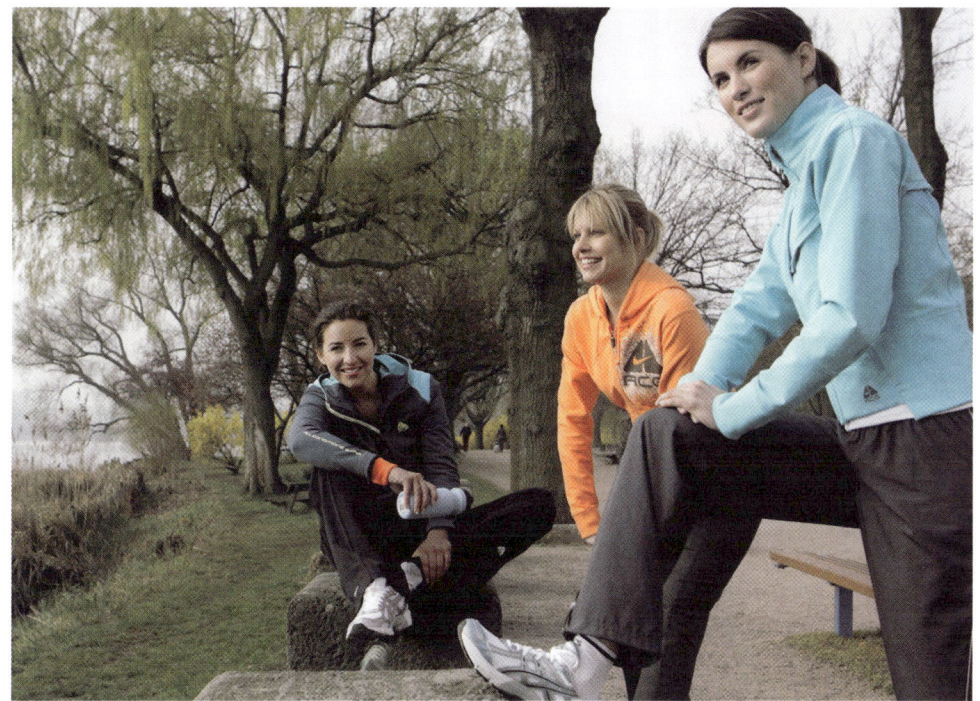

arbeit, Schneeschaufeln, (zügiges) Spazieren, Walking, Tanzen, Schwimmen – Aktivitäten, bei denen man nicht ins Schwitzen kommt, aber etwas schneller atmet.

> Wählen Sie eine Bewegungsart, die Ihnen Spaß macht! Wenn Ihnen zum Beispiel die Atmosphäre im Fußballclub nicht gefällt, dann gehen Sie mit Freunden rudern oder trainieren Sie im Kraftraum.

> Falls Sie noch mehr für Ihre Gesundheit tun wollen: Wenn Sie zusätzlich zu Punkt eins 3-mal 20 Minuten pro Woche intensiv Sport treiben, um Herz und Lungen zu kräftigen, ist das optimal! Besonders Menschen über 50 sollten

außerdem zweimal in der Woche Kraft und Beweglichkeit trainieren.

**Info**

> **www.adipositas-gesellschaft.de**
(Deutsche Adipositas Gesellschaft)

> **www.barmer-gek.de/deutschland-bewegt-sich**
(Die Gesundheitsintiative von BILD am SONNTAG, Barmer GEK und ZDF)

> **www.onmeda.de**
(Internetportal für Medizin und Gesundheit)

> **www.richtigfitab50.de**
(Seite vom Deutschen Olympischen Sportbund)

# 2.8 Ausgewogene Ernährung

Wie man sich gesund ernährt, ist allgemein bekannt. Und doch will es mit der Umsetzung manchmal nicht so recht klappen. Bauen Sie die folgenden Empfehlungen Schritt für Schritt in Ihren Alltag ein – dann ist schon viel gewonnen.

## Genug trinken leicht gemacht

Ohne ausreichend Flüssigkeit gerät der menschliche Organismus in Not. Kreislauf und Nieren werden belastet, und das Gehirn, unser wasserreichstes Organ, verliert an Leistungsfähigkeit. Die Schleimhäute trocknen aus und werden anfällig für Infekte.

Das verhindern Sie, indem Sie täglich rund einen bis zwei Liter trinken, am besten Leitungswasser oder Mineralwasser, ungesüßte Tees oder verdünnte Fruchtsäfte. Nicht geeignet sind zuckerreiche Softgetränke (Cola, Fertig-Eistee etc.). Bei Nieren- und Herzerkrankungen fragen Sie den Arzt nach der richtigen täglichen Trinkmenge.

### So schaffen Sie es

> Trinken Sie, sobald sich ein Durstgefühl bemerkbar macht. So verhindern Sie einen Wasserverlust des Körpers.

> Von Flaschen umgeben: Stellen Sie eine Wasserflasche auf Ihren Schreibtisch am Arbeitsplatz, in die Küche, legen Sie eine ins Auto etc. Trinken Sie bei jeder Gelegenheit ein paar Schlucke.

> Nehmen Sie jedes Mal, wenn Sie sich die Hände waschen, ein paar Schlucke direkt aus dem Hahn.

> Essen Sie Suppen.

## Fünf am Tag: So klappt es

Früchte, Gemüse, Salate: Fünf Portionen am Tag sollten es sein – die eine Hälfte davon roh, die andere gekocht. Als Faustregel können Sie sich merken: Eine Portion ist so groß wie Ihre Faust. Idealerweise wählen Sie wegen der sekundären Pflanzeninhaltsstoffe (siehe Kasten nebenan) auch verschiedene Farben.

## So schaffen Sie es

> Bevorzugen Sie saisonale Produkte. Das sorgt für Abwechslung – und saisonale Lebensmittel sind meist frischer und vitaminreicher.
> Weichen Sie bei wenig Zeit auf Trockenobst, Frucht- und Gemüsesäfte, tiefgekühltes Gemüse und Salate aus dem Beutel aus.

# Weitere Tipps

Weißbrot und Hefezopf sind lecker – aber nährstoffarm. Mineralstoffe, Vitamine und Ballaststoffe sind nur in Vollkornprodukten enthalten. Wer täglich rund 30 bis 45 Gramm Ballaststoffe zu sich nimmt, senkt sein Risiko für Gallensteine, Herz-Kreislauf-Erkrankungen, Verstopfung, Dickdarmkrebs etc. Außerdem baut der Körper die Kohlenhydrate in Vollkornprodukten langsam ab, was bedeutet, dass Sie lange satt und leistungsfähig sind.

## So sind Vollkornprodukte ein Genuss

> Stellen Sie Ihre Ernährung nach und nach auf Vollkorn um, damit sich Ihr Körper an die neue Kost gewöhnen kann.
> Trinken Sie genügend. Sonst können die Ballaststoffe Verdauungsbeschwerden verursachen.
> Gönnen Sie sich trotzdem ab und zu ein ein leckeres Stück Kuchen oder andere kleine „Sünden".

## Vielseitige Omega-3-Fettsäuren

Kochen Sie mit Ölen, die reich an Omega-3-Fettsäuren sind, zum Beispiel Rapsöl. Ebenfalls gute Omega-3-Fettsäure-Lieferanten sind Fische wie Lachs, Thunfisch, Makrele, Sardine etc. Omega-3-Fettsäuren schützen vor Herz-Kreislauf-Erkrankungen, senken den Blutdruck und haben entzündungshemmende Effekte, was sich bei Rheuma, Arthritis oder Neurodermitis positiv auswirkt.

# Gesundheitsfaktor Gewicht

Sie bringen ein paar Kilos zu viel auf die Waage? Wehren Sie den Anfängen! Denn Übergewicht ist eines der wichtigsten Gesundheitsprobleme. Mit den folgenden Empfehlungen packen Sie es.

## Sättigungsgefühl beachten

Essen Sie langsam, denn das Sättigungsgefühl tritt erst nach 15 bis 30 Minuten ein. Sobald der Moment da ist: aufhören mit Essen.

## Ernährung umstellen

Ernähren Sie sich ausgewogen. Essen Sie Vollkornprodukte, sie machen länger satt. Reduzieren Sie die Anzahl der Kalorien, die Sie zu sich nehmen.

## Keine Crash-Diäten

Auf schnelle, einseitige Diäten folgt häufig eine noch stärkere Gewichtszunahme (Jo-Jo-Effekt). Das ist nicht gut, denn dieses „Schaukelgewicht" birgt gesundheitliche Gefahren. Lassen Sie sich deshalb Zeit fürs Abnehmen – ein halbes bis ein ganzes Kilo pro Woche sind genug.

## Bewegung

Treiben Sie eine Ausdauersportart, die Ihnen gefällt. Am besten in der Gruppe, zum Beispiel Walking, Schwimmen, Wandern, Radfahren, Joggen (mehr dazu auf Seite 70). Eine

---

### Body-Mass-Index (BMI) und Bauchumfang

$$BMI = \frac{\text{Gewicht in kg}}{\text{Größe in m x Größe in m}}$$

$$\text{Beispiel:} \quad \frac{70}{1.68 \times 1.68} = 25$$

**Untergewicht:** BMI kleiner als 18,5
**Normalgewicht:** BMI 18,5 – 24,9
**Leichtes bis mittleres Übergewicht:**
BMI 25 – 29,9
**Starkes Übergewicht (Adipositas, Fettsucht):** ab BMI 30

Laut neueren Studien ist auch das Verhältnis zwischen Taille/Bauchumfang und Hüfte von Bedeutung. Apfel-Typen haben größere gesundheitliche Risiken als Birnen-Typen. „Äpfel" speichern Fett am Bauch und haben eine eher dünne Hüfte. „Birnen" haben eine schlanke Taille und tragen das Fett eher um die Hüfte und in den Oberschenkeln.

Beim Bauchumfang gilt:
**Super!**
Frauen 60–80 cm, Männer 69–94 cm
**Achtung Risiko:**
Frauen 80 – 88 cm, Männer 94 – 102 cm
**Übergewicht reduzieren:**
Frauen ab 88 cm, Männer ab 102 cm

Faustregel besagt, dass Normalgewichtige täglich eine halbe Stunde – am besten zügig – spazieren gehen sollten, Übergewichtige, die nicht weiter zunehmen wollen, sollten eine Stunde laufen. Und Menschen, die schon abgenommen haben und ihr Gewicht halten wollen, sollten eineinhalb Stunden marschieren.

## Entspannung

Gegen Kummerspeck hilft das Erlernen von Entspannungsmethoden (siehe Seite 66). Auch wenn Sie hastig und gierig essen, sind Autogenes Training, Yoga oder Meditation eine Möglichkeit, um ruhiger zu werden.

## Hilfe in Anspruch nehmen

Wer deutlich übergewichtig ist, hat erfahrungsgemäß Schwierigkeiten, abzunehmen und den immer wiederkehrenden Heißhunger selbstständig und ohne psychologische Unterstützung zu kontrollieren. Ärzte, Psychologen, Ernährungsberater und Selbsthilfegruppen können Sie bei Ihrem Vorhaben unterstützen.

**Info**

> www.adipositas-gesellschaft.de
(Deutsche Adipositas Gesellschaft)
> www.bmelv.de
(Bundesministerium für Ernährung, Landwirtschaft und Verbraucherschutz)
> www.dge.de
(Deutsche Gesellschaft für Ernährung)
> www.onmeda.de
(Internetportal für Medizin und Gesundheit)

# 3. BESCHWERDEN VON A–Z

Hier finden Sie Krankheiten und Unpässlichkeiten – nach Körperteil beziehungsweise Art der Beschwerden gegliedert. Wählen Sie aus der Fülle der Anwendungen jene, die Ihnen gefallen. Und lassen Sie sich von den Tipps in der Rubrik „So helfen Sie sich selbst" inspirieren!

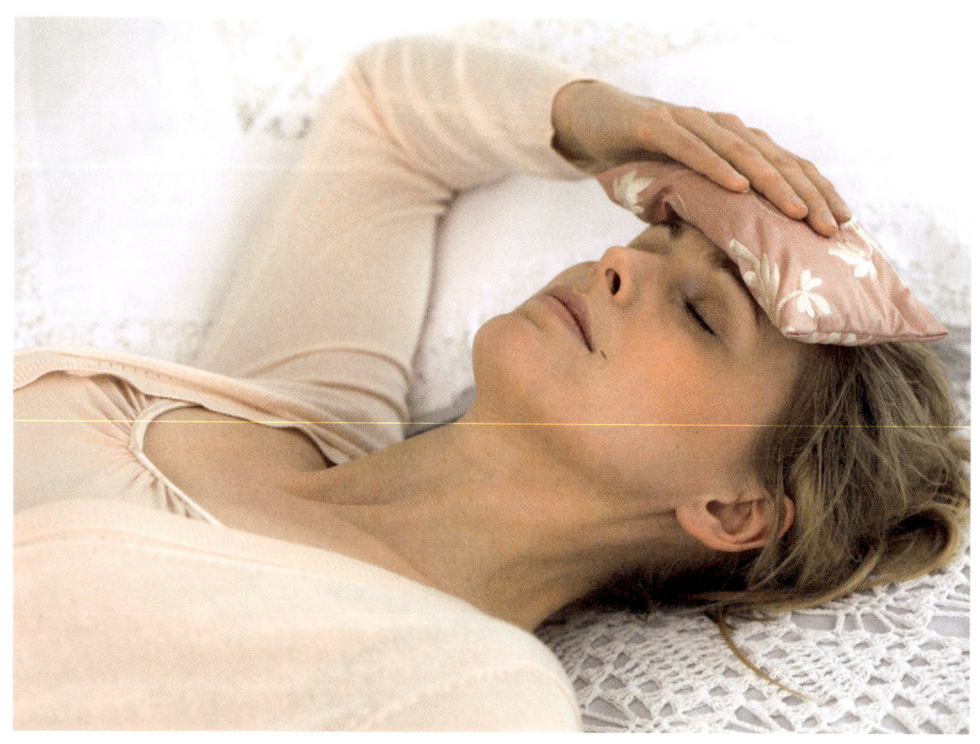

# 3.1 Atemtrakt

## Asthma
### (allergisches/nicht allergisches)

In Deutschland betrifft Asthma ungefähr zehn Prozent der Kinder und fünf Prozent der Erwachsenen. Asthma ist eine Krankheit, die schubweise verläuft, mit einer chronischen Entzündung, bei der die Luftwege (Bronchien und die feineren Verästelungen, die Bronchiolen) überempfindlich auf verschiedene Reize reagieren.

### Symptome

Die Schleimhaut der Bronchien und Bronchiolen schwillt an, die Muskulatur verkrampft sich und es wird vermehrt Schleim gebildet. Das verengt die Luftwege, erschwert das Ausatmen und führt zu Husten (besonders in der Nacht), Kurzatmigkeit und Anfällen von Atemnot. Asthma kann ganz verschiedene Schweregrade haben: von einem leichten Engegefühl beim Ausatmen, das nur vereinzelt auftritt. Bis hin zu schwersten Asthmaanfällen mehrmals pro Woche mit schnappender Atmung und Verwirrtheit.

### Hintergrund

Bei vielen Betroffenen hat Asthma einen allergischen Hintergrund. Hier sind die auslösenden Reize zum Beispiel Pollen, Haustiere, Hausstaubmilben, Schimmelpilzsporen, bestimmte Medikamente (etwa Acetylsalicylsäure, Betablocker) oder Nahrungsmittel (Milcheiweiß, Eier, Sellerie, Schalentiere, Nüsse). Beim nicht-allergischen Asthma reagieren die Atemwege auf kalte Luft, körperliche Anstrengung, Zigarettenrauch, Luftverschmutzung, Parfum, Stress oder auf Virusinfektionen (z. B. Erkältungskrankheiten). Manchmal spielen auch eine erbliche Veranlagung oder psychische Faktoren eine Rolle.

---

**ÄUSSERLICH**

### Wärmen

In Phasen ohne Asthmaanfälle entspannen ansteigende Fuß- und Armbäder (siehe Seite 32) oder warme Brustwickel (siehe Seite 40), zum Beispiel ein warmer Zwiebel- oder Kartoffelwickel.

### Ingwer- oder Senfmehlwickel

Brust- oder Rückenwickel mit Ingwer oder Senf sind auch während eines Asthma-anfalls erlaubt (zur Zubereitung siehe Seite 43 und 44). Senf und Ingwer gehören allerdings zu den Pflanzen mit starker Reizwirkung. Beachten Sie deshalb die besonderen Sicherheitshinweise (Kasten Seite 43). Vor allem der Senfmehlwickel wird nur ganz kurz aufgelegt.

### Kopf-Dampfbad

Auch Inhalieren (siehe Kopf-Dampfbad, Seite 29) tut der Asthmatikerlunge gut. Am besten mit Salzwasser (1 TL Salz auf 500 ml Wasser), vorsichtshalber allerdings nicht während eines Asthmaanfalls.

---

## INNERLICH

### Kaffee

Auch eine Tasse starker Kaffee kann im Notfall mithelfen, die Bronchien zu erweitern.

### Thymian und Spitzwegerich

Diese Pflanzen enthalten Inhaltsstoffe, die die Bronchien entkrampfen und den Auswurf von Sekreten fördern. Mit Kraut von Thymian oder Spitzwegerich können Sie einen gesüßten Tee zubereiten.

### Efeusirup oder -tinktur

Efeu hat ähnliche Eigenschaften wie Thymian und Spitzwegerich. Sie erhalten ihn in der Apotheke oder im Reformhaus

---

## Wickel, Aufgüsse und Tees richtig zubereiten

Wie Sie Hausmittel richtig zubereiten und Heilmethoden korrekt anwenden, lesen Sie detailliert in Kapitel 2 nach: Kopf-Dampfbad (Seite 29), Wickel und Kompressen (Seite 37), Bäder und Güsse (Seite 32), Tees (Seite 51), Tinkturen und ätherische Öle (Seite 53), Homöopathie (Seite 58), Spagyrik (Seite 62).

---

fertig als Hustensirup oder Tinktur. Achtung: Nehmen Sie keine selbst-gepflückten Efeublätter zu sich, auch nicht als Tee!

### Sauerkraut

Die Milchsäurebakterien im Gemüse scheinen das Immunsystem so zu trainieren, dass man besser vor Allergien geschützt ist.

---

## HOMÖOPATHIE

Aus der homöopathischen Hausapotheke (Seite 310):

### Arsenicum album (Weißes Arsenik)

Dieses Mittel ist angesagt, wenn die Atmung pfeifend ist und der Husten von einem brennenden Kitzeln in der Luftröhre begleitet wird. Wenn nächtliche Ersti-ckungsanfälle vorkommen, vor allem nach dem Hinlegen oder nach Mitternacht. Die

Betroffenen müssen aufrecht sitzen, um atmen zu können, können nicht liegen und haben Angst, zu ersticken.

### Sulfur (Schwefelblüte)

Geeignet, wenn das Asthma vor allem abends auftritt. Man verspürt Atemnot, wenn man sich im Bett dreht. Der Sulfur-Patient will, dass Fenster und Türen offen sind.

Weitere Mittel:

### Cuprum (Kupfer)

Hier beobachtet man Atemnot mit Unbehagen im Oberbauch. Der Patient hat das Gefühl, die Brust werde zusammengeschnürt. Wasser trinken verbessert den Zustand.

### SPAGYRISCHE ESSENZEN

**Meerträubchen** (Meerträubel) und **Lobelie** sind zwei stark wirksame Heilpflanzen, die sich in materieller Form (Tee, Extrakt, Tinktur) wegen ihrer Nebenwirkungen für die Selbstmedikation nicht eignen. Die spagyrische Anwendung ist jedoch problemlos. Folgende Essenzen kommen zur unterstützenden Behandlung von Bronchialasthma in Frage: Meerträubchen (Meerträubel) wirkt antiasthmatisch, bronchienerweiternd, antiallergisch, abschwellend. Lobelie

stimuliert die Atmung und reguliert den Atemrhythmus. **Grindelia** verflüssigt zähen Schleim. **Pestwurz** ist krampflösend und entzündungshemmend. Bei allergisch bedingtem Asthma ist ein Zusatz von **Galphimia** sinnvoll.

### SO HELFEN SIE SICH SELBST

### Lippenbremse

Durch diese Atemtechnik wird bei einem Asthmaanfall der Luftstrom gebremst und fließt gleichmäßiger. Dadurch bleiben die Atemwege besser offen: Atmen Sie durch die Nase ein und mit leicht geschlossenen Lippen aus.

### Kutschersitz

Die richtige Körperhaltung während eines Anfalls erleichtert das Atmen. Beim sogenannten Kutschersitz sitzen Sie vorne übergebeugt auf einem Stuhl, die Füße stehen gespreizt auf dem Boden, die Ellenbogen stellen Sie auf die Oberschenkel, den Kopf stützen Sie mit den Händen.

### Ruhe bewahren

Vermeiden Sie Stress und erlernen Sie Entspannungstechniken (mehr dazu auf Seite 66). Sie ermöglichen Ihnen, bei einem Asthmaanfall gelassener zu reagieren und ruhig ein- und auszuatmen.

## Keine Zigaretten!

Die erste und unverzichtbare Maßnahme, um Asthma in den Griff zu bekommen ist, mit dem Rauchen aufzuhören und sich und seine Kinder keinem Passivrauch auszusetzen. Denn der Qualm fördert die Entzündung und verengt die Atemwege zusätzlich.

## Auslösereize meiden

Finden Sie – eventuell mithilfe eines Asthma-Tagebuchs – heraus, welche Reize Ihr Asthma verschlimmern, und meiden Sie die entsprechenden Umstände: zum Beispiel zu starke körperliche Anstrengung oder kalte Luft. Bei allergischem Asthma: Beachten Sie die Ratschläge zu Heuschnupfen, Hausstaubmilben-Allergie, Lebensmittelallergie oder Neurodermitis.

## Alkohol in Maßen

Übermäßiger Alkoholkonsum kann zu einer erhöhten Krampfneigung der Bronchien führen und Asthma verschlimmern.

## Viel trinken

Flüssigkeit hilft bei der Schleimlösung.

## Sport treiben

Moderater Sport wirkt sich bei Asthmatikern positiv auf den Schleimtransport aus den Lungen aus. Machen Sie Gymnastik , fahren Sie Rad oder schwimmen Sie. Wählen Sie eine Ausdauersportart, bei der Sie nicht ins Schnaufen kommen. Auch Atemgymnastik oder Singen hilft, die nicht genutzten „Reserven" der Lunge besser auszuschöpfen.

### ZUM ARZT, WENN …

> Sie Symptome von Asthma bei sich entdecken. Je früher Asthma erkannt und behandelt wird, desto besser sind bei Kindern die Aussichten auf Heilung und bei Erwachsenen die Chancen für ein Leben mit wenig Beschwerden. Asthmatiker sollten regelmäßig medizinisch untersucht werden. Es ist wichtig, die vom Arzt empfohlenen Medikamente (auch vorbeugend) frühzeitig und regelmäßig einzunehmen. Die hier aufgeführten Hausmittel können eine schulmedizinische Therapie nicht ersetzen.

### INFO

> **www.daab.de**  (Deutscher Allergie- und Asthmabund e.V.)
> **www.onmeda.de**  (Medizin- und Gesundheitsportal)

Weitere Informationen finden Sie unter Allergien (Seiten 146 und 194), Neurodermitis (Seite 186), Nahrungsmittelallergie (Seite 262).

→ Zu Husten bei Kindern siehe Seite 286.

# Bronchitis

Eine Bronchitis ist eine Entzündung der unteren Atemwege (Luftröhre, Bronchien, Bronchiolen).

## Symptome

Husten, Auswurf von schleimigen (eitrigen) Sekreten, bei akuter Bronchitis oft Fieber und Gliederschmerzen.

## Hintergrund

Meist geht einer akuten Bronchitis eine Erkältung mit Husten voraus. Die Erreger sind Viren oder Bakterien. Bronchitis tritt gehäuft im Winter auf.

Die chronische Bronchitis kommt schleichend und trifft meist Raucher.

### ÄUSSERLICH

#### Kopf-Dampfbad

Inhalieren Sie mehrmals täglich mit Salzwasser, Thymian- oder Kamillentee oder mit 1–3 Tropfen ätherischem Eukalyptusöl (auf 1 l Wasser). Das befeuchtet die Atemwege und löst den Schleim (siehe Seite 29).

#### Hydrotherapie

Pfarrer Kneipps Extratipp: ein ansteigendes Fußbad (siehe Seite 33).

#### Brustwickel

Dieser Brustwickel reicht von den Achselhöhlen bis knapp zum Bauchnabel. Er wird warm aufgelegt, entkrampft die Bronchien und fördert den Auswurf. Liegedauer: etwa 20 Minuten. Als Zusätze eignen sich Thymiantee, heiße Zitronenscheiben oder heiße Kartoffeln (siehe Seite 42).

#### Brust- oder Rückenwickel mit Reizwirkung

Wickel mit Ingwer oder schwarzem Senfmehl (Zubereitung siehe Seite 43) haben es in sich: Sie enthalten Wirkstoffe, die die Haut stark reizen. Beachten Sie deshalb bei der Anwendung die besonderen Sicherheitshinweise (Kasten Seite 43). Brustwarzen und Achselhöhlen müssen ausgespart werden, und die Wickel sollten nur kurz einwirken.

### INNERLICH

Pflanzen gegen schleimigen Husten helfen, den Schleim zu verflüssigen und das Abhusten der Sekrete zu beschleunigen, damit diese sich nicht in den Bronchien festsetzen. Besonders geeignet:

#### Schlüsselblumentee

Trinken Sie Tee aus getrockneten Wurzeln und Blüten der Wald- oder Wiesenschlüsselblume (Apotheke). Er verflüssigt den

Husten, und die Sekrete können besser ausgehustet werden. Süßen Sie den Tee mit Honig oder Zucker.

### Thymian-, Anis- oder Fencheltee

Diese Kräutertees sind weitere Klassiker der Phytomedizin bei schleimigem Husten. Trinken Sie mehrmals täglich eine Tasse, je nach Belieben gesüßt mit Honig oder Zucker.

### Efeu

Extrakt aus den Blättern regt den Körper zur Bildung von Stoffen an, die den Schleim verflüssigen, das Abhusten erleichtern und den Hustenreiz dämpfen. Gleichzeitig erweitern sich die Bronchien. Efeuextrakt ist in Hustensaft, Husten-tropfen oder Tinktur enthalten. Achtung: Nehmen Sie niemals selbstgepflückte Efeublätter zu sich, auch nicht als Tee. Es drohen starke Nebenwirkungen!

Weitere Hausmittel gegen Husten siehe Seite 86.

## HOMÖOPATHIE

Aus der homöopathischen Hausapotheke (Seite 310):

### Hepar sulfuris (Kalkschwefelleber)

Dieses Mittel ist hilfreich bei würgendem, rasselndem Husten mit Verschleimung, der sich in den frühen Morgenstunden verschlimmert. Auch bei bellendem

Husten und Heiserkeit nach kaltem Wind. Man hustet, wenn ein Körperteil entblößt wird, und fröstelt im Bett, sobald der Pyjama verrutscht.

Weitere Mittel:

### Drosera (Sonnentau)

Dieses Mittel ist bei krampfartigem, trockenem, quälendem Husten mit rasch aufeinanderfolgenden Hustenanfällen geeignet. Der Patient kann kaum atmen. Verschlechterung: nach Mitternacht, beim Hinlegen, beim Warmwerden im Bett, beim Trinken und Lachen.

## SO HELFEN SIE SICH SELBST

### Gute Luft!

Zigarettenrauch, ob aktiv oder passiv inhaliert, fördert die Entzündung und erschwert die Selbstheilung.

### Feuchte Luft!

Erhöhen Sie bei trockener Luft die Feuchtigkeit auf 40 bis 50 Prozent: mit einem Luftbefeuchter oder feuchten Tüchern.

### Tee trinken ...

Flüssigkeit fördert die Schleimlösung und hilft, den Schleim auszuhusten. Bei Fieber empfiehlt sich zum Beispiel schweißtreibender Lindenblüten- oder Holunderblütentee.

### … und abwarten

Vermeiden Sie große körperliche und psychische Anstrengungen, sie könnten Ihre Selbstheilungskräfte beeinträchtigen. Gönnen Sie sich ein paar Tage Bettruhe, um wieder zu Kräften zu kommen.

### Die Abwehr verbessern

Ein fittes Immunsystem kann sich besser gegen Infektionskrankheiten zur Wehr setzen (mehr dazu auf Seite 272).

#### ZUM ARZT, WENN …

> der Husten stark ist oder einige Tage lang andauert.

> das ausgehustete Sekret gelblich-grünlich ist oder Blut enthält.

> es zu Kurzatmigkeit oder Brust-schmerzen kommt.

> das Fieber besonders hoch ist oder Schüttelfrost auftritt.

> der Verdacht besteht, dass sich die Bronchitis zu einer Lungenent-zündung entwickelt.

> die Bronchitis chronisch ist.

→ Zu Husten bei Kindern siehe Seite 286.

# Husten

Husten ist ein sinnvoller Selbstreinigungsvorgang der Atemwege, bei dem Schleim, Krankheitserreger und Fremdkörper nach oben transportiert werden.

## Symptome

Reiz- oder Schleimhusten, Kitzeln im Rachen, eventuell Fieber.

## Hintergrund

Schleimiger Husten, bei dem auch Sekrete ausgehustet werden, ist das Zeichen für einen Infekt in den Bronchien oder den feineren Verästelungen, den Bronchiolen – meist durch Viren, manchmal auch durch Bakterien verursacht. Hinter trockenem Reizhusten ohne Auswurf steckt meist eine Entzündung der Schleimhäute in den oberen Atemwegen (Luftröhre, Rachenraum). Reizhusten kann auch durch kalte Luft, Staub, Dämpfe oder bestimmte Medikamente ausgelöst werden.

#### ÄUSSERLICH

#### Inhalieren

Nehmen Sie ein Kopf-Dampfbad mit Salzwasser, Thymian- oder Kamillentee oder 1–3 Tropfen Eukalyptusöl auf 1 l Wasser (siehe Seite 29).

#### Warmer Brust- oder Rückenwickel

Siehe Bronchitis (Seite 84).

### Senfmehl-Fußbad

Schwarzer Senf enthält Stoffe, die die Haut reizen. Sie bewirken nicht nur eine lokale Rötung und ein Brennen auf der Haut, sondern reflexbedingt auch, dass der Körper durchwärmt und sich Schleim löst. Anleitung siehe Seite 42 – bitte auch die Sicherheitshinweise (Seite 43) beachten!

Anleitung siehe Seite 42 – bitte auch die Sicherheitshinweise (Seite 43) beachten!

**INNERLICH**

Als Husten-Hausmittel eignen sich:

### Heiße Milch mit Honig

Retter in der Not – nicht nur bei kranken Kindern!

### Zwiebelsirup

Raspeln Sie drei große geschälte Zwiebeln durch eine Reibe und lassen Sie den Zwiebelsaft durch ein Sieb in einen Messbecher abtropfen. Füllen Sie diesen bis zur 200-ml-Marke mit Wasser auf. Kochen Sie dann den verdünnten Saft mit 200 g Zucker bei mittlerer Hitze unter ständigem Rühren zu einem Sirup ein. Füllen Sie den Sirup heiß in eine saubere und ausgekochte, verschließbare Flasche. Nehmen Sie mehrmals täglich einen Teelöffel davon ein und bewahren Sie den Sirup im Kühlschrank auf (mehrere Wochen haltbar).

### Rettichsirup

Höhlen Sie einen kleinen Rettich von oben aus, füllen Sie Zucker oder Honig hinein und lassen Sie den Rettich über Nacht ziehen. Dann durchbohren Sie den Rettich von unten mit einer Stricknadel und stellen ihn in ein Glas, das den austropfenden Sirup auffängt. Dreimal täglich einen Esslöffel davon einnehmen. Der Sirup hält sich einige Tage im Kühlschrank.

### Meerrettich-Honig

Mischen Sie frisch geriebenen Meerrettich (oder auch Meerrettich aus der Tube) mit etwas Honig und nehmen Sie ein- bis zu dreimal täglich einen Teelöffel davon ein.

### Ingwer

Kauen Sie auf einer geschälten Ingwerwurzel herum. Oder brauen Sie einen Ingwertee: Schälen Sie eine Ingwerwurzel, reiben Sie sie an einer Reibe klein und übergießen Sie das Geriebene mit kochendem Wasser. 15 Minuten ziehen lassen, absieben, mit Honig süßen.

### Heiße Brühe mit Knoblauch

Ein Hausmittel mit Pfiff: Manche Menschen schwören darauf!

### Zitronen-Zwiebel-Sirup

Schichten Sie diesem Familienrezept aus dem Kanton Appenzell (Schweiz) zufolge mehrere Lagen in ein hohes, schmales Glas: eine Zitronenscheibe (einer unbehandelten Zitrone), eine Scheibe Zwiebel (geschält), dann Honig etc. Lassen Sie das Ganze ein paar Stunden stehen, quetschen Sie es zwischendurch ganz leicht.

Und verwenden Sie den Saft dann als Hustensirup. Er hält sich einige Tage im Kühlschrank.

## Bei trockenem Reizhusten

können schleimhaltige Pflanzen den quälenden Hustenreiz lindern. Die Schleimstoffe legen sich als schützende Schicht auf die entzündete Schleimhaut und mildern so den Reiz.

> **Malve (Käsepappel), Spitzwegerich, Eibisch.** Diese Pflanzen enthalten Schleimstoffe, die entzündungshemmend und antibakteriell wirken. Malvenblätter und -blüten, Eibischwurzeln sowie auch das Kraut des Spitzwegerichs können Sie als gesüßten Tee zubereiten.

> **Isländisch Moos.** Die Flechte ist ebenfalls reich an Schleimstoffen. Sie können das Gewächs als gesüßten Tee trinken oder ein paar Tropfen Tinktur einnehmen. Auch Lutschbonbons mit Isländisch Moos gibt es zu kaufen.

## Bei produktivem, schleimigem Husten

helfen die unter Bronchitis genannten Pflanzen (siehe Seite 84).

### HOMÖOPATHIE

Aus der homöopathischen Hausapotheke (Seite 310):

### Belladonna (Tollkirsche)

Die Betroffenen haben einen bellenden Husten oder einen kitzelnden, trockenen Husten, der sich nachts verschlimmert.

### Bryonia alba (Zaunrübe)

Der Husten ist trocken und mit wenig oder gar keinem Auswurf. Er schmerzt in Kopf und Brust. Man hat großen Durst, die Schleimhäute sind trocken.

### Nux vomica (Brechnuss)

Heiserkeit mit Kratzen im Rachen. Der Husten macht solche Kopfschmerzen, als ob der Schädel zerspringen würde.

### SO HELFEN SIE SICH SELBST

### Tee trinken

Flüssigkeit hilft bei der Schleimlösung und sorgt dafür, dass der Schleim ausgehustet werden kann. Trinken Sie mindestens zwei Liter täglich.

### Luftfeuchtigkeit erhöhen

Ist die Luft in den Räumen, in denen Sie sich aufhalten, zu trocken? Erhöhen Sie die Feuchtigkeit: mit einem Luftbefeuchter oder feuchten Tüchern.

### Kein Qualm

Verzichten Sie aufs Rauchen und meiden Sie Passivrauchen.

## Das Immunsystem stärken

Am besten, bevor die Hustensaison vor der Tür steht (siehe Seite 272).

**ZUM ARZT, WENN ...**

> der Husten mehrere Tage andauert oder besonders stark ist.
> beim Abhusten gelbliche, grünliche oder blutige Sekrete zum Vorschein kommen.
> hohes Fieber, Schüttelfrost, ein Schwäche- oder Krankheitsgefühl oder Kurzatmigkeit bei körperlicher Belastung dazukommen.
> Sie ein Medikament als Ursache vermuten.

→ Zu Husten bei Kindern siehe Seite 286.

# Fieber – heilsam oder schädlich?

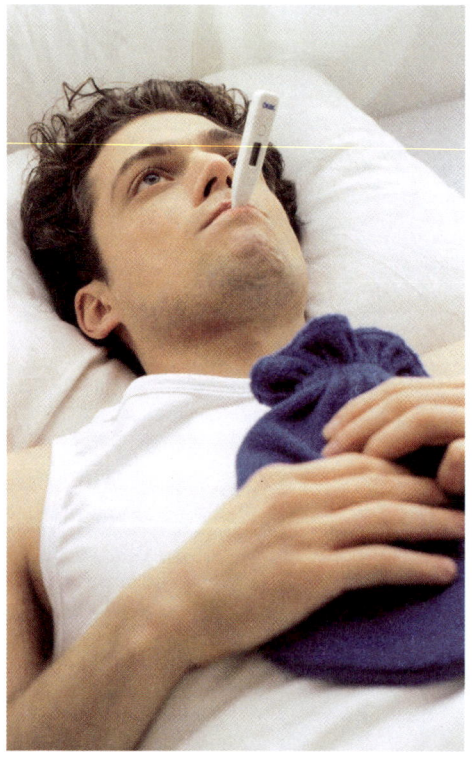

aber das Fieber den Organismus direkt oder indirekt gefährdet, können fiebersenkende Medikamente sowie ein Besuch beim Arzt nötig werden. Besonders wenn:

> das Fieber – trotz Hausmitteln – über längere Zeit sehr hoch ist.
> eine Neigung zu Fieberkrämpfen (siehe Seite 283) besteht.
> der Kranke nicht mehr genügend trinkt (sofort zum Arzt!).
> Schüttelfrost, ein schweres Krankheitsgefühl oder weitere Krankheitssymptome auf eine schwere Erkrankung hindeuten (sofort zum Arzt!).

Was Sie tun können, um Ihre Selbstheilungskräfte bei Fieber zu unterstützen, richtet sich nach der jeweiligen Fieber-Phase.

### Bei steigender Temperatur: Wärmen!

Bei beginnendem Fieber, wenn die Körpertemperatur ansteigt, friert man – eventuell zittert der Körper. Das Gesicht ist blass, Hände und Füße sind kalt. Der Grund für das Frösteln: Die vom Gehirn angestrebte Körpertemperatur ist bereits auf eine höhere

Fieber ist eine wichtige und gesunde Schutzmaßnahme des Körpers: Es kurbelt die Stoffwechselvorgänge und die Abwehr an – und macht gleichzeitig Krankheitserregern das Leben und die Vermehrung schwer. Es ist also nicht von vorneherein sinnvoll, Fieber mit Medikamenten zu unterdrücken. Wenn

Temperatur „eingestellt", als der Körper tatsächlich hat.

Jetzt braucht der Körper Wärme: Nehmen Sie ein ansteigendes Vollbad oder ein ansteigendes Fußbad (siehe Seite 32) und legen Sie sich warm eingepackt ins Bett. Trinken Sie heißen Tee, zum Beispiel Lindenblüten- oder Holunderblütentee – diese Heilkräuter fördern das Schwitzen.

## Wenn der Körper Hitze abgibt: Kühlen!

Die Hände und Füße sind warm, das Gesicht oft rötlich, vielleicht schwitzt der Patient. Jetzt können Sie den Körper dabei unterstützen, die Temperatur zu senken: Nehmen Sie Bettdecken vom Bett, lassen Sie kühlere Luft ins Zimmer, geben Sie kühlende Getränke. Bei warmen Füßen dürfen Sie kalte Wadenwickel oder Essigsocken machen (siehe Seite 39).

---

**GUT ZU WISSEN**

**Schonung**

Schonen Sie sich. Bettruhe ist dabei nicht zwingend nötig.

**Genügend Flüssigkeit!**

Nehmen Sie möglichst mehr als die sonst empfohlenen ein bis zwei Liter Flüssigkeit täglich zu sich. Besonders wenn Sie gleichzeitig schwitzen, erbrechen oder Durchfall haben. Geeignete Flüssigkeiten sind Elektrolytlösungen (siehe Seite 281), Brühe, verdünnte Fruchtsäfte und gesüßter Tee – abwechselnd getrunken.

**Schonkost**

Essen Sie nur, was Sie keine Überwindung kostet – und möglichst auch nicht zu viel davon. Als Einstieg nach einer fieberbedingtem Fastenphase eignen sich Apfelspalten, Bananenbrei, Hafersuppe, Reis, gekochte Kartoffeln, Karotten oder Zwieback mit Quark und Konfitüre.

→ Zu Fieber bei Kindern siehe Seite 282.

---

**Richtig Fieber messen**

Benutzen Sie ein digitales Thermometer. Es ist zwar etwas teurer, enthält dafür aber kein giftiges Quecksilber – und die Messzeit reduziert sich auf eine Minute. Für Haushalte mit Kindern empfiehlt sich auch ein Ohr-Thermometer. Damit dauert das Messen nur noch eine Sekunde und ist unkompliziert, falls kein Ohrenschmalz den Messvorgang stört. Wichtig: während des Messens die Ohrmuschel nach hinten und oben ziehen.

Beachten Sie bei allen Messgeräten die Hinweise des Herstellers zur praktischen Anwendung.

## 3.2 **Augen**

# Bindehautentzündung

Die Bindehaut ist eine elastische Membran, die den äußeren Augapfel und das Innere des Augenlids auskleidet.

## Symptome

Gerötete Augen, Augenbrennen, das Gefühl, Sand in den Augen zu haben, tränende Augen, evtl. Scheu vor Licht, morgens verklebte Augenlider.

## Hintergrund

Die Bindehaut kann sich durch Viren, Bakterien, Allergien, Sonnenlicht, Rauch, Zugluft oder mechanische Reizungen entzünden.

### ÄUSSERLICH

#### Augenspülung

Sie dürfen die Augen maximal dreimal täglich mit klarem, abgekochtem Wasser oder mit isotonischer Kochsalzlösung (siehe Seite 31) spülen. Die Spülflüssigkeit sollte Zimmertemperatur haben.

---

**Wickel, Aufgüsse und Tees richtig zubereiten**

Wie Sie Hausmittel richtig zubereiten und Heilmethoden korrekt anwenden, lesen Sie detailliert in Kapitel 2 nach: Kopf-Dampfbad (Seite 29), Wickel und Kompressen (Seite 37), Bäder und Güsse (Seite 32), Tees (Seite 51), Tinkturen und ätherische Öle (Seite 53), Homöopathie (Seite 58), Spagyrik (Seite 62).

#### Kühlung

Legen Sie einige Minuten lang kalte (nicht eiskalte) Kompressen auf die Augenlider, das lindert die Entzündung.

#### Augentrost, Ringelblume, Hamamelis

Kalte Kompressen mit Tee (nicht Tinktur!) aus diesen Heilpflanzen können die Heilung beschleunigen. Tränken Sie zwei Wattebäusche in dem frischen, abgekühlten Tee und legen Sie sie auf die Augen.

Aus der homöopathischen Hausapotheke (Seite 310):

### Aconitum napellus (Blauer Eisenhut)

Eignet sich, wenn die Augen rot und geschwollen sind, ohne eitrige Absonderungen. Die Entzündung taucht plötzlich auf. Die Symptome verschlechtern sich durch kalten Luftzug.

Weitere Mittel:

### Euphrasia (Augentrost)

Hilfreich bei Absonderung von scharfem Eiter. Die Augen brennen und die Lider sind geschwollen. Man findet klebrigen Schleim auf der Hornhaut. Der Patient muss blinzeln, um ihn zu entfernen.

### Hygiene

Bindehautentzündungen, die durch Krankheitserreger ausgelöst werden, sind ansteckend: von Mensch zu Mensch oder auch vom einen Auge zum anderen. Waschen Sie sich regelmäßig die Hände, benutzen Sie saubere (eigene) Handtücher und entfernen Sie mit Einweg-Kosmetiktüchern Sekrete aus dem Auge.

### Mit Reizen geizen

Bis die Entzündung abgeklungen ist, sollten Sie Ihre Augen draußen vor Licht

## Erholung für müde Augen

Bei vorübergehend überanstrengten Augen dürfen Sie kalte Kompressen mit **Augentrost-, Hamamelis- oder Ringelblumentee** für einige Minuten auf die Augenlider legen – *keine* Tinktur, weil die Alkohol enthält. Auch eine kalte Kompresse mit **Quark**, den Sie in ein Tuch streichen und auf die Augen legen, kann müde Augen beruhigen. Oder probieren Sie es mit **Fencheltee oder schwarzem Tee:** Legen Sie zwei abgekühlte Teebeutel auf die Augen. Aus der homöopathischen Hausapotheke hilft **Belladonna** (siehe Seite 312).
Verzichten Sie im Bereich der Augen auf Spülungen oder Kompressen mit Kamille: Es könnte eine Allergie gegen Kamille ausgelöst werden. Und außerdem wird die Bindehaut unnötig gereizt.

und Zugluft mit einer Sonnenbrille schützen. Um vorzubeugen: Ziehen Sie bei handwerklichen Arbeiten, wo die Späne fliegen (besonders beim Schweißen), eine Schutzbrille an. Und schützen Sie Ihre Augen konsequent vor UV-Strahlung (besonders wichtig im Schnee oder im Solarium). Meiden Sie verrauchte Räume. Und legen Sie Pausen ein bei Tätigkeiten, die die Augen anstrengen.

> Sie eine Augenentzündung haben. Die gehört grundsätzlich in ärztliche Behandlung. Bei nur schwach ausgeprägten Beschwerden dürfen Sie maximal drei Tage mit Hausmitteln behandeln.

→ Weitere Hinweise finden Sie unter Heuschnupfen (Seite 150) oder unter Hausstaubmilben-Allergie (Seite 146).

# Gerstenkorn

Das Gerstenkorn ist eine eitrige Entzündung der Lidranddrüsen. Die Entzündung entsteht meist durch Bakterien.

## Symptome

Zunächst schmerzt das Auge beim Schließen, dann kann sich das Augenlid röten und anschwellen. Im weiteren Verlauf bildet sich ein kleiner Eiterherd.

**ÄUSSERLICH**

**Warme Kompresse**

Eine warme Lidkompresse beschleunigt die Heilung und das Aufbrechen des Gerstenkorns. Wärmen Sie zum Beispiel einen Waschlappen auf einem Pfannendeckel über einer Pfanne mit heißem Wasser. Auch eine warme Leinsamenkompresse (siehe Seite 42) ist gut geeignet.

**Augentrost, Ringelblume, Hamamelis**

Warme Kompressen auf dem Augenlid mit frisch überbrühtem Tee (nicht Tinktur!) aus diesen Heilpflanzen lindern die Beschwerden und beschleunigen die Heilung. Am einfachsten machen Sie die Kompresse mit einem ausgedrückten Wattebausch.

**HOMÖOPATHIE**

Aus der homöopathischen Hausapotheke (Seite 310):

**Apis mellifica (Honigbiene)**

Geeignet, wenn die Augen gerötet und entzündet sind und Sie sackartige, aufgedunsene Schwellungen unter den Augen haben. Die Gerstenkörner befinden sich meist am rechten Auge.

**Silicea (Kieselsäure)**

Die Gerstenkörner befinden sich an den Augenlidern. Die Augen sind trocken, und die Betroffenen fühlen ein Jucken wie Sand in den Augen.

**SO HELFEN SIE SICH SELBST**

**Peinliche Sauberkeit**

Haben Sie ein Gerstenkorn, ist regelmäßiges Händewaschen ein Muss.

Wechseln Sie Ihre Handtücher täglich, fassen Sie nicht mit den Fingern ins Auge und wischen Sie Schorf oder Sekrete mithilfe von Einweg-Kosmetiktüchern weg. So schützen Sie Ihr zweites Auge vor einer Ansteckung – und Ihre Mitmenschen.

### Bitte nicht ausdrücken!

Versuchen Sie auf keinen Fall, das Gerstenkorn mit einem spitzen Gegenstand aufzustechen oder auszudrücken, die Entzündung könnte sich ausbreiten.

### Augenschutz

Tragen Sie während der Erkrankung eine Sonnenbrille, meiden Sie Ihren Augen zuliebe stark verrauchte Räume.

### Pause für die Augen

Lesen, Nähen, die Arbeit am Computer und andere Arbeiten strengen die Augen an. Gönnen Sie sich deshalb vorbeugend immer wieder Pausen zur Erholung.

### ZUM ARZT, WENN ...

> sich das Gerstenkorn nicht nach einigen Tagen von selbst öffnet oder wenn es starke Beschwerden verursacht.
> Sie immer wieder Gerstenkörner bekommen.

# 3.3 **Blase, Niere**

## Blasenentzündung
(Zystitis)

Hauptverursacher von Blasenentzündungen (auch Harnwegsinfekte genannt) sind Bakterien aus dem Stuhl.

### Symptome
Schmerzen beim Wasserlassen, Probleme bei der Blasenentleerung, häufiger Harndrang mit spärlichen Mengen Urin, trüber oder blutiger Urin, Krämpfe im Unterleib.

### Hintergrund
Bei Frauen ist die Harnröhre kürzer als bei Männern, und Bakterien können schneller in die Blase aufsteigen. Blasenentzündungen können auch bei Harnabfluss-Störungen entstehen, zum Beispiel wegen einer vergrößerten Vorsteherdrüse (Prostata) oder aufgrund von Harnsteinen. Auch andere Krankheiten können Infekte in den Harnwegen begünstigen, so zum Beispiel Diabetes. Bei Frauen außerdem ein Östrogenmangel in den Wechseljahren.

### ÄUSSERLICH

**Heißes Sitzbad**

Die Wärme wirkt krampflösend und schmerzlindernd. Als Zusätze eignen sich Zinnkrautee oder Tee vom Thymiankraut (siehe Seite 53).

**Ansteigendes Fußbad**

Dieses Bad tut Ihnen jetzt gut. Wie es geht, lesen Sie auf Seite 32.

**Heißer Unterleibswickel**

Der beste Wickelzusatz bei Blasenentzündung: heiße Kartoffeln (siehe Seite 42).

**Senfmehl-Fußbad oder Meerrettich-Kompresse**

Zwei äußerliche Anwendungen mit stark hautreizender Wirkung, die bei Blasenentzündung Linderung versprechen. Beachten Sie die praktische Anleitung (Seite 42) und die Warnhinweise zu Hautreiztherapien (Seite 43).

## Preiselbeer- oder Cranberrysaft

Trinken Sie dreimal täglich ein kleines Glas.
Oder essen Sie getrocknete oder frische
Beeren.

## Hagebutten-, Thymian- oder Brenn-nesseltee

Diese Tees sind gut geeignet als Haupt-Getränk.

## Bärentraubenblättertee

Der Tee hat eine keimreduzierende
Wirkung. Er darf allerdings nicht zu stark
ziehen und nur maximal acht Tagen
lang getrunken werden (Dosierung nach
Anweisung des Apothekers).

## Nieren-Blasen-Tees

Fertige Mischungen mit Bärentrauben-blättern ebenfalls nur maximal acht Tagen
lang trinken.

## Kresse

Essen Sie entweder Brunnenkresse als
Salat oder nehmen Sie während der
Entzündung Kapuzinerkresse-Tinktur ein
(2- bis 3-mal täglich 10 Tropfen in einem
halben Glas Wasser). Die Tinktur aus
Blättern und Blüten der Kapuzinerkresse
hat eine leicht antibiotische Wirkung und
regt das Immunsystem an. Die Alternative
im Sommer: Mischen Sie die frischen
Blüten der Kapuzinerkresse in den Salat,
sie sind essbar!

## Himbeeren, Brombeeren, Stachel- und Johannisbeeren

Alte Hausmittelsammlungen besagen:
Auch mit diesen Beeren soll man
Blasenentzündungen zu Leibe rücken
können.

Aus der homöopathischen Hausapotheke
(Seite 310):

## Aconitum napellus (Blauer Eisenhut)

Geeignet bei Entzündungen mit brennen-den Schmerzen und rotem, heißem Urin.

## Apis mellifica (Honigbiene)

Bei spärlichem Urin, der stark gefärbt ist.
Der Patient verspürt Brennen und
Wundsein beim Wasserlassen. Typisch ist,
dass die letzten Tropfen brennen und
schmerzen. Es kann auch zu unfreiwilli-gem Harnabgang kommen.

## Ausreichend trinken

Trinken Sie während der Entzündung
mindestens zwei bis drei Liter pro Tag, um
die Harnwege durchzuspülen. Zum
Beispiel stilles Wasser oder Kräutertee.

## Speiseplan ändern

Verzichten Sie während des Infekts
möglichst auf Alkohol, Kaffee und
schwarzen Tee, weil diese Getränke

3. BESCHWERDEN VON A–Z

die Schleimhäute reizen. Und verzichten Sie kurzfristig auch auf Fleisch, Milch, Zitrusfrüchte, Spargel, Spinat und alles, was scharf gewürzt ist.

### Warm einpacken

Halten Sie während der Erkrankung Füße und Unterleib warm, zum Beispiel mithilfe einer Wärmflasche oder mit einem Schal um den Bauch. Zur Vorbeugung ist auch der Schutz vor Kälte wichtig: Vermeiden Sie es, sich auf kalte Stühle, Steine etc. zu setzen. Auch warme Füße schützen vor Blasenentzündung. Nach dem Schwimmen: Ziehen Sie schnell trockene Kleider an.

### Regelmäßig aufs WC

Zur Vorbeugung sollten Sie zukünftig Ihre Blase immer vollständig entleeren, und zwar ohne zu pressen. Gewöhnen Sie sich besonders nach dem Sex den Gang auf die Toilette an. Frauen sollten sich von vorne nach hinten abwischen, damit möglichst keine Keime vom Darmausgang zur Harnröhrenöffnung gelangen.

### Intimhygiene

Benutzen Sie nur bei anormalem Ausfluss Slip-Einlagen. Und übertreiben Sie es nicht mit der Intimhygiene. Gehen Sie sparsam mit Duschgel um oder waschen Sie sich am besten nur mit Wasser.

### Stärken Sie Ihre Abwehr

So können Sie einer nächsten Blasenentzündung vorbeugen. Wie das geht, lesen Sie auf Seite 272.

---

**ZUM ARZT, WENN ...**

> die Beschwerden stark sind oder sich nicht innerhalb von zwei Tagen bessern.
> Sie unter Fieber oder Schüttelfrost leiden, Schmerzen in der Nierenregion bekommen oder Blut im Urin sichtbar ist.
> Verdacht auf eine Harnleiter- oder Nierenentzündung besteht.
> Sie immer wieder an Blasenentzündungen leiden.

# Blasenschwäche
## (Harninkontinenz)

Harninkontinenz tritt vor allem im Alter auf. Häufig trifft sie Frauen, die mehrere Kinder zur Welt gebracht haben.

## Symptome

Unwillkürlicher Abgang von Urin, zum Beispiel in folgenden Situationen: Niesen, Husten, Lachen, Pressen oder bei starken Gefühlen. Manchmal auch ohne äußeren Anlass.

**98**   **Blase, Niere**                                            3.3

# Hintergrund

Grund für die sogenannte Belastungsinkontinenz ist oft eine Schwäche des Beckenbodens oder eine Blasensenkung. Ursache der Überlaufinkontinenz kann zum Beispiel eine Verengung des Blasenausgangs durch eine vergrößerte Prostata sein. Die Folge: Die Blase weitet sich und entleert sich wegen des Überdrucks unkontrolliert, aber nur unvollständig.

## ÄUSSERLICH

### Warmes Sitz- oder Vollbad

Als Zusatz eignet sich Zinnkrauttee (siehe Seite 52). Auch heiße Unterleibswickel tun gut, beispielsweise Kartoffelwickel (Seite 42).

### Beckenbodengymnastik

Siehe Kasten Seite 100.

## INFO

> Cantieni, Benita: Tigerfeeling. Das sinnliche Beckenbodentraining für sie und ihn. Südwest, München 2012

> Michaelis, Ute. Beckenbodentraining für Männer. Harninkontinenz und Erektionsstörungen mindern und überwinden. Urban und Fischer bei Elsevier, München/Jena 2013

> Kitchenham, Susanne; Bopp, Annette: Beckenboden-Training. Die 12 wirksamsten Übungen. Goldmann, München 2010

## INNERLICH

### Zinnkrauttee, Birkenblättertee

Beide Heilkräuter wirken leicht harntreibend.

### Sägepalme

Die Früchte dieser aus Nordamerika stammenden Pflanze drosseln den Harndrang und helfen, die Blase besser zu entleeren. Von Sägepalmenfrüchte-Tinktur nehmen Sie 2– bis 3-mal täglich 10 Tropfen in einem halben Glas Wasser. Auch als Kapseln erhältlich (Dosierung der Kapseln nach Empfehlung des Apothekers). Sägepalme wird auch bei Prostataleiden angewendet.

### Heidelbeer- oder Preiselbeersaft

Trinken Sie täglich ein Glas. Der Farbstoff der Heidelbeere, Myrtillin, wirkt – genau wie Preiselbeeren – antibakteriell.

### Kürbiskerne

Knabbern Sie die Kerne zwischendurch, streuen Sie sie leicht angeröstet über den Salat oder verwenden Sie das dunkelgrüne Kürbiskernöl als Salatöl.

## Beckenbodengymnastik: So geht's

Die erschlaffte Muskulatur des Beckenbodens können Sie gezielt trainieren. In Kursen werden Ihnen spezielle Übungen gezeigt, die einfach durchzuführen sind. Wichtig ist regelmäßiges Training: Versuchen Sie, täglich ein paar kurze Übungen in den Tagesablauf einzubauen.

### Übung für Frauen und Männer: Blinzeln

Bei dieser Übung wird der Schließmuskel zusammengekniffen: Spannen Sie den gesamten Bereich um den After an und „blinzeln" Sie etwa 30-mal hintereinander.

### Übung für Frauen: Fahrstuhl

Setzen Sie sich im Schneidersitz auf den Boden. Spannen Sie den gesamten Bereich um die Scheide herum an und versuchen Sie die Spannung möglichst lange zu halten. Stellen Sie sich vor, dass ein kleiner Fahrstuhl Zentimeter für Zentimeter in der Scheide zum Gebärmutterhals hinauffährt. Anschließend lassen Sie den Lift langsam wieder Stockwerk für Stockwerk hinunterfahren. Dabei immer schön weiteratmen! Von Mal zu Mal werden Sie die Spannung länger halten können. Geübte Frauen können dabei bis zehn zählen.

### HOMÖOPATHIE

Aus der homöopathischen Hausapotheke (Seite 310):

#### Belladonna (Tollkirsche)

Passend, wenn Sie häufig und reichlich Wasser lassen müssen. Außerdem zeigt sich eine Inkontinenz mit ständigem Tröpfeln.

Weitere Mittel:

#### Causticum

Geeignet bei unwillkürlichem Abgang von Urin beim Husten und Niesen. Die Betroffenen verlieren die Empfindung für den Urinabgang. Verschlechterung bei trockenem, klarem Wetter. Verbesserung bei feuchtem Wetter und durch Wärme.

### SO HELFEN SIE SICH SELBST

#### Nicht aufs Trinken verzichten

Viele Menschen, die von Inkontinenz betroffen sind, trinken zu wenig – aus Angst vor unkontrolliertem Harnabgang. Doch eine verringerte Flüssigkeitszufuhr führt zu konzentriertem Urin und kann so gesundheitliche Probleme wie zum Beispiel Harnsteine (siehe nebenan) verursachen.

### Regelmäßig aufs WC

Regelmäßig heißt: Auch wenn Sie noch keinen Harndrang verspüren. Das Herauszögern des Wasserlassens beansprucht und schädigt auf die Dauer Blase und Blasenschließmuskel. Achten Sie beim Urinieren darauf, dass die Blase vollständig entleert wird. Dabei nicht pressen.

### In der Schwangerschaft

Trainieren Sie den Beckenboden in speziellen Kursen: Schwangerschaftsgymnastik beziehungsweise Rückbildungsgymnastik für die Zeit nach der Geburt.

---

**ZUM ARZT, WENN …**

> Schmerzen beim Wasserlassen auftreten (siehe auch Blasenentzündung, Seite 96).
> Sie Schleim oder Eiter an der Harnröhrenöffnung bemerken.

---

# Harnsteine

Harnsteine bilden sich in den Nieren, in den Harnleitern (Verbindung zwischen Nieren und Blase) oder in der Blase. Dabei kristallisieren die Salze, die im Harn enthalten sind, zu feinkörnigem Nierengrieß oder zu größeren Nierensteinen aus. Am häufigsten sind Kalziumoxalatsteine. Es gibt auch Steine aus Harnsäure, Kalziumphosphat oder Mischsteine.

## Symptome

Harnsteine verursachen meist über längere Zeit keine Symptome, mitunter verspürt man einen dumpfen Rückenschmerz. Der Abgang von Nierengrieß ist oft schmerzlos. Zu einer Nierenkolik mit typischen krampfartigen Schmerzen kommt es, wenn sich ein Stein im Harnleiter verklemmt.

## Hintergrund

Harnsteine werden durch erbliche Veranlagung begünstigt. Aber auch die Lebens- und Ernährungsgewohnheiten spielen eine Rolle: So fördert ein ständiger Flüssigkeitsmangel oder auch ein Zuviel an Eiweiß auf dem Speiseplan die Bildung von Harnsteinen. Wer sich wenig bewegt, hat ebenfalls ein größeres Risiko. Weitere Faktoren sind Krankheiten der Harnwege, Stoffwechselkrankheiten und Gicht.

---

**ÄUSSERLICH**

### Warmer Unterleibswickel

Die feuchte Hitze wirkt entspannend und krampflösend. Sie können sich auch auf den Bauch drehen und eine warme Kompresse aus Kartoffeln, beschwert mit einer Wärmflasche, auf die Nierengegend legen.

### Ansteigendes Fußbad

Baden Sie Ihre Füße in immer wärmer werdendem Wasser (Tipps dazu siehe Seite 32).

---

## INNERLICH

### Hauhecheltee

Der Tee aus den Wurzeln oder dem Kraut der Pflanze wirkt harntreibend und regt den Stoffwechsel an.

### Birkenblättertee, Goldrutentee

Diese beiden Tees wirken harntreibend und fördern die Austreibung von Grieß oder Steinen (siehe Seite 52). Ähnlich wirkt auch Petersilie.

### Grüner Tee

Grüner Tee unterstützt sanft die Harnausscheidung.

### Kamillentee

Wirkt bei einer Kolik beruhigend und entkrampfend (siehe Seite 52).

### Löwenzahntee

Für diesen Tee wird meist die Wurzel der Pflanze in getrockneter Form verwendet. Er kurbelt den Stoffwechsel an. Tee von getrockneten Wurzeln so zubereiten wie auf der Verpackung angegeben. Frische Wurzeln schälen, klein hacken, kalt ansetzen, 10 Minuten kochen lassen.

### Heidelbeer- oder Preiselbeersaft

Beide Säfte wirken antibakteriell – trinken Sie täglich ein Glas. Oder essen Sie frische Beeren.

## Wickel, Aufgüsse und Tees richtig zubereiten

Wie Sie Hausmittel richtig zubereiten und Heilmethoden korrekt anwenden, lesen Sie detailliert in Kapitel 2 nach: Kopf-Dampfbad (Seite 29), Wickel und Kompressen (Seite 37), Bäder und Güsse (Seite 32), Tees (Seite 51), Tinkturen und ätherische Öle (Seite 53), Homöopathie (Seite 58), Spagyrik (Seite 62).

## HOMÖOPATHIE

Aus der homöopathischen Hausapotheke (Seite 310):

### Silicea (Kieselsäure)

Geeignet bei vermehrtem Urinieren mit rotem oder gelbem Harngrieß.

Weitere Mittel:

### Lycopodium (Bärlapp)

Bei schwerem, rotem Bodensatz im Urin. Der Urin kommt nur langsam.

## SO HELFEN SIE SICH SELBST

### Trinken, trinken, trinken

Trinken Sie täglich zwei Liter – am besten Wasser, Kräutertees oder Fruchtsäfte. Gewöhnen Sie sich zum Beispiel an, immer eine Karaffe Wasser vor sich

stehen zu haben. Gleichen Sie Flüssig-
keitsverluste aus, etwa nach dem Sport
oder der Sauna.
Bei ausreichender Flüssigkeitszufuhr
konzentriert sich der Harn nicht zu stark
und kann ausgeschieden werden, ehe
sich Ablagerungen bilden. Sie entleeren
die Blase öfter, so können kleinere Steine
besser ausgespült werden.

### Ernährung umstellen

Wenn Sie zu Harnsteinen neigen, schränken Sie sich bei salzhaltigen Lebensmittel sowie Süßigkeiten ein. Essen Sie
weniger Fleisch, dafür viel Obst und
Gemüse. Meiden Sie oxalhaltige Lebensmittel (Rhabarber, Rote Bete, Spinat,
Mangold, Nüsse). So können Sie neuen
Steinen vorbeugen.

### Suchtmittel reduzieren

Kaffee, Alkohol, schwarzer Tee, Eistee und
Cola nur in geringen Mengen trinken.

### Bewegung

Wer körperlich aktiv ist, beugt Nierensteinen vor. Und: Sportarten, bei
denen Sie die Bauchmuskeln anspannen,
helfen, Steine abzutransportieren.

**ZUM ARZT, WENN ...**

> wegen kolikartiger Bauchschmerzen
  (seitlich) Verdacht auf Harnsteine
  besteht.
> Schmerzen beim Wasserlassen
  auftreten (siehe auch Blasenentzündung).

# 3.4 Frauenleiden, Männerleiden

## Menstruations- beschwerden

Viele Frauen haben kurz vor und während der Menstruation leichte Beschwerden. Einigen Frauen jedoch machen die Schmerzen oder psychischen Symptome im Zusammenhang mit der monatlichen Blutung besonders schwer zu schaffen. Starke Beschwerden vor der Menstruation werden als prämenstruelles Syndrom (PMS) bezeichnet, starke Beschwerden während der Periode als Dysmenorrhoe.

### Symptome

PMS: Niedergeschlagenheit, Reizbarkeit, Stimmungsschwankungen, Schlafstörungen, Kopfschmerzen, Blähungen, Verstopfung, Spannungsgefühl in den Brüsten, Akne, Wasseransammlung in den Beinen – jeweils einige Tage vor und manchmal auch während der Periode.

Dysmenorrhoe: Ziehende oder krampfartige Bauch- und Rückenschmerzen, evtl. mit Übelkeit und Erbrechen.

### Hintergrund

Hinter ausgeprägten Menstruationsbeschwerden können (müssen aber nicht!) organische Störungen stecken, zum Beispiel hormonelle Störungen, Gebärmutter- oder Eierstockerkrankungen und Tumore.

Die Ursachen des PMS sind noch unklar. Verstärkt wird es möglicherweise durch: Bewegungsmangel, ein Ungleichgewicht von Hormonen oder Botenstoffen im Gehirn sowie Alkohol, Nikotin und Koffein.

---

**ÄUSSERLICH**

**Wärme gegen die Schmerzen**

Legen Sie eine Wärmflasche auf den Bauch. Oder nehmen Sie gleich zwei: eine für den Bauch und eine für den Rücken. Eine geeignete Kompresse ist die Kamillenblüten-Bauchauflage (siehe Seite 41). Sie wird heiß angelegt und dann mit einem Außentuch um Bauch und Rücken befestigt – das wirkt entspannend und krampflösend.

## Warmes Vollbad

Auch ein warmes Bad entspannt Unterleib und Geist. Als Zusatz eignet sich Schafgarben- oder Melissentee (zwei Handvoll getrocknete Pflanzenteile mit reichlich kochendem Wasser übergießen, wie auf der Verpackung angegeben ziehen lassen, absieben und zum Badewasser geben).

## Ansteigendes Fußbad

Ein ansteigendes Fußbad tut Ihnen bei Menstruationsbeschwerden gut (siehe Seite 32). Bei Teezusatz (Schafgarbe oder Melisse): 3 EL Pflanzenteile mit kochendem Wasser übergießen, wie auf der Verpackung angegeben ziehen lassen, absieben und zum Badewasser geben.

---

**INNERLICH**

## Borretsch- und Nachtkerzenöl

Diese Pflanzenöle sind reich an Gamma-Linolensäure, einer mehrfach ungesättigten Fettsäure, die in den Stoffwechsel von hormonähnlichen Substanzen eingreift und Periodenschmerzen wie auch PMS-Symptome lindern kann. Sie können Nachtkerzen- und Borretschöl als Kapseln oder Öl kaufen (Dosierung laut Beratung in der Apotheke; Einnahme während der zweiten Zyklushälfte).

## Schwarze Johannisbeere

Cassis enthält in den Samen ebenfalls viel Gamma-Linolensäure. Außerhalb der Saison erhalten Sie die Beeren als Saft im Reformhaus.

## Gänsefingerkraut, Frauenmantel, Kamille, Schafgarbe

Tee aus diesen Heilpflanzen kann mithelfen, die Gebärmuttermuskulatur zu entkrampfen. Am besten schon einige Tage vor der Menstruation mit dem Teetrinken beginnen, 2–3 Tassen pro Tag. Verwendete Pflanzenteile ab Seite 322.

## Mönchspfeffer

Extrakte aus den pfefferkörnerähnlichen Früchten der Pflanze werden gegen die Verstimmungen beim PMS empfohlen und können bei Zyklusstörungen und Brustspannungen helfen. Die Einnahme muss mehrere Monate lang erfolgen. Mönchspfeffer wirkt am nachhaltigsten, wenn er ausschließlich in der zweiten Zyklushälfte eingenommen wird (Als Kapseln nach Dosierung auf der Verpackung oder als Tinktur: 2- bis 3-mal täglich 10 Tropfen in einem halben Glas Wasser auflösen). Mönchspfeffer können Sie aber auch zum Würzen von Speisen verwenden: In der Türkei geben Frauen ein paar getrocknete Körner in die Pfeffermühle zum schwarzen oder weißen Pfeffer.

## Magnesium

Bei krampfartigen Beschwerden. In der zweiten Zyklushälfte (also etwa zwei Wochen vor Beginn der Menstruation) können Sie – nach Absprache mit dem Arzt – täglich Magnesiumkapseln oder -brausetabletten einnehmen. Oder auf eine magnesiumreiche Ernährung achten: Der Mineralstoff steckt zum Beispiel in Vollkornprodukten wie Haferflocken, Hirse, Vollkornreis, Trockenfrüchten, Soja, Nüssen, Gemüse oder Fisch. Einen erhöhten Magnesiumbedarf haben unter anderem Sportlerinnen oder Frauen, die psychisch stark gefordert sind. Auch Frauen, die erbrechen, Durchfall haben, viel schwitzen oder Entwässerungsmedikamente einnehmen, können in einen Mangelzustand geraten. Während einer Kur mit Magnesiumpräparaten sollten Sie viel trinken, ansonsten könnten Nierensteine entstehen!

### Ingwer

Kauen Sie eine Ingwerwurzel oder trinken Sie Ingwertee. Der wärmt von innen und wirkt gegen Krämpfe. Sie können Tee aus getrockneter Ingwerwurzel kaufen. Oder Sie brauen ihn selbst aus einer frisch geriebenen (geschälten) Wurzel: mit kochendem Wasser übergießen, 15 Minuten ziehen lassen, absieben.

### HOMÖOPATHIE

Aus der homöopathischen Hausapotheke (Seite 310):

### Chamomilla (Kamille)

Passend bei krampfartigen, wehenartigen Schmerzen vor und während der Menstruation. Reißende Schmerzen im Unterleib.

### Nux vomica (Brechnuss)

Geeignet, wenn Beschwerden zu Beginn der Menstruation auftreten. Wenn die Blutung einige Tage vor der Zeit einsetzt und vielleicht etwas zu stark ist. Bei Beschwerden, die bleiben, nachdem die Menstruation vorüber ist. Die Schmerzen drücken nach unten und erstrecken sich manchmal auch auf den Blasenhals.

Weitere Mittel:

### Magnesium phosphoricum (Phosphorsalz)

Bei einer Menstrualkolik. Die Schmerzen zwingen die Patientin, sich zusammenzukrümmen. Wärme, Reiben und Druck mindern die Schmerzen.

### SO HELFEN SIE SICH SELBST

### Stille Tage

Gönnen Sie sich in den Tagen vor den Tagen genügend Schlaf und Erholung.

Tipps für einen guten Schlaf finden Sie unter Schlafstörungen (Seite 232).

**Yoga, Autogenes Training & Co.**

Entspannung ist lernbar. Besuchen Sie einen Kurs, in dem Sie eine Entspannungstechnik erlernen (siehe Seite 66).

**Bewegtes Leben**

Leiden Sie unter Bewegungsmangel? Körperliche Aktivität beugt Menstruationsbeschwerden vor (mehr Informationen dazu auf Seite 70).

**Gesund schlemmen**

Es gibt immer mehr Hinweise darauf, dass eine Ernährung mit ausreichend Vitamin B6, Vitamin E sowie Kalzium PMS-Symptome und Periodenschmerzen lindern können. Wichtig ist deshalb eine ausgewogene Ernährung mit reichlich Vollkorngetreide, Milchprodukten, Hülsenfrüchten, Gemüse, Früchten, Nüssen und Mandeln, Olivenöl oder Weizenkeimöl, Fleisch und Fisch.

**Nikotin, Alkohol und Koffein: lieber nicht**

Schränken Sie Ihren Zigaretten-, Alkohol- und Kaffeekonsum ein. Die drei Süchtigmacher stehen im Verdacht, die Beschwerden zu verstärken.

---

**ZUM ARZT, WENN ...**

> Sie an starken Menstruationsbeschwerden leiden.

> Anomalien im Zyklus auftauchen, wenn Sie also eine zu starke oder zu schwache oder eine unregelmäßige Periode haben.

> Zwischenblutungen auftreten.

# Prostata, vergrößerte

Mit dem Alter vergrößert sich bei den meisten Männern die Prostata. Dadurch kann sich die Harnröhre verengen.

## Symptome

Schwacher Urinstrahl, häufiges Wasserlassen, trotz Harndrang Schwierigkeiten beim Wasserlösen, nachtröpfelnder Urin, plötzlicher Harndrang (siehe auch Blasenschwäche, Seite 98). Zum Teil bleibt Harn in der Blase, was unter anderem Blasenentzündungen (Seite 96) sowie Harnsteine (Seite 101) begünstigt.

## Hintergrund

Entweder ist die Prostatavergrößerung gutartig, oder es handelt sich um Prostatakrebs. Von Prostatakrebs betroffen ist – meist ohne es zu wissen – die Mehrheit der über 70-Jährigen. Es sterben glücklicherweise allerdings nur zwei bis vier Prozent aller Männer an dieser Krebsart.

### INNERLICH

**Kürbiskerne**

Knabbern Sie Kürbiskerne, streuen Sie die gerösteten Kerne auf den Salat oder verwenden Sie Kürbiskernöl für die Salatsauce.

**Sägepalmen-Früchte**

Die Früchte dieser aus Nordamerika stammenden Pflanze lindern Prostataprobleme. Genaue Dosierung der Kapseln nach Empfehlung des Apothekers. Von Sägepalmenfrüchte-Tinktur nehmen Sie 2- bis 3-mal täglich 10 Tropfen in einem halben Glas Wasser.

**Brennnessel**

Hier sind nicht die Blätter, sondern die Wurzeln des brennenden Unkrauts gefragt: Trinken Sie Brennnesselwurzeltee oder nehmen Sie von einer Brennnesselwurzeltinktur 2- bis 3-mal täglich 10 Tropfen in einem halben Glas Wasser ein.

### HOMÖOPATHIE

Aus der homöopathischen Hausapotheke (Seite 310):

**Sulfur (Schwefelblüte)**

Eignet sich bei vermehrtem Harndrang vor allem morgens und abends. Es kann zum Abgang von Prostatasekret nach dem Stuhlgang kommen.

Weitere Mittel:

**Thuja**

Man nimmt es, wenn man ein Gefühl von Tröpfeln nach dem Wasserlassen verspürt. Außerdem kommt häufiges, schmerzhaftes Harnlassen vor. Die Betroffenen haben plötzlichen Harndrang, der Harnstrahl ist geteilt und dünn. Die Symptome verschlechtern sich nachts, ebenso bei kaltem, feuchtem Wetter.

### SPAGYRISCHE ESSENZEN

Unterstützend zur ärztlichen Behandlung oder in Fällen, in denen eine solche (noch) nicht erforderlich ist, kann mit spagyrischen Sprays versucht werden, die Beschwerden bei gutartiger Prostatavergrößerung zu lindern. Es kommen dabei folgende Essenzen in Frage: **Sägepalme** (wirkt günstig auf den Haushalt der männlichen Geschlechtshormone, entzündungshemmend, erleichtert das Wasserlösen), **Brennnessel** (wirkt ebenfalls günstig auf den Haushalt der männlichen Geschlechtshormone, fördert die Ausscheidung über die Nieren), **Zinnkraut** (stärkt das Bindegewebe und verbessert die Harnausscheidung), **Aufrechte Waldrebe** (unterstützt das Lymphsystem, insbesondere im männlichen Harn- und Geschlechtstrakt). Näheres zur Spagyrik ab Seite 62.

Zurückhaltung bei Alkohol, Tee und Kaffee. Alkohol kann die Schwierigkeiten beim Wasserlassen verstärken und sollte deshalb nur in Maßen genossen werden. Auch bei Kaffee und schwarzem Tee ist Zurückhaltung angesagt. Trinken Sie einen bis zwei Liter Wasser oder Kräutertee pro Tag, aber lieber öfter kleine Mengen als zu viel auf einmal.

### Kälte meiden
Meiden Sie kalte Getränke. Setzen Sie sich nicht auf kalte Stühle oder Bänke.

### Nicht reizen!
Pfeffer und Chili gelten als Reizstoffe bei Prostatabeschwerden.

### Beckenbodentraining
Machen Sie sich mit einem Körperteil vertraut, der Ihnen bisher wahrscheinlich komplett unbekannt ist: dem Beckenboden. Ein Training dieser Muskeln zwischen Schambein, Sitzbeinen und dem Steißbein kann Prostatabeschwerden lindern. Geeignete Übungen erlernen Sie in speziellen Gymnastikkursen. Informieren Sie sich über Angebote in Ihrer Nähe. Wichtig ist regelmäßiges Training: Versuchen Sie, täglich ein paar kurze

Übungen in den Tagesablauf einzubauen. Ein kleines Probetraining gefällig? – Kneifen Sie Ihren Schließmuskel bewusst zusammen (den gesamten Bereich um den After). Dann probieren Sie, mit diesen Muskeln zu „blinzeln", etwa 30-mal hintereinander.

### Gesunde Ernährung
Fünf Portionen Früchte oder Gemüse täglich, wenig Fleisch, wenig (pflanzliche, mehrfach ungesättigte) Fette und besonders viel Tomaten, Brokkoli, Kohl, Soja und Roggenbrot – so beugen Sie Veränderungen der Prostata vor.

### Viel Bewegung
Wer mehrmals in der Woche Sport treibt, hat ein kleineres Risiko für Prostatakrebs – das zeigen Studien.

**ZUM ARZT, WENN …**

> Sie Probleme beim Wasserlassen haben, besonders wenn die Beschwerden neu auftreten.
> Sie vermuten, an einem Harnwegsinfekt erkrankt zu sein (siehe auch Seite 96).
> Sie sich über Prostatakrebs informieren möchten.

**INFO**

Literaturtipps zum Thema Beckenbodentraining finden Sie auf Seite 99.

# Scheidenentzündung, Scheidenausfluss

Hinter einer Scheidenentzündung steckt oft eine Infektion mit Pilzen, Trichomonaden (einzelligen Geißeltierchen), Bakterien oder auch Viren. Die Krankheitserreger werden manchmal beim Sex, hin und wieder auch in warmen Bädern übertragen oder stammen aus dem Darm.

Auch Reizungen der Schleimhaut (z. B. durch vergessene Tampons oder übertriebene Intimhygiene) können eine Entzündung erzeugen. Weitere Faktoren, die eine Rolle spielen, sind Hormonveränderungen, ein geschwächtes Immunsystem oder Medikamente wie zum Beispiel Antibiotika. Veränderter Ausfluss kann auch auf Entzündungen der Gebärmutter, der Eileiter oder der Eierstocke sowie auf Tumore hinweisen.

## Symptome

Scheidenausfluss in veränderter Konsistenz, Farbe oder Menge. Je nach Zeitpunkt des Zyklus ist gesunder Schleim glasig bis milchig. Weißer, krümeliger Schleim ist typisch für eine Pilzinfektion. Ein fischiger Geruch oder grünlicher Ausfluss deuten auf eine bakterielle Infektion hin. Weitere Symptome: Brennen beim Wasserlassen, geschwollene und gerötete Schamlippen, Juckreiz, Schmerzen beim Sex. Mögliche Komplikationen beim Aufsteigen der Keime: Gebärmutter-, Eileiter- oder Eierstockentzündung.

## Hintergrund

Bei der gesunden Scheidenflora dominieren Milchsäurebakterien. Ist das Gleichgewicht des Scheidenmilieus durcheinandergeraten, können sich Infektionserreger breitmachen.

### ÄUSSERLICH

### Warmes Sitzbad

Als Zusatz eignen sich Thymiantee, Majorantee oder Eichenrindentee. Dosis: Jeweils 3 EL Pflanzenteile.
Eichenrindentee bereiten Sie so zu: Lassen Sie die Rinde 10 Minuten lang köcheln, sieben Sie die Mischung ab und geben Sie den Sud ins Badewasser (Achtung: Eichenrinde macht Flecken auf Textilien. Reinigen Sie Badewanne und Kochtopf gleich nach Gebrauch).

### Aloe vera-Gel

Gel aus dem Dicksaft der stacheligen Pflanze können Sie um den Scheideneingang und auf die Schamlippen auftragen oder mit einer Spritze (ohne Nadel) einführen. Lindert Juckreiz, fördert die Heilung.

### Joghurt-Tampon

Milchsäurebakterien können einer durcheinandergeratenen Scheidenflora auf die Sprünge helfen. Tauchen Sie einen Tampon in Naturjoghurt und führen Sie ihn für ein, zwei Stunden ein. Oder spritzen Sie mit einer Spritze ohne Nadel (aus der Apotheke) eine Mischung aus 1 TL Joghurt und 1 TL Olivenöl direkt in die Scheide – zweimal wöchentlich vor dem Zubettgehen. Hilft auch bei trockener Scheide.

## Rosenöl

Sie können Naturjoghurt auch mit 1 Tropfen reinem ätherischen Rosenöl (100%ig) anreichern und wie oben beschrieben einspritzen oder einführen.

## Pflanzliche Zäpfchen

Apotheken, die auf Phytomedizin spezialisiert sind, stellen oft selbst Zäpfchen her. Zum Beispiel solche mit Majoran, Thymian, ätherischem Teebaumöl oder ätherischem Rosenöl.

## Preiselbeer- oder Cranberrysaft

3-mal täglich ein kleines Glas.

## Kapuzinerkresse

Die Tinktur der Pflanze wird aus Blättern und Blüten gewonnen und kann innerlich angewendet werden. Sie wirkt leicht antibiotisch und regt das Immunsystem an (2- bis 3-mal täglich 10 Tropfen in einem halben Glas Wasser). Im Sommer können Sie auch die frischen essbaren Blüten der Kapuzinerkresse auf den Salat oder andere Gerichte streuen.

Aus der homöopathischen Hausapotheke (Seite 310):

## Apis mellifica (Honigbiene)

Passend, wenn die Schleimhaut rot ist und brennt, der Schmerz nach unten drückt, brennend, stechend und fein ist. Betroffene Frauen sind beim Gehen äußerst empfindlich. In den Eierstöcken fühlen sie ein Schwächegefühl bis in die Schenkel.

Weitere Mittel:

## Sepia (Tintenfisch)

Geeignet, wenn die Beckenorgane erschlafft sind. Gelber, oft auch leicht grünlicher Ausfluss mit starkem Juckreiz. Wärme bessert.

## Intimhygiene

Wechseln Sie während der Entzündung täglich Ihre Unterwäsche und Ihr Handtuch. Teilen Sie das Handuch nicht mit anderen. Vorbeugen können Sie so: Übertreiben Sie die Intimhygiene nicht. Gehen Sie sparsam mit Duschgel um oder waschen Sie sich am besten nur mit Wasser.

## Luftig und leicht

Tragen Sie möglichst keine zu enge Unterwäsche und achten Sie darauf, dass sie luftdurchlässig ist – Baumwolle statt Synthetik. Verzichten Sie möglichst auf Slip-Einlagen.

### Richtige Toiletten-Technik

Wischen Sie immer von vorne nach hinten. Ansonsten besteht die Gefahr, dass Sie Bakterien oder Pilze aus Ihrem Darm in die Scheide verschleppen.

### Stärken Sie Ihre Abwehr

Tipps dafür finden Sie auf Seite 272.

---

**ZUM ARZT, WENN ...**

> die Beschwerden nach fünf Tagen nicht abgeklungen sind oder wenn es immer wieder zu verändertem Ausfluss oder Juckreiz kommt.

> der Ausfluss aus der Scheide schlecht riecht, eine flockige Konsistenz hat oder wenn er rötlich beziehungsweise bräunlich ist.

> zusätzlich Fieber oder Bauchschmerzen auftreten.

> Sie Zwischenblutungen haben.

# Wechseljahrbeschwerden

Die Wechseljahre sind keine Krankheit, sondern eine Lebensphase, in der die Eierstöcke immer weniger Hormone produzieren und die Fortpflanzungsfähigkeit langsam zu Ende

geht. Die hormonelle Umstellung ist bei ungefähr einem Drittel der Frauen mit vorübergehenden Beschwerden verbunden.

## Symptome

Typisch sind Hitzewallungen, Schweißausbrüche, Kopfschmerzen, verminderte Libido (Sexualtrieb), trockene Scheide, Gewichtszunahme, Abnahme der Knochendichte (siehe auch Osteoporose, Seite 135), Schlafstörungen (siehe Seite 232), Niedergeschlagenheit, depressive Verstimmung (siehe Seite 224), Reizbarkeit und Stimmungsschwankungen.

---

**ÄUSSERLICH**

### Wechselwarmes Fußbad

Regelmäßige warmkalte Fußbäder regen den Stoffwechsel an, wirken entspannend, helfen bei Schlaflosigkeit und wirken gegen Hitzewallungen (siehe Seite 33).

### Bürstenmassagen

Helfen vorbeugend und, regelmäßig angewendet, bei Hitzewallungen und bei starkem Schwitzen (siehe Seite 36).

### Tampons und Zäpfchen

Gegen Scheidentrockenheit helfen regelmäßig angewendete Joghurttampons (Seite 110) oder das neuste Phytoprodukt: Granatapfel-Zäpfchen.

## INNERLICH

### Johanniskraut

Die antidepressive Wirkung der Heilpflanze kann Frauen helfen, die in den Wechseljahren mit Verstimmungen, Ängsten oder Schlafstörungen zu kämpfen haben (mehr dazu auf Seite 224).

### Cimicifuga (Traubensilberkerze)

Ist bei leichten bis mittelschweren Beschwerden einen Versuch wert! Auszüge aus dem Wurzelstock der Heilpflanze sollen sich ausgleichend auf den Hormonhaushalt auswirken und besonders Schweißausbrüche, Hitzewallungen und Verstimmungen lindern. Bei ausgeprägten psychischen Beschwerden können Johanniskraut und Traubensilberkerze kombiniert werden. Gelegentliche Nebenwirkung der Traubensilberkerze: Kopfschmerzen. Einnahmeformen: Tinktur (2- bis 3-mal täglich 10 Tropfen in einem halben Glas Wasser) oder Tabletten (nach Absprache mit einer Fachperson).

### Hopfenzapfen, Melissenblätter

Beide Heiltees haben einen ausgleichenden Effekt auf die Psyche.

### Salbeiblättertee

Täglich zwei Tassen Tee trinken, das hilft gegen Schweißausbrüche.

## HOMÖOPATHIE

### WALLUNGEN

Aus der homöopathischen Hausapotheke (Seite 310):

### Sulfur (Schwefelblüte)

Geeignet, wenn die Hitze zu Schweiß führt und der wiederum zu Erschöpfung. Brennen der Handteller und Fußsohlen im Bett. Die Körperöffnungen sind häufig gerötet und brennen.

Weitere Mittel:

### Sanguinaria (Wurzelstock der kanadischen Blutwurzel)

Passend bei Hitzewallungen, Schwäche mit kaltem Schweiß, fliegender Röte. Häufig auch bei Herzbeschwerden, Schwindel und Übelkeit. Die Patientin fühlt sich am Abend und in der Nacht besser.

### Glonoinum (Nitroglyzerin)

Dieses Mittel hilft bei plötzlichen Schweiß-ausbrüchen. Plötzlicher örtlicher Blutan-drang mit vollem, hartem Puls.

### Sepia (Tintenfisch)

Hitzewallungen von unten nach oben, vom Becken oder den Füßen ausgehend bis zum Kopf. Extreme Wallungen und trotzdem Kälte. Stinkender Schweiß.

### STIMMUNGSSCHWANKUNGEN

Aus der homöopathischen Hausapotheke (Seite 310):

### Sulfur (Schwefelblüte)

Bei Depressionen mit starker Reizbarkeit. Die Betroffene erwacht häufig zwischen 3 und 4 Uhr morgens und kann nicht wieder einschlafen. Schlaflosigkeit wegen der Hitzewallungen.

Weitere Mittel:

### Cimicifuga (Traubensilberkerze)

Die Betroffenen haben das Gefühl, als wären sie von einer schwarzen Wolke eingehüllt. Häufiger Wechsel von körperli-chen und psychischen Symptomen. Schlaflosigkeit.

### Sepia (Tintenfisch)

Geeignet bei hormonabhängigen Stimmungsschwankungen. Überdruss, Missmut, Launenhaftigkeit. Die Frau zieht sich zurück, sie neigt zu Wutaus-brüchen.

### SCHEIDENTROCKENHEIT

Aus der homöopathischen Hausapotheke (Seite 310):

### Sulfur (Schwefelblüte)

Geeignet bei Trockenheit der Scheide mit Schmerzen beim Geschlechtsverkehr.

Weitere Mittel:

### Sepia (Tintenfisch)

Bei Trockenheit und/oder ständigen Entzündungen der Scheide, immer wiederkehrenden Blasenentzündungen. Abneigung gegen Geschlechtsverkehr.

### Acidum nitricum (Salpetersäure)

Ebenfalls ein Mittel bei Trockenheit der Scheide. Der Juckreiz der Scheide wird beim Gehen schlimmer. Juckreiz nach dem Geschlechtsverkehr, der sich durch Waschen mit kaltem Wasser verschlech-tert.

## Vitamine & Co!

Ernähren Sie sich vielseitig und ausgewogen. Essen Sie deshalb regelmäßig Vollkorngetreide, Nüsse, Samen und pflanzliche Öle wie Olivenöl oder Weizenkeimöl sowie Fisch und Milchprodukte.

## Nikotin und Alkohol sind Gift

Die Suchtmittel können Wechseljahrbeschwerden verstärken und erhöhen zudem das Risiko von verschiedenen Alterskrankheiten wie Osteoporose, Herz-Kreislauf-Erkrankungen oder Krebs.

## Gegen die Hitze

Wer unter Wallungen und Schweißausbrüchen leidet, sollte in einem kühlen Raum schlafen. Als Notfallmittel gegen plötzliche innere Hitze wirkt ein kalter Waschlappen oder ein Ventilator. Machen Sie um alle möglichen Auslöser – zum Beispiel heiße Getränke oder Alkohol – einen großen Bogen.

## Neues entdecken

Sehen Sie das Klimakterium nicht als Anfang vom Ende. Sondern als eine Zeit, um Bilanz zu ziehen und für einen fruchtbaren Neuanfang. Vielleicht möchten Sie Ihr Beziehungsnetz ausbauen? Oder Sie wollen jetzt vor allem neue Hobbys oder Sportarten für sich entdecken? Bringen Sie Schwung in Ihre neue Lebensphase und werden Sie körperlich (noch) aktiver. Sport ist übrigens auch die beste Osteoporose-Vorbeugung. Zum Thema Bewegung finden Sie Informationen auf Seite 70.

Auch Entspannung tut Ihnen jetzt gut. Besuchen Sie einen Kurs, in dem Sie eine Entspannungstechnik erlernen wie beispielsweise Yoga oder Autogenes Training (mehr dazu auf Seite 66). Wie Sie gezielt Ihren Beckenboden stärken können, lesen Sie auf Seite 100 nach.

ZUM ARZT, WENN …

> Sie starke Wechseljahrbeschwerden haben.

# Wo Hildegard von Bingen wieder auflebt

Im Frauenkloster Heiligkreuz in Cham (Schweiz) ist ein weibliches Vorbild aus dem Mittelalter präsent: Hildegard von Bingen. Die Olivetaner-Benediktinerinnen haben ihren Klostergarten nach Vorgaben der deutschen Äbtissin gestaltet, die Kräuter und Stauden stehen in streng symmetrischen Beeten. An die 100 verschiedene Heilpflanzen wachsen hier: Königskerzen, Ringelblumen, Goldmelisse, Schafgarbe, Thymian, Petersilie, Rosmarin oder Sommermajoran. Der Kräutergarten ist eine Art Apotheke für die 90 meist älteren Schwestern des Ordens. Einige Produkte verkaufen sie auch im klostereigenen Laden.

## Alte Bräuche

Ordensschwester Theresita Blunschi ist die treibende Kraft beim Anbau und der Produktion von Heilmitteln. Sie und ihre Mitschwestern haben auch die Kräutersegnung an Mariä Himmelfahrt (jeweils am 15. August) wiederbelebt: Nach der Messe bekommen alle Kirchgänger einen Kräuterstrauß geschenkt. In früheren Zeiten verbrannten die Menschen daraus zu Hause einzelne Kräutlein, zum Beispiel bei einem schweren Gewitter.

Die Tradition der Segnung stammt noch aus Zeiten, als die Kirche den Heilkräutern heidnischen Zauber zuschrieb. Heute soll mit dem Sträußchen ein Dank an Gott ausgedrückt werden: für die Heilkraft, die er der Natur geschenkt hat.

### HAUSMITTEL AUS DEM KLOSTER HEILIGKREUZ

**Kräuter-Badesalz**

*500 g grobkörniges Meersalz, eine Handvoll getrocknete Kräuter (Lavendel, Rosmarin, Rosen, Zitronenthymian)*

Füllen Sie in ein Glas mit großer Öffnung abwechselnd eine Lage Meersalz, eine Lage Kräuter oder Blütenblätter hinein (ganz unten und ganz oben: Meersalz). Lassen Sie das Glas verschlossen zwei Monate lang im Dunkeln stehen. Mischen Sie dann Salz und Kräuter und füllen Sie sie in kleine Gläser ab. Zum Baden geben Sie ein kleines Stoffsäcken mit der Mischung ins Wasser.

## Hautpflegebalsam

Hilft bei verschiedensten Hautproblemen wie Schuppenflechte, Verletzungen, Krampfadern oder Afterjucken.

*250 ml Ringelblumenöl\**
*250 ml Stiefmütterchenöl\**
in einer Pfanne langsam erwärmen
*50 g Lanolin (Apotheke)*
dazugeben, rühren, bis es geschmolzen ist
*50 g Bienenwachs*
dazugeben, rühren, bis es geschmolzen ist.
Pfanne vom Herd nehmen, rühren, bis der Balsam dickflüssig ist. In Döschen abfüllen und im Kühlschrank aufbewahren.

## Heiligkreuzer Schlafkissen

Mit diesem Kissen aus getrockneten Heilpflanzen haben die Schwestern gute Erfahrungen bei Schlafstörungen gemacht. Nähen Sie eine Kissenhülle und befüllen Sie die mit Kräutern. Am Tag wird das Kissen in einer Kartonschachtel aufbewahrt, so bleibt es ein gutes Jahr lang wirksam. Von Baldrian und Thymian wird jeweils nur eine Prise benötigt. Hinweise zu den entsprechenden Pflanzenteilen siehe Seite 322.

> **Baldrian** beruhigt die Nerven, wirkt gegen Stress, löst Ängste
> **Dinkel** stärkt den Organismus
> **Hopfen** verhilft zu einem guten Schlaf
> **Kamille** hat eine krampfstillende Wirkung
> **Lavendel** beruhigt
> **Pfefferminze** entkrampft
> **Rosen** erfreuen das Herz
> **Thymian** öffnet die Atemwege
> **Zitronenmelisse** vertieft durch den Geruch die einschläfernde Wirkung

---

\*   Für die Blumenöle je eine Handvoll frische Blütenblätter von Ringelblumen bzw. Stiefmütterchen in 250 ml kaltgepresstes Olivenöl einlegen, 3 Wochen lang in einem Marmeladenglas an einem warmen Ort ziehen lassen. Absieben.

# 3.5 Gehirn

## Kopfschmerzen

Kopfschmerzen zählen zu den häufigsten gesundheitlichen Störungen. Wer dreimal in der Woche oder öfter betroffen ist, zählt zu den Menschen mit chronischem Kopfweh. Am meisten verbreitet ist Spannungskopfschmerz.

### Symptome

Der typische Spannungskopfschmerz ist ein dumpfer beidseitiger Schmerz, der sich vom Nacken oder von der Schädeldecke her über den ganzen Kopf ausbreiten kann (Schraubstockgefühl). Im Gegensatz zur Migräne verschlimmert sich Spannungskopfweh im allgemeinen nicht bei körperlicher oder geistiger Anstrengung.

### Hintergrund

Meistens handelt es sich um eine harmlose Störung in den Hirngefäßen, den Hirnnerven oder in der Schädelmuskulatur. Spannungskopfschmerz wird oft durch psychische Probleme oder durch Verspannungen der Schultern und des Nackens ausgelöst. Auch Stress, zu wenig Schlaf, hormonelle Veränderungen, Wetterwechsel oder schlechte Luft können schuld sein. Nur selten sind Kopfschmerzen Ausdruck einer Gehirnerkrankung, zum Beispiel einer Gefäßkrankheit, eines Tumors, einer Sehstörung oder einer Infektion.

### ÄUSSERLICH

**Kompresse**

Legen Sie Kompressen je nach Belieben auf Stirn, Schläfen oder Nacken. Ob Kälte oder Wärme besser wirkt, ist bei Kopfschmerzen individuell unterschiedlich.

**Pfefferminzöl, Lavendelöl**

Die Wirkung von Pfefferminze bei Kopfschmerzen ist wissenschaftlich belegt und soll laut Forschern der Universität Kiel den gängigen Schmerzmitteln in nichts nachstehen. Stirn und Schläfen mit 2–3 Tropfen reinem ätherischem Öl der Pfefferminze (100%ig) einmassieren. Achtung: Das Öl sollte dabei nicht in die

Augen gelangen. Und wenden Sie das Öl nie bei Babys oder Kleinkindern im Gesicht an (mehr dazu auf Seite 54)! Als Alternative, besonders wenn Sie gleichzeitig homöopathische Heilmittel einnehmen, eignet sich auch ätherisches Lavendelöl.

## Senfmehl-Fußbad

Baden Sie die Füße in schwarzem Senfmehl. Wie Sie dieses hautreizende Bad zubereiten, lesen Sie auf Seite 34.

## Nackenkompressen

Mit Zwiebeln (heiß) oder Meerrettich (zimmerwarm) sind Nackenkompressen ein altbewährtes Hausmittel gegen Kopfweh. Zwiebelwickel siehe Seite 42, Meerrettichkompresse siehe Seite 44. Meerrettich gehört wie Senf zu den Pflanzen mit starker Reizwirkung, er wird nur ganz kurz aufgelegt. Sie können die geriebene Wurzel oder eine Meerrettichsalbe aus der Apotheke verwenden. Beachten Sie die besonderen Sicherheitshinweise zu hautreizenden Anwendungen (Seite 43).

## Guter alter Kneipp

Kalte Wadenwickel, kalte Güsse, Arm- oder Fußbäder, wechselwarme Fußbäder und andere Wasseranwendungen trainieren das Gefäßsystem und können langfristig die Anfälligkeit für Kopfschmerzen verringern. Wie Sie die Bäder und Wickel korrekt anwenden, lesen Sie in Kapitel 2 nach (ab Seite 26).

## Schwarzer Kaffee mit Zitronensaft

Das Getränk hat sich bei Kopfwehgeplagten als Sofortmittel bewährt. Allerdings steht erheblicher Kaffeekonsum beziehungsweise eine Verringerung der täglichen Kaffeemenge auch im Verdacht, Kopfschmerzen auszulösen. Bei häufigen Kopfschmerzen lohnt sich deshalb der Versuch, den Kaffeekonsum ganz langsam zu reduzieren (siehe auch Migräne, Seite 121).

## Baldrian, Melisse, Ingwer, Rosmarin und Schlüsselblume

Tees aus diesen Pflanzen lindern Kopfschmerzen. Ingwertee können Sie kaufen oder selbst zubereiten: Schälen und reiben Sie ein Stück frische Wurzel, übergießen Sie das Geriebene mit kochend heißem Wasser, lassen Sie den Tee 15 Minuten lang ziehen und sieben Sie dann die Pflanzenteile ab.

## Mutterkraut

Innerlich angewendet – als Kapseln oder als Tee –, hilft das Kraut dieser alten, fast vergessenen Heilpflanze (sieht ähnlich wie die Kamille aus) gegen Kopfschmerzen. Dosierung gemäß Empfehlung des Apothekers.

## HOMÖOPATHIE

Aus der homöopathischen Hausapotheke
(Seite 310):

### Belladonna (Tollkirsche)

Wenn die Kopfschmerzen hauptsächlich in
der Stirn über den Augen zu spüren
sind. Der Schmerz erstreckt sich von einer
Schläfe zur anderen, er pulsiert und
zwingt zum Schließen der Augen. Auch
bei Kopfweh durch zu viel Sonneneinstrahlung.

Weitere Mittel:

### Gelsemium (Gelber Jasmin)

Geeignet bei einem Gefühl, als läge ein
Band um den Kopf, und wenn der
Betroffene einen Hinterkopfschmerz
verspürt. Der Schmerz ist dumpf und die
Augenlider sind schwer. Die Kopfhaut
schmerzt bei Berührung. Der Zustand wird
durch reichliches Wasserlassen gebessert.

## SO HELFEN SIE SICH SELBST

### Bewegung

Handelt es sich um Spannungskopfschmerz, bringt im aktuen Fall leichte
sportliche Betätigung oft Besserung.
Regelmäßiger Sport sowie Dehnungsübungen für Hals und Nacken können
dabei helfen, einer Anspannung vorzu-

### Vorsicht bei Schmerzmitteln!

In Deutschland werden Schmerzmittel in
Selbstmedikation vor allem wegen
Kopfweh geschluckt. Aber Achtung: Die
schnellen Helfer können abhängig
machen und den Magen-Darm-Trakt, die
Nieren oder die Leber schädigen.
Außerdem kann es beim regelmäßigen
Griff zur Tablette passieren, dass der
Kopfschmerz oder die Migräne sich
verschlimmert – ein Teufelskreis. Lassen
Sie sich deshalb unbedingt ärztlich
beraten, wenn Sie regelmäßig Medika-
mente gegen Kopfweh oder Migräne
einnehmen.

beugen und die Körperhaltung zu
verbessern. Aber: Radfahren und Brust-
schwimmen sind wegen der damit
verbundenen Anspannung des Nackens
wenig geeignet.

### Weniger Sucht- und Genussmittel

Reduzieren Sie den Kaffee-, Alkohol- und
Nikotinkonsum. Und lassen Sie sich nicht
entmutigen, wenn dadurch vorübergehend mehr Kopfschmerzen auftreten.

### Weniger Kaugummi

Was zunächst seltsam klingt, ist einfach zu
erklären: Das Kauen von Kaugummi kann
die Kiefermuskulatur verspannen und zu
Spannungskopfweh führen.

## Gute Luft

Kopfwehgeplagte sollten häufig an die frische Luft gehen, möglichst kein Parfüm benutzen und Räume ausreichend lüften.

## Kopfwehtagebuch

Über die Beschwerden Buch zu führen kann helfen, die Auslöser ausfindig zu machen.

## Ergonomie

Achten Sie auf eine gute Sitz- und Schlafhaltung – dem Nacken zuliebe.

## Stressbewältigung

Lernen Sie, mit Stresssituationen umzugehen. Erlernen Sie Entspannungstechniken wie Progressive Muskelentspannung, Autogenes Training oder Yoga (mehr dazu auf Seite 66).

**ZUM ARZT, WENN ...**

> die Kopfschmerzen plötzlich auftreten und ungewöhnlich stark sind.
> die Schmerzen nach einer Kopfverletzung auftreten (siehe auch unter Gehirnerschütterung, Seite 238).
> die Schmerzen chronisch sind oder an Häufigkeit, Stärke oder Dauer zunehmen.
> zusätzlich Fieber, Schüttelfrost, Erbrechen, Übelkeit, Schwindel, Lähmungen, Bewusstseinsstörungen, Sprachschwierigkeiten oder plötzliche Veränderungen am Auge auftreten.

> Sie regelmäßig Medikamente gegen Kopfschmerzen einnehmen (siehe auch Kasten nebenan).

**INFO**

> **www.dmkg.de** (Deutsche Migräne- und Kopfschmerzgesellschaft e.V.)
> **www.onmeda.de** (Internetportal für Medizin und Gesundheit)

# Migräne

Migräne ist nicht gefährlich, schränkt aber das Wohlbefinden und die Leistungsfähigkeit der Betroffenen ein. Zum Teil treten vor Beginn der Kopfschmerzen weitere Symptome auf.

## Symptome

Migräne kommt anfallartig und dauert vier Stunden bis drei Tage lang. Der Schmerz ist meist einseitig, pochend und verschlimmert sich bei körperlicher oder geistiger Anstrengung. Typische Begleiterscheinungen sind Übelkeit, Erbrechen sowie eine Überempfindlichkeit auf Geräusche, Gerüche und Licht. Jeder sechste Betroffene hat eine Migräne mit Aura: Dem Kopfweh gehen Sehstörungen (eingeschränktes Blickfeld, Flimmern oder Zickzacklinien vor den Augen), Sensibilitäts- und Sprachstörungen oder Lähmungen voraus.

## Hintergrund

Die Krankheit tritt familiär gehäuft auf. Verschiedenste Auslöser sind bekannt: Lärm, blendendes Licht, Gerüche, bestimmte Wettersituationen, Hormonveränderungen, zu viel oder zu wenig Schlaf, Hunger, körperliche Anstrengung, Nahrungsmittel wie Käse oder Schokolade, der Geschmacksverstärker Glutamat, Wurstwaren, Sucht- und Genussmittel (z. B. Rotwein, Nikotin, Kaffee). Weitere Ursachen können aber auch Koffeinmangel (siehe unter Kopfschmerzen) und Stress sein.

### ÄUSSERLICH

### Kalte Kompressen

Legen Sie sie auf Stirn, Schläfen oder Nacken. Französische Wissenschaftler haben an Migränepatienten ein kühlendes Stirnband getestet, und das mit großem Erfolg: Bei 80 Prozent der Studienteilnehmer waren die Schmerzen nach einer Stunde gelindert. Am besten wirken kalte Kompressen, wenn sie gleich bei den ersten Anzeichen der Migräne auf die Stirn gelegt werden. Dann kann die Kühle manchmal sogar bewirken, dass die Migräne sich nicht voll ausprägt, sondern milder und kürzer verläuft. (Zur Anwendung von Wickeln und Kompressen siehe Seite 37.)

### Kalte oder wechselwarme Fußbäder

Auch Fußbäder und andere Wasseranwendungen wie der kalte Kniguss oder das kalte Armbad sind einen Versuch wert (siehe Seite 32).

### Nackenkompresse

Geeignete Zusätze sind gewärmte Zwiebel oder Meerrettich (frisch gerieben oder als fertige Paste aus der Apotheke). Wie Sie die Kompressen zubereiten, lesen Sie auf Seite 42 (Zwiebelwickel) und Seite 44 (Meerettichkompresse). Beachten Sie: Meerrettich wird nur ganz kurz aufgelegt, er gehört zu den Pflanzen mit starker Reizwirkung. Lesen Sie deshalb auch die besonderen Sicherheitshinweise (Kasten Seite 43).

### Senfmehl-Fußbad

Eine Hautreizung an Füßen und Unterschenkeln mit schwarzem Senf soll Wunder wirken (Anleitung Seite 34). Bitte beim Senfbad Vorsicht walten lassen: Beachten Sie den Kasten auf Seite 43.

### INNERLICH

### Schwarzer Kaffee mit Zitronensaft

Als Soforthilfe – sofern Kaffee nicht als Migräneauslöser verdächtigt wird.

## Gewürznelke und Zimt

Würzen Sie Fleischgerichte, Desserts oder Getränke mit Nelken und Zimt. Die beiden Gewürze lindern bei manchen Menschen Migräneanfälle. Sie können auch auf einer Gewürznelke herumkauen und die Reste dann ausspucken (Mit Gewürznelken darf man es allerdings nicht übertreiben: Beschränken Sie sich auf zwei, drei pro Tag – und machen Sie dies nur einige Tage lang).

## Schlüsselblume, Pfefferminze und Lavendel

Drei Teekräuter, die bei Migräne helfen sollen. Pflanzenteile siehe Seite 322.

## Mutterkraut

In Form von Kapseln oder als Tee hilft das Kraut gegen Kopfschmerzen und Migräne (Dosierung laut Empfehlung der Apotheke).

### HOMÖOPATHIE

Aus der homöopathischen Hausapotheke (Seite 310):

## Belladonna (Tollkirsche)

Hilft, wenn die Betroffenen ein gerötetes Gesicht haben, unter Schwindel, Erbrechen und Durchfall leiden. Die Kopfschmerzen sind pulsierend und klopfen wie ein Hammer, der auf eine Wunde im Schädel schlägt. Der Patient rollt den Kopf oder bohrt ihn in die Kissen.

### Wickel, Aufgüsse und Tees richtig zubereiten

Wie Sie Hausmittel richtig zubereiten und Heilmethoden korrekt anwenden, lesen Sie detailliert im Kapitel 2 nach: Kopf-Dampfbad (Seite 29), Wickel und Kompressen (Seite 37), Bäder und Güsse (Seite 32), Tees (Seite 51), Tinkturen und ätherische Öle (Seite 53), Homöopathie (Seite 58), Spagyrik (Seite 62).

## Iris versicolor (Schwertlilie)

Bei Stirnkopfschmerz mit Übelkeit. Der Patient hat das Gefühl, als wäre die Kopfhaut eingeschnürt. Ruhe verschlechtert den Zustand, Bewegung bessert ihn.

### SO HELFEN SIE SICH SELBST

## Ruhe

Sorgen Sie bei einem Migräneanfall schnell für eine reizarme Umgebung, möglichst in einem ruhigen, abgedunkelten Zimmer. Auch Schlaf kann helfen.

## Gleichmäßiger Lebensrhythmus

Vermeiden Sie zu viel Auf und Ab im Leben, lassen Sie es auch unter der Woche möglichst ruhig angehen und behalten Sie am Wochenende Ihren Schlaf-Wach-Rhythmus bei. Denn Migräne tritt vor allem in ausgeprägten Entspannungsphasen nach Stress auf – zum Beispiel am Wochenende oder zu Ferienbeginn.

## Weniger Sucht- und Genussmittel

Reduzieren Sie den Kaffee-, Alkohol- und Nikotinkonsum.

## Gute Luft

Migränebetroffene sollten häufig an die frische Luft gehen, möglichst kein Parfüm benutzen und Räume ausreichend lüften.

## Migränetagebuch

Führen Sie ein Migränetagebuch, um mögliche Auslöser zu finden. Notieren Sie Schmerzstärke und –dauer sowie typische Auslösersituationen (z. B. Aufregung, Stress, Änderungen des Schlaf-Wach-Rhythmus, Menstruation, Wetterlage etc.). Halten Sie auch Nahrungsmittel fest, die die Migräne auslösen könnten (zum Beispiel Käse, Schokolade, Alkohol, Kaffee, Tee etc.).

## Bewegung, Entspannung

Regelmäßiger Sport beugt Migräne vor. Lernen Sie außerdem, sich gezielt zu entspannen. Zum Beispiel mithilfe von Entspannungstechniken wie Progressiver Muskelentspannung, Autogenem Training oder Yoga (siehe Seite 66).

**ZUM ARZT, WENN …**

> die Migräne chronisch ist oder an Häufigkeit, Stärke oder Dauer zunimmt.
> zusätzlich Fieber oder plötzliche Veränderungen an den Augen auftreten.
> Sie Gesichtskopfschmerzen haben.
> Sie wegen der Migräne immer wieder Medikamente einnehmen (siehe auch Kasten Seite 120).

**INFO**

> **www.dmkg.de**
> (Deutsche Migräne- und Kopfschmerzgesellschaft e.V.)

# 3.6 Gelenke, Muskeln, Knochen

## Arthritis
**(Rheumatoide Arthritis)**

Arthritis ist eine fortschreitende Entzündungskrankheit der Gelenke und zählt zu den rheumatischen Erkrankungen. Beachten Sie: Die hier empfohlenen Hausmittel können eine schulmedizinische Therapie höchstens ergänzen, nicht ersetzen.

### Symptome

Arthritis beginnt unauffällig, meist im Alter zwischen 30 und 50 Jahren. Die Betroffenen haben anfangs vor allem morgens Probleme, die Hand-, Finger-, Fuß- oder Zehengelenke zu bewegen (Morgensteifigkeit). Die Gelenke entzünden sich schubweise, werden rot, schwellen an und schmerzen. Sie können sich auch dauerhaft versteifen oder verformen, und es können sich typische „Rheumaknoten" bilden. Auch innere Organe können mitunter in Mitleidenschaft gezogen werden. In schweren Fällen führt die Arthritis zu einer körperlichen Behinderung und manchmal zu Pflegebedürftigkeit.

### Hintergrund

Vermutlich richtet sich bei Arthritis das körpereigene Abwehrsystem gegen eigene Zellen in den Gelenken. Wahrscheinlich spielen aber auch Vererbung sowie Infektionen und andere Umwelteinflüsse eine Rolle.

### ÄUSSERLICH

**Wärme entspannt**

Wärme in Form von warmen Duschen, Bädern, Wickeln oder Wärmflaschen fördert die Durchblutung, regt den Stoffwechsel an, löst Muskelverspannungen. Als Wickelzusätze eignen sich zum Beispiel Heilerde oder auch Kartoffeln (siehe Seite 41, 42). Achtung: Bei Rheumaschüben mit akuten Entzündungen der Gelenke ist Wärme allerdings schädlich!

**Kalte Kompressen mit Heilerde oder Quark**

Bei einer akuten Gelenkentzündung ist Kühlendes gefragt, um abzuschwellen und die Schmerzen zu lindern (siehe Seite

37). Denkbar sind auch kalte Güsse oder kalte Teilbäder (siehe Seite 34).

## Bürstenmassage

Diese Massage wird am besten am frühen Morgen angewandt, sie fördert die Durchblutung und regt den Kreislauf an. Wie sie funktioniert, lesen Sie auf Seite 36.

INNERLICH

## Weidenrinde

Das traditionelle Mittel zur Linderung von Arthritisbeschwerden. Der Schmerz nimmt ab, und die Beweglichkeit wird verbessert, was auch Studien bestätigt haben.
Sie können getrocknete Rinde (in der Apotheke erhältlich) kurz aufkochen, 15 Minuten ziehen lassen und dann den Tee schluckweise trinken. Oder Sie nehmen die Rinde in Tablettenform ein (Dosierung nach Anweisung des Apothekers). Nicht anwenden bei einer Allergie gegen Acetylsalicyl!

## Mädesüß

Mädesüß-Tee wirkt ähnlich wie Weidenrinde. Sein süßer und angenehmer Geruch erinnert an blühenden Holunder. Verschiedene Stoffe in den Blüten wirken entzündungshemmend und regen den Stoffwechsel an (Dosierung nach Anweisung des Apothekers). Nicht anwenden bei einer Allergie gegen Acetylsalicyl!

## Teufelskrallenwurzel

Tee oder Tabletten aus der Wurzel der Teufelskralle wirken entzündungshemmend und schmerzlindernd. Die Wirksamkeit wurde auch in klinischen Studien nachgewiesen (Dosierung gemäß Empfehlung in der Apotheke).

## Gamma-Linolensäure

Die mehrfach ungesättigte Fettsäure, die in Nachtkerzen- und Borretschöl oder auch in schwarzen Johannisbeeren vorkommt, soll die Symptome von Arthritis lindern – das besagen Studien. Sie können Nachtkerzenöl und Borretschöl als Kapseln oder Öl kaufen (Dosierung nach Anweisung einer Fachperson oder entsprechend des Beipackzettels). Schwarze Johannisbeeren erhalten Sie als Saft auch außerhalb der Saison im Reformhaus.

HOMÖOPATHIE

Aus der homöopathischen Hausapotheke (Seite 310):

## Arnica montana (Arnika)

Bei akutem Entzündungszustand in den Gelenken.

## Sulfur (Schwefelblüte)

Bei Arthritis der linken Schulter mit brennenden Schmerzen. Ebenso bei Kniegelenkarthrose mit Steifheit und wenn sich das Bein durch Schmerzen in der Kniekehle nur schwer strecken lässt.

### Sporttherapie

Regelmäßige Bewegung verbessert die Beweglichkeit der Gelenke. Geeignete Sportarten sind zum Beispiel Schwimmen, Radfahren, Spazierengehen, Tanzen, Langlaufen, Walking.

### Fingergymnastik

Gezielte feinmotorische Übungen kräftigen und entspannen die Muskeln und wirken auch gegen den Schmerz. Lassen Sie sich von Ihrem Physiotherapeuten oder Ihrem Arzt beraten.

### Osteoporose vorbeugen

Für Menschen mit Arthritis, die mit Kortikosteroiden behandelt werden, ist es besonders wichtig, dem Knochenschwund im Alter vorzubeugen (mehr dazu auf Seite 135).

> die Gelenke schmerzhaft anschwellen.
> die Gelenkschmerzen länger als eine Woche andauern.
> die Gelenkschmerzen beziehungsweise die Bewegungsstörungen immer wieder aufflammen oder zusammen mit Fieber oder einem Krankheitsgefühl auftreten.

> **www.rheuma-liga.de**
> (Deutsche Rheuma-Liga)

# Arthrose

Arthrose gehört wie die Arthritis zu den rheumatischen Krankheiten. Genaue Zahlen über die Krankheitsfälle in Deutschland gibt es nicht. Aber schätzungsweise leiden bei uns 5 bis 8 Millionen vorwiegend ältere Menschen an dieser schmerzhaften Abnutzung der Knorpelschicht in Knie-, Hüft- und anderen Gelenken.

## Symptome

Gelenkschmerzen nach Überlastung, in fortgeschrittenem Stadium auch im ruhenden Zustand. Oft betroffene Gelenke: Hüfte, Knie, Hände, Ellbogen, Schulter.

## Hintergrund

Ursachen der Abnutzung: Übergewicht, Fehlhaltungen, Bewegungsmangel, erbliche Faktoren.

### Wärme oder Kälte

Wärme, in welcher Form auch immer, lindert Verspannungen der Muskeln, fördert die Durchblutung, kurbelt den

Stoffwechsel an und nimmt die Schmerzen. Geeignet sind beispielsweise Duschen, Bäder, feuchtwarme Wickel mit Heilerde (siehe Seite 41) oder Arnikatinktur (1 EL auf 250 ml heißes Wasser). Achtung: Bei einer aktivierten Arthrose, also während einer Entzündungsphase, sind eher kalte Wickel, kalte Güsse oder Teilbäder geeignet. Achten Sie auf Ihr persönliches Empfinden und darauf, ob es Ihnen eher zu warm oder kalt rät.

## Verdünntes Rosmarinöl

Verwenden Sie etwa 5- bis 10%iges Rosmarinöl oder mischen Sie einige Tropfen des puren ätherischen Öls in Mandel-, Oliven- oder Weizenkeimöl. Massagen damit fördern die Durchblutung und regen Kreislauf und Stoffwechsel an.

## Bürstenmassage

Auch diese Massage fördert die Durchblutung, der Kreislauf wird angekurbelt. Wie sie angewendet wird, steht auf Seite 36.

## INNERLICH

## Teufelskralle

Die aus Südafrika stammende Pflanze kann möglicherweise die Knorpelzerstörung aufhalten. Man erhält die Teufelskralle bei uns als Tinktur oder Tabletten. Dosierung entsprechend der Empfehlung in der Apotheke.

## Brennnesseltee

Der Nutzen des Tees aus Kraut und Wurzeln der Brennnessel konnte in klinischen Studien gezeigt werden: Brennnessel wirkt gegen Arthroseschmerzen und kann den Verbrauch von Schmerzmitteln deutlich reduzieren.

## Löwenzahntee

Ein Tee aus den Wurzeln kurbelt den Stoffwechsel an und eignet sich gut für Arthrosebetroffene. Tee von getrockneten Wurzeln so zubereiten, wie es auf der Verpackung angegeben ist. Frische Wurzeln klein hacken, kalt ansetzen, 10 Minuten kochen lassen.

## Weidenrinde und Mädesüß

Diese beiden Heilpflanzen lindern nicht nur Arthritis, sondern wirken auch gegen Arthroseschmerzen (siehe auch Seite 127).

## Pfarrer Künzles Tipp

„Ewig kränkelnde Leute, Mehlgesichter und Rheumatische" sollten den Bärlauch verehren wie Gold, ebenso Schnittlauch, Knoblauch und Zwiebeln. Was Sie beim Pflücken der Bärlauchblätter beachten müssen: Suchen Sie mit der Nase – Blätter der giftigen Herbstzeitlose oder des Maiglöckchens sehen ähnlich aus, riechen aber nicht nach Knoblauch. Nähere Infos z. B. unter www.giftnotruf.de, www.giz-nord.de, www.toxinfo.org. Mehr über den Kräuterpfarrer lesen Sie auf Seite 18.

### HOMÖOPATHIE

Aus der homöopathischen Hausapotheke (Seite 310):

#### Arnica montana (Arnika)

Bei Arthroseschmerzen im Rücken und in den Gliedern nimmt man über eine längere Zeit Arnika in tieferer Verdünnung.

### SCHÜSSLER SALZE

Es eignen sich: Nr. 1 Calcium fluoratum, Nr. 2 Calcium phoshoricum, Nr. 8 Natrium chloratum oder Nr. 9 Natrium phosphoricum.

### SO HELFEN SIE SICH SELBST

#### Aktiv bleiben

Regelmäßige Bewegung stärkt den Muskelapparat und entlastet die Gelenke. Geeignete Sportarten sind beispielsweise Schwimmen, Radfahren, Tanzen, Langlaufen, Walking. Allzu große Belastungen wie längere Wanderungen oder Sportarten wie Joggen, Squash oder Fußball tun Ihnen nicht gut.

#### Gelenkschutz

Entlasten Sie Ihre Gelenke: Tragen Sie nicht zu schwer, verteilen Sie Lasten auf beide Arme und tragen Sie sie nah am Körper. Bevorzugen Sie Schuhe, die gut stützen. Verwenden Sie beim Wandern Stöcke und vermeiden Sie steile Abstiege. Orthopädiegeschäfte bieten weitere Hilfsmittel an. Gewöhnen Sie sich das dynamische Sitzen an (siehe auch Hexenschuss, Seite 133) und achten Sie auf die richtige Stuhl- und Tischhöhe an Ihrem Arbeitsplatz.

#### Leichter geht's leichter

Nehmen Sie ab, wenn Sie Übergewicht haben: Jedes Kilo zu viel belastet die Gelenke. Näheres zum Thema Abnehmen siehe Seite 74.

### ZUM ARZT, WENN …

> Gelenkschmerzen länger als eine Woche anhalten oder wenn sie immer wiederkehren (siehe auch unter Arthritis, Seite 126).

### INFO

> **www.rheuma-liga.de**
(Deutsche Rheuma-Liga)

Beachten Sie: Die hier empfohlenen Hausmittel können eine schulmedizinische Therapie nicht ersetzen.

# Gicht

Gicht ist eine Stoffwechselstörung, die durch einen erhöhten Harnsäurespiegel im Blut entsteht. Die Betroffenen, fast ausschließlich Männer, leiden anfallartig an Gelenkschmerzen, weil sich in den Gelenken Harnsäurekristalle ablagern und zu Entzündungen führen.

## Symptome

Gichtanfälle betreffen meist die Gelenke der großen Zehen oder Knie-, Fuß-, Hand- oder Ellbogengelenk. Dabei schmerzt das Gelenk stark, es rötet sich und schwillt an. Während eines Gichtanfalls kann man auch Fieber bekommen. Gicht kann außerdem zu Nierenkrankheiten führen.

## Hintergrund

Die Neigung zu einem erhöhten Harnsäurespiegel ist meist erblich bedingt. Mögliche Auslöser eines Gichtanfalls: Blutarmut (Seite 198), bestimmte Medikamente, Alkohol, extreme körperliche Anstrengung, radikale Fastenkuren. Gicht tritt zudem oft im Zusammenhang mit Diabetes, Übergewicht (Seite 74), erhöhten Blutfettwerten wie Cholesterin (Seite 205) und Bluthochdruck (Seite 200) auf.

### ÄUSSERLICH

**Wenn es akut ist: Kälte**

Bei einem akuten Gichtschub lindert das Kühlen des Gelenks die Schmerzen und wirkt entzündungshemmend. Probieren Sie kalte Umschläge oder Güsse. Wie Sie eine kalte Kompresse anlegen oder einen Guss machen, steht in Kapitel 2 (Seite 34 und 37). Mögliche Wickelzusätze sind Heilerde oder Quark.

**Wenn es vorbei ist: Wärme**

In Zeiten ohne Gichtanfälle hilft Wärme meist besser: Probieren Sie es mit Sauna oder warmen Bädern.

### INNERLICH

**Brennnessel**

Die Heilpflanze wirkt harntreibend, regt den Stoffwechsel an und verbessert die Ausscheidung der Harnsäure. Nehmen Sie Tee oder Saft aus den Blättern ein – nach Dosierungsempfehlung des Apothekers.

**Birkenblätter**

Auch Birkenblättertee kurbelt den Stoffwechsel an und fördert die Ausscheidung der Harnsäure.

**Zinnrauttee**

Tee aus dem Kraut der Pflanze, die auch Ackerschachtelhalm heißt, enthält Kieselsäure und wirkt harnsäureausscheidend.

**Sellerie**

„Alles an ihr, Wurzel, Blätter und Blüten, hat der himmlische Vater heilsam gemacht, ihr fortgesetzter Genuss vertreibt (u.a.) Gicht und Rheumatismus", so der Tipp von Pfarrer Künzle. Mehr über den Kräuterpfarrer lesen Sie auf Seite 18.

## HOMÖOPATHIE

Aus der homöopathischen Hausapotheke (Seite 310):

### Ledum palustre (Sumpfporst)

Geeignet, wenn die Symptome an den unteren Extremitäten beginnen und nach oben steigen. Die Gelenke werden knotig und schmerzen. Knötchen unter der Haut, an Fingern und Gelenken, an Zehen. Schwellung des Knies. Die Schmerzen werden bei Bewegung und Wärme schlimmer. Die Betroffenen frieren, aber Wärme verstärkt die Symptome. Die Fußsohlen schmerzen, besonders der Ballen der großen Zehe ist geschwollen und schmerzt beim Auftreten.

### Lycopodium (Bärlapp)

Bei chronischer Gicht mit kalkigen Ablagerungen in den Gelenken. Die Schmerzen werden durch warme Anwendungen verschlechtert.

## SO HELFEN SIE SICH SELBST

### Anti-Gicht-Diät

Meiden Sie alles, was den Biobaustein Purin enthält. Denn dieser wird im Körper zu Harnsäure abgebaut. Innereien, Fleisch, Fisch und Hülsenfrüchte enthalten besonders viel Purin. Entfernen Sie von Fisch und Geflügel die Haut, sie ist ebenfalls reich an Purin. Ganz verzichten sollten Sie auf Dosenfisch, Muscheln und Garnelen. Ersetzen Sie Fleisch- durch Gemüsebrühe. Achten Sie auf eine fettarme Ernährung.
Neuerdings werden auch zuckerhaltige, süße Getränke verdächtigt, Gicht zu verursachen.

### Viel trinken!

Nehmen Sie täglich möglichst zwei Liter Flüssigkeit zu sich. So kann sich die Harnsäure nicht in der Niere ablagern.

### Abnehmen

Achten Sie auf Ihr Gewicht. Beachten Sie aber: Fasten kann einen Gichtanfall auslösen.

### Alkohol mit Maß

Alkohol ist in dreifacher Hinsicht Gift: Er erhöht den Harnsäurespiegel, weil er die Harnsäureproduktion anregt, dem Körper Wasser entzieht und die Ausscheidung der Harnsäure bremst.

> Sie Symptome eines Gichtanfalls haben. Gicht muss in jedem Fall schulmedizinisch abgeklärt werden. Zusätzlich zu einer Diät ist oft eine medikamentöse Behandlung erforderlich.

sein: Der Kern der Bandscheiben kann sich verlagern und dadurch Nerven reizen und zusätzlich benachbarte Wirbelbereiche blockieren. Oder ein Wirbelgelenk kann sich blockieren. Oder aber die Muskeln im Bereich der Lendenwirbel können sich verspannen, zum Beispiel durch Unterkühlung und Durchzug.

# Hexenschuss (Lumbago), Ischialgie

Auslöser der Schmerzen, die ins Kreuz schießen ist oft eine abrupte, ungewohnte Bewegung – zum Beispiel, wenn man reflexartig etwas auffängt oder auf glitschigem Boden ausrutscht.

## Symptome

Heftiger Schmerz im Bereich der Lendenwirbelsäule, der mit Bewegungsunfähigkeit und einer Schonhaltung mit steifem Rücken einhergeht. Der aus dem Lateinischen abgeleitete Fachbegriff Lumbago bedeutet nämlich auch so viel wie Lendenlähmung. Wenn die Kreuzschmerzen bis in den Oberschenkel oder sogar in den Fuß ausstrahlen, ist meist auch noch der Ischiasnerv betroffen. Man spricht dann von Ischias beziehungsweise Ischialgie.

## Hintergrund

Die Probleme, die dem Hexenschuss zugrunde liegen, sind vielfältig. Bandscheiben, Wirbelgelenke oder Muskeln können das Übel

**ÄUSSERLICH**

**Wärme**

Wärme in Form von Wärmflaschen, Duschen, Bädern oder feuchtwarmen Wickeln hilft, Muskelverspannungen zu lösen. Aber: Bei Gelenk- oder Bandscheibenproblemen kann Wärme – zu früh angewendet – auch schaden. Erst wenn sich die steife Haltung etwas bessert, dürfen Sie es mit Wärme probieren. Bei warmen Wickeln kommen folgende Zusätze in Frage: verdünnte Arnikatinktur (1 EL auf 250 ml Wasser), Heilerde, Leinsamen, Kartoffeln (siehe Seite 41, 42).

**Kälte**

Bei gelenk- oder bandscheibenbedingtem Hexenschuss empfinden manche Menschen auch kalte Wickel – einige Sekunden lang angewendet – als lindernd (siehe Seite 37).

**Kohlwickel**

Auch Kohlblätterauflagen können Hexenschussgeplagten Linderung bringen: Dazu eignen sich die glatten

Blätter des Weißkohls oder die gekräuselten des Wirsings. Mittelrippen mit dem Messer einschneiden, Blätter mit einer Flasche oder dem Nudelholz quetschen und versetzt auflegen. Anschließend mit einem Baumwolltuch umwickeln. Einwirkungszeit: mindestens 1 Stunde oder auch über Nacht.

### HOMÖOPATHIE

Aus der homöopathischen Hausapotheke (Seite 310):

### Bryonia alba (Zaunrübe)

Geeignetes Mittel, wenn die Schmerzen sich durch Bewegung verschlimmern und Ruhe Erleichterung schafft. Die Betroffenen wollen auf der schmerzhaften Seite oder Stelle liegen. Die Gelenke sind rot und geschwollen, steif und schmerzen bei Bewegungen stechend beziehungsweise ziehend.

Weitere Mittel:

### Colocynthis (Bittergurke)

Die Betroffenen haben einen krampfartigen Schmerz in der Hüfte, der bis ins Knie strahlen kann. Die Gelenke sind steif, es besteht ein linksseitiger, ziehender Ischiasschmerz. Besserung erreicht man durch Druck und Hitze und durch ein Zusammenkrümmen des Körpers.

### SO HELFEN SIE SICH SELBST

### Stufenbett

Erste Hilfe: Entlasten Sie Ihre Wirbelsäule. Legen Sie sich flach auf den Rücken, winkeln Sie die Oberschenkel im rechten Winkel an und lagern Sie die Unterschenkel auf einem Stuhl oder einer Kiste mit Kissen.

### Sanfte Gymnastik

Wenn der Schmerz abklingt, sollten Sie sich wieder (vorsichtig) bewegen. Eine einfache Übung ist der Katzenbuckel/Pferderücken: Stützen Sie sich dazu mit Händen und Knien samt Unterschenkeln am Boden ab, der Rücken ist gerade. Dann runden Sie den Rücken und drücken sachte nach oben (Katzenbuckel), anschließend drücken Sie nach unten in Richtung Hohlkreuz (Pferderücken).

### Richtig bücken und heben

Besonders nach einem Hexenschuss, aber auch zur Vorbeugung gilt: Beugen Sie beim Bücken oder Heben Ihre Knie und halten Sie den Oberkörper gerade. Heben Sie nicht zu schwer. Halten Sie Lasten möglichst dicht am Körper.

### Richtig sitzen

Ein Hexenschuss ist ein Warnsignal und Grund genug, einem nächsten Anfall vorzubeugen: Sorgen Sie für einen

ergonomisch eingerichteten Arbeitsplatz und legen Sie Pausen ein. Stehen
Sie öfter von Ihrem Bürostuhl auf.
Auch dynamisches Sitzen werden Ihnen
Ihre Bandscheiben danken: Wechseln
Sie ab und zu Ihre Sitzposition, sitzen Sie
mit geradem Rücken oder zurückge-
lehnt. Aber vermeiden Sie es, nach vorne
gebeugt mit rundem Rücken zu sitzen.

### Mehr bewegen

Gymnastik, Schwimmen, Aquafitness, Radfahren, Tanzen oder Walking sind ideale
Sportarten für Hexenschussgeplagte. Von
Gewichtheben, Tennis, Squash, Rudern
oder Judo raten Fachleute eher ab.

### Rückenschule, Krafttraining

Besuchen Sie Kurse, in denen Sie eine
gesunde Rückenhaltung einüben
und lernen, wie Sie Beruf und Alltag
rückengerecht gestalten können. Oder
trainieren Sie Rücken- und Bauchmuskeln im Fitnessstudio.

### ZUM ARZT, WENN ...

> die Kreuzschmerzen sich nicht
  innerhalb von drei Tagen bessern.
> ähnliche Beschwerden immer wieder
  vorkommen.
> neu ins Bein ausstrahlende Schmerzen,
  eine Schwäche in den Beinen, Gefühls-
  störungen oder Blasen- beziehungsweise Verdauungsstörungen auftreten.

# Knochenschwund
## (Osteoporose)

Die Osteoporose ist eine häufige Erkrankung, bei der die Knochen an Dichte verlieren und brüchig werden. Meistens sind ältere Menschen betroffen.

## Symptome

Zunächst können Knochenschmerzen im
Rücken vorkommen, später Knochenbrüche
– etwa bei Stürzen, aber auch ohne große
Gewalteinwirkung. Häufig brechen bei Stürzen der Oberschenkelhalsknochen oder das
Handgelenk. Wenn die Wirbelkörper brüchig
werden, kann sich der Rücken zu einem Bu-
ckel verformen. Fortgeschrittene Osteoporose ist sehr schmerzhaft, viele Betroffene werden pflegebedürftig.

## Hintergrund

Ein erster Typ Osteoporose trifft vor allem
Frauen nach den Wechseljahren. Ein weite-
rer Typ der Krankheit kommt bei älteren
Frauen und Männern vor. Risikofaktoren für
Osteoporose sind:

> bei Frauen: späte Menstruation, frühe
  Wechseljahre, wenige Geburten
> Osteoporose bei Familienmitgliedern
> Bewegungsmangel
> geringes Körpergewicht, Unterernäh-
  rung, Diäten
> Ernährung mit zu wenig Kalzium/zu
  wenig Vitamin D
> Alkohol, Nikotin und Koffein

> chronische Magen-Darm-Erkrankungen, Hormonstörungen und andere Krankheiten
> gewisse Medikamente wie etwa Kortikosteroide

### ÄUSSERLICH

**Warmes Vollbad**

Die Wärme entspannt die Muskeln, regt die Durchblutung an und kann auch den Schmerz lindern (siehe Seite 32).

### SCHÜSSLER SALZE

Es eignen sich: Nr. 1 Calcium fluoratum, Nr. 2 Calcium phoshoricum, Nr. 11 Silicea.

### SO HELFEN SIE SICH SELBST

Vorbeugung ist bei Osteoporose besonders wichtig. Ist der Knochen einmal löcherig, bleibt er es – ein Wiederaufbau ist nur in begrenztem Maß möglich.

**Stolpersteine aus dem Weg!**

Räumen Sie rutschige Teppiche weg, tragen Sie flache, rutschfeste Schuhe, beleuchten Sie Ihre Wohnung ausreichend und meiden Sie Glatteis – so vermindern Sie die Gefahr eines Sturzes. Lassen Sie sich beim Heben von schweren Gegenständen helfen. Und seien Sie behutsam bei körperlichen Anstrengungen.

**Bewegung ist das A ...**

Körperliche Aktivität macht die Knochen stark, baut Muskeln auf und beugt so Osteoporose und Knochenbrüchen vor. Auch ein Training von Koordination und Gleichgewicht ist günstig: So können Stürze verhindert werden. Gehen Sie mehrmals in der Woche walken, wandern, bergsteigen oder zügig spazieren, fahren Sie Rad, tanzen Sie, machen Sie Wassergymnastik oder gehen Sie schwimmen. Wer in jungen Jahren Knochen und Gelenke regelmäßig belastet, hat später ein kleineres Risiko für Knochenschwund. Aber auch im Alter ist es nicht zu spät, Bewegung ins Leben zu bringen! Lesen Sie mehr dazu auf Seite 70.

**... Ernährung das O.**

Ernähren Sie sich ausgewogen und abwechslungsreich. Achten Sie besonders auf eine ausreichende Kalziumzufuhr (in Milchprodukten oder kalziumreichen Mineralwässern, aber auch in Gemüse wie Fenchel, Grünkohl oder Brokkoli, in Hülsenfrüchten, Nüssen und Vollkornprodukten), genügend Vitamin D3 (in Fisch, Milch, Butter, Eiern). Vitamin D3 bildet der Körper übrigens auch selbst, mithilfe des Sonnenlichts. Halten Sie sich also möglichst oft im Freien auf.

Im Winter kann die vorbeugende Einnahme von Vitamin-D3-Präparaten sinnvoll sein. Meiden Sie dagegen phosphatreiche

Lebensmittel wie Wurst, Schmelzkäse, Cola-Getränke, Fertigprodukte beziehungsweise die Zusatzstoffe E 338 – 341 und E 450. Phosphate sind Kalzium-Räuber. Auch bei Nikotin gilt: besser verzichten. Alkohol und Koffein sollten Sie nur in Maßen geniessen. Diese Richtlinien gelten auch für junge Erwachsene, weil starke Knochen dem Abbau im Alter länger widerstehen.

**ZUM ARZT, WENN ...**

> bei Ihnen mehrere Risikofaktoren für Osteoporose vorliegen.
> Sie immer wiederkehrende Rückenschmerzen haben und Osteoporose vermuten.

**INFO**

> **www.osteoporose-deutschland.de** (Bundesselbsthilfeverband für Osteoporose e.V.)
> **www.onmeda.de** (Internetportal für Medizin und Gesundheit)

# Sehnenscheidenentzündung

Sehnen verbinden Muskeln und Knochen. An stark beanspruchten Stellen verlaufen Sehnen in einem Schlauch, der Sehnenscheide. Am häufigsten entzünden sich die Sehnenscheiden des Handgelenks, aber es können auch Sehnen der Finger oder am Fuß betroffen sein.

## Symptome
Die entzündeten Sehnen schmerzen stechend. Bei Bewegungen ist ein Knirschen hörbar, und zum Teil ist der betroffene Bereich geschwollen und sehr warm. Die Beweglichkeit ist eingeschränkt.

## Hintergrund
Ursache ist meist eine chronische Überbeanspruchung bei häufig ausgeführten Bewegungen wie Tippen am Computer, Klavierspielen oder ungewohnte Handwerksarbeiten. Dadurch können Sehnen gereizt und abgenutzt werden und sich entzünden. Auch entzündliche Gelenkerkrankungen und Infektionen können zu einer Sehnenscheidenentzündung führen.

**ÄUSSERLICH**

### Kühlen
Kälte nimmt den Schmerz und wirkt entzündungshemmend. Machen Sie kalte Wickel um das Handgelenk oder eine kalte Kompresse. Als Wickelzusätze eignen

**Wickel, Aufgüsse und Tees richtig zubereiten**

Wie Sie Hausmittel richtig zubereiten und Heilmethoden korrekt anwenden, lesen Sie detailliert in Kapitel 2 nach: Kopf-Dampfbad (Seite 29), Wickel und Kompressen (Seite 37), Bäder und Güsse (Seite 32), Tees (Seite 51), Tinkturen und ätherische Öle (Seite 53), Homöopathie (Seite 58), Spagyrik (Seite 62).

sich essigsaure Tonerde, Heilerde oder Arnikatinktur (1 EL auf 250 ml Wasser). Siehe auch Kühlende Wickel, Seite 37.

### Beinwellsalbe

Altbewährt: die beste Salbe bei Sehnenscheidenentzündungen! Die Heilpflanze Symphytum officinale wird auch Wallwurz genannt.

### HOMÖOPATHIE

Aus der homöopathischen Hausapotheke (Seite 310):

### Silicea (Kieselsäure)

Bei zitternden Händen und einer Schwäche der Vorderarme.

### Apis mellifica (Honigbiene)

Wenn eine Schwellung und Entzündung mit grosser Berührungsempfindlichkeit vorliegt. Die Schmerzen sind brennend, stechend, wie der Stich einer Biene.

### Bryonia alba (Zaunrübe)

Die Gelenke sind rot und geschwollen. Die Schmerzen sind stechend und ziehend, verschlimmern sich durch Bewegung. Ruhe hingegen schafft Erleichterung.

### SO HELFEN SIE SICH SELBST

### Schonung

Stellen Sie die belastende Tätigkeit ein: Heilung ist nur bei Schonung möglich. Sie können das Gelenk – zwischenzeitlich – auch mit einer elastischen Binde umwickeln.

### Pausen einlegen

Vorbeugend sollten Sie monotone Bewegungen regelmäßig unterbrechen, immer wieder eine Pause einlegen oder Gymnastik machen. Für ungewohnte Arbeiten gilt: nicht übertreiben.

### Am Computer

Sitzen Sie dynamisch, ändern Sie ab und zu Ihre Position (siehe auch unter Hexenschuss, Seite 133) und kontrollieren Sie, ob Ihre Haltung entspannt ist. Ein

Polster vor der Tastatur kann die Handgelenke entlasten. Arbeiten Sie mehr mit
der Tastatur als mit der Maus. Rechts-
händer: Verwenden Sie die Maus ab und
zu links. Linkshänder: Probieren Sie es
mit rechts.

### Vorbeugen beim Sport

Vor und nach körperlichem Training
sollten Sie sich aufwärmen und dehnen.
Tragen Sie Bandagen an stark beanspruchten (und eventuell vorgeschädig-
ten) Gelenken, um diese zu schützen.

---

**ZUM ARZT, WENN …**

> eine Sehnenscheidenentzündung
  stark schmerzt oder die Beschwerden
  nach einigen Tagen nicht nachlassen.

---

# Tennisarm, Golferellbogen

Tennisarm und Golferellbogen rühren von
einseitigen Belastungen her. Die Schmerzen
sind im Ellbogen lokalisiert, können aber bis
in die Hand oder den Oberarm ausstrahlen.

## Symptome

Typisch für den Tennisarm sind Schmerzen
an der Außenseite des Ellbogens, speziell
beim Greifen und Tragen von Gegenständen. Typisch für den Golferellbogen sind
Schmerzen an der Innenseite des Ellbogens.
Bei beiden Beschwerden sind verschiedene
Alltagsbewegungen nur noch eingeschränkt
möglich.

## Hintergrund

Sehnen von Hand- und Fingerstreckmus-
keln, die am Ellbogen befestigt sind, werden
durch zu starke Beanspruchung gereizt und
entzünden sich. Häufig betroffen: Golf- oder
Tennisspieler, Musiker, Menschen, die am
Computer arbeiten und Handwerker.

---

**ÄUSSERLICH**

### Kälte im Akutfall

In der akuten Phase hilft Kälte am besten:
Die Schmerzen werden gelindert, die
Entzündung kann besser abklingen.
Machen Sie kalte Wickel um den Ellbogen
(siehe Seite 37), zum Beispiel mit
Heilerde. Oder nehmen Sie ein etwa
18 Grad kaltes Armbad im Waschbecken
(siehe Seite 34).

### Nach Belieben auch Wärme

Manche Menschen mit Golferellbogen
oder Tennisarm empfinden Wärme als
wirksamer. Hier können zum Beispiel
Kartoffel-, Leinsamen- oder Heilerdewickel
zum Einsatz kommen (siehe Seite 41 und
42). Warme Vollbäder können ebenfalls
die Schmerzen nehmen.

### Beinwellsalbe

Beinwell trägt den Namen nicht umsonst:
Der Pflanzenname Beinwell leitet sich vom
althochdeutschen „wallen" ab und

bedeutet so viel wie „Zusammenheilen von Knochen". Die Wirkstoffe aus der Wurzel der Pflanze helfen bei der Wundheilung, lassen Entzündungen abschwellen und lindern den Schmerz.

### HOMÖOPATHIE

Siehe Sehnenscheidenentzündung, Seite 137/138.

### SO HELFEN SIE SICH SELBST

#### Schongang

Pausieren Sie während der Erkrankung mit der belastenden Tätigkeit, dem belastenden Sport. Vermeiden Sie alle Bewegungen, die Schmerzen auslösen. Manchmal können auch geeignete Bandagen die Belastung mindern.

#### Stretching

Lassen Sie sich von Ihrem Arzt oder Physiotherapeuten Dehnungsübungen für Zuhause empfehlen.

#### Die richtige Technik

Erlernen Sie im Tennis oder beim Golf die korrekte Schlagtechnik, wärmen und dehnen Sie vor dem Spielen. Tennisspieler können zudem einen Schläger wählen, der besser geeignet ist, das heißt meist einen leichteren. Sie können die Bespannungshärte reduzieren oder mit weicheren Bällen spielen. Lassen Sie sich von Sportlehrern oder im Sportgeschäft beraten.

#### Abwechslung statt Eintönigkeit

Vermeiden Sie wenn möglich immer gleiche Bewegungsabfolgen oder Fehlhaltungen. Pausieren Sie bei allen Tätigkeiten regelmäßig und richten Sie Ihren Arbeitsplatz nach ergonomischen Kriterien ein.

### ZUM ARZT, WENN …

> der Ellbogen stark schmerzt oder die Beschwerden nach einigen Tagen nicht abklingen.

# Wadenkrampf

Wadenkrämpfe überraschen einen meist bei sportlichen Aktivitäten oder nachts im Schlaf.

## Symptome

Die Muskeln in einer Wade ziehen sich plötzlich zusammen und bleiben einige Sekunden lang verkrampft. Dabei treten heftige Schmerzen auf. Bei Wadenkrämpfen im Schlaf können Schlafstörungen dazukommen.

## Hintergrund

Bei sportlicher Verausgabung oder beim Schwimmen im kalten Wasser haben viele Menschen schon einen Krampf in der Wade erlebt. Häufige Wadenkrämpfe können aber auch mit Krampfadern beziehungsweise Venenleiden zusammenhängen (siehe Seite 209) oder ein Warnzeichen für verschiedene Krankheiten sein, beispielsweise Stoffwechsel-, Herz-Kreislauf- und Nervenkrankheiten.

### ÄUSSERLICH

**Wärmen**

Duschen Sie warm oder nehmen Sie ein warmes Vollbad. Geeigneter Badezusatz: 3 Tropfen ätherisches Lavendelöl (100%ig), eingerührt in 3 EL Sahne (siehe auch Seite 32). Während der Krämpfe bringen feuchtwarme Heilerde-Wickel um die Wade Linderung (siehe Seite 41).

**Johanniskrautöl**

Reiben Sie die Waden mit dem roten Öl ein. Johanniskrautöl können Sie kaufen oder selber herstellen: Schichten Sie dazu fein geschnittene Blüten, Blätter und Stängel in ein sauberes, verschließbares Glas. Dann gießen Sie kaltgepresstes Olivenöl darüber, bis alle Pflanzenteile bedeckt sind. Vier Wochen lang an einem warmen Ort stehen lassen, abfiltern. Vor Licht geschützt aufbewahren.

**Der Trick mit der Seife**

Nehmen Sie ein Stück Seife mit unter die Bettdecke. Dieser alte Hausarzt-Trick soll tatsächlich helfen, krampffrei zu schlafen.

### INNERLICH

**Mehr Magnesium**

Eine magnesiumreiche Ernährung kann Wadenkrämpfen vorbeugen. Der Mineralstoff steckt zum Beispiel in Vollkornprodukten wie Haferflocken, Hirse, Vollkornreis, Trockenfrüchten, Soja, Nüssen, Gemüse oder Fisch. Einen erhöhten Magnesiumbedarf haben unter anderem Schwangere und Stillende, Sportler, Alkoholkranke oder Menschen, die psychisch stark gefordert sind. Auch Menschen, die erbrechen oder Durchfall haben, viel schwitzen oder Entwässerungsmedikamente einnehmen, können in einen Mangelzustand geraten. Beachten Sie: Bei der Einnahme von Magnesiumpräparaten sollten Sie viel trinken, ansonsten könnten Nierensteine entstehen.

## Chinin

Trinken Sie öfter mal ein Glas Tonicwasser: Das Getränk enthält kleine Mengen an Chinin, das aus der Rinde des Chinchoa-Baumes gewonnen wird und muskelentspannende Eigenschaften hat. Achtung: Chinin sollten Sie nicht während der Schwangerschaft und der Stillzeit zu sich nehmen!

## Rosskastanien

Die Heilpflanze hilft nicht nur gegen Krampfadern, sondern auch bei Krämpfen. Erhältlich sind Tinkturen oder Kapseln. Zur Dosierung fragen Sie den Apotheker.

### HOMÖOPATHIE

Aus der homöopathischen Hausapotheke (Seite 310):

## Sulfur (Schwefelblüte)

Wenn die Wadenkrämpfe vor allem auf der linken Seite auftreten.

## Chamomilla (Kamille)

Wenn der nächtliche Wadenkrampf die Betroffenen aus dem Bett treibt. Dann bessern sich die Symptome.

### SO HELFEN SIE SICH SELBST

## Notfallgriff

Fassen Sie bei einem Krampf die Zehen des betroffenen Beins und ziehen Sie sie Richtung Schienbein an sich: Das lockert die Verkrampfung. Auch eine vorsichtige Massage der Wade kann helfen. Tritt der Krampf nachts auf, stehen Sie auf und gehen Sie herum, das entlastet die verkrampfte Muskulatur.

## Waden-Stretching

Täglich durchgeführt, beugt das Dehnen der Waden den Krämpfen vor: Stellen Sie sich vor einen Tisch und stützen Sie sich mit beiden Händen ab. Gehen Sie mit dem linken Bein in die Knie und stellen Sie das rechte Bein gestreckt nach hinten, bis Sie ein leichtes – nicht schmerzhaftes – Ziehen in der Wade spüren.
Die Ferse des rechten Fußes bleibt dabei auf dem Boden. Halten Sie die Spannung für einige Sekunden und wechseln Sie dann die Seite.

## Genug trinken

Wadenkrämpfe können auch durch Flüssigkeitsmangel ausgelöst werden. Nehmen Sie deshalb täglich genügend Flüssigkeit zu sich (siehe Seite 72).

**Kissen oder Rolle**

Legen Sie nachts eine Nackenrolle oder
ein Kissen unter die Knie.

**ZUM ARZT, WENN ...**

> immer wieder Wadenkrämpfe
auftreten.

# 3.7 Hals, Nase, Ohren

## Halsschmerzen
(Rachenkatarrh)

Ein Rachenkatarrh ist Zeichen einer Erkältung oder Entzündung der oberen Atemwege.

### Symptome

Rachen und Hals fühlen sich rau oder brennend an. Auch Schluckschmerzen können auftreten, manchmal schwellen die Lymphknoten am Hals an. Oft leiden die Betroffenen gleichzeitig an Heiserkeit, Husten, Schnupfen oder Fieber.

### Hintergrund

Gewöhnliche Halsschmerzen tauchen oft zu Beginn einer Erkältung (siehe Seite 156) auf. Meist ist das Halsweh durch einen Virus ausgelöst – es handelt sich also nicht um eine Angina (mehr zum Thema Angina auf Seite 153).

---

**ÄUSSERLICH**

**Gurgeln, Kopf-Dampfbad**

Als Zusätze eignen sich Salbeitee, Kamillentee, Ringelblumentee oder Salzwasser. Näheres zum Thema Gurgeln auf Seite 30, zum Thema Dampfbaden auf Seite 29.

**Verdünnter Zitronensaft**

Ebenfalls ein gutes Gurgelmittel. Gurgeln Sie mehrmals täglich damit, das beschleunigt die Heilung. Mischen Sie den Saft einer Zitrone mit einem Glas Wasser, 1 TL Salz und einer Prise Zucker.

**Halswickel**

Entscheiden Sie selbst, ob Ihnen ein wärmender oder ein kühlender Wickel angenehmer ist. Und machen Sie – je nachdem, welche Zutaten Sie zur Hand haben – entweder einen warmen Zwiebel-, Kartoffel- oder Zitronenscheibenwickel. Oder einen kalten Wickel mit Heilerde, Quark oder Zitronenscheiben. (Wie Sie Wickel richtig zubereiten, siehe unter Wärmende Wickel, Seite 40, beziehungsweise unter Kühlende Wickel, Seite 37). Wichtig beim Halswickel: Die Wirbelsäule aussparen, nur das Außentuch geht rund um den Hals herum.

### Wechselwarme Fußbäder

Eignen sich als tägliches Ritual bei immer wiederkehrenden Halsschmerzen. Wie es geht, lesen Sie auf Seite 33.

### INNERLICH

### Verschiedene Tees

Kamillen-, Salbei- oder Thymiantee kann innerlich angewendet werden. Auch Zistrosentee (siehe Angina, Seite 153) soll bei Halsschmerzen Wunder wirken.

### HOMÖOPATHIE

Aus der homöopathischen Hausapotheke (Seite 310):

### Belladonna (Tollkirsche)

Passend, wenn die Halsschmerzen besonders auf der rechten Seite lokalisiert sind. Das Schlucken ist sehr schmerzhaft. Die Stimmbänder können mitbetroffen sein, was zu Heiserkeit führt.

Weitere Mittel:

### Mercurius solubilis (Quecksilber)

Die Betroffenen haben einen wunden, rauen, schmerzenden und brennenden Hals. Druck verschlechtert die Halsschmerzen. Nachts sind die Schmerzen schlimmer als tagsüber.

### Lachesis (Buschmeisterschlange)

Der entzündete Hals ist links schmerzhafter, und die Symptome verstärken sich bei Berührung des Halses (z. B. durch einen Rollkragen).

### SPAGYRISCHE ESSENZEN

Bei brennenden Halsschmerzen helfen Rachensprays mit Aronstab gegen das Brennen auf der Schleimhaut, Salbei mit seiner antiseptischen Wirkung, Tollkirsche, weil sie die Entzündungen hemmt, und Wasserdost zur Stimulierung des Immunsystems. Näheres über Spagyrik auf Seite 62.

### SO HELFEN SIE SICH SELBST

### Feuchtigkeit

Trinken Sie viel, am besten Kamillen- oder Salbeitee oder auch mal warme Milch mit Honig. Sorgen Sie für ausreichende Luftfeuchtigkeit (ideal sind 30–50 Prozent relative Luftfeuchtigkeit).

### Süßes ist erlaubt!

Lutschen Sie Honig-, Kräuter- oder Früchtebonbons, denn so produzieren Ihre Speicheldrüsen mehr Speichel, der Rachen bleibt schön feucht, und die Reizung wird gelindert.

### Schal

Halten Sie im Winter Ihren Hals warm, zum Beispiel mit Rollkragenpullovern oder mit einem Seidentuch.

### Vorbeugen mit Kneipp

Mit regelmäßigen Saunabesuchen, wechselwarmen Fußbädern und anderen Wasseranwendungen (mehr dazu auf Seite 28) trainieren Sie das Gefäßsystem und steigern Ihre Abwehr.

**ZUM ARZT, WENN ...**

> das Halsweh mit einem schweren Krankheitsgefühl oder hohem Fieber auftritt.

> die Halsschmerzen länger als zwei bis drei Tage andauern (siehe auch Mandelentzündung/Angina, Seite 153).

→ Zu Halsschmerzen bei Kindern siehe Seite 284.

# Hausstaubmilben-Allergie

Wer an dieser Allergie leidet, reagiert nicht auf Staub an sich, sondern auf mikroskopisch kleine Milben, die im Hausstaub und im Bett vorkommen. Genau genommen auf deren Kot.

## Symptome

Nasenjucken, Schnupfen, Niesattacken, Ekzeme der Haut, Augenentzündungen sowie Asthma. Die Symptome sind morgens nach dem Aufwachen, beim Staubwischen oder Staubsaugen und in der kalten Jahreszeit, wenn geheizt wird, stärker.

## Hintergrund

Milben ernähren sich unter anderem von menschlichen Hautschüppchen. Der Kot der Hausstaubmilben ist ein Inhalationsallergen (gelangen durch die Luft in den menschlichen Körper). Die Allergie ist wahrscheinlicher bei erblicher Veranlagung und wird durch Stress und andere psychische Faktoren begünstigt.

**ÄUSSERLICH**

### Nasenspülung mit Salzwasser

Die Dusche für die Nase ist angesagt! Entweder können Sie Ihre Nasenwände mit Salzwasser-Nasensprays benetzen, oder Sie spülen die Nase mit Salzwasser. Das geht am besten mithilfe eines Nasenkännchens (siehe Seite 31).

### Die Augen spülen ...

Um die Reizung zu lindern, können Sie die Augen mit klarem, abgekochtem Wasser oder mit abgekochter isotonischer Kochsalzlösung (siehe Seite 31) spülen. Die Flüssigkeiten sollten Zimmertemperatur haben.

### … und kühlen

Legen Sie einige Minuten lang nasskalte (nicht eiskalte) Wattebäusche auf die Augenlider, das lindert die Entzündung. Die Bäusche können Sie auch in Augentrosttee tränken und dann ausgedrückt auf die Augenlider legen. Noch einfacher: Legen Sie zwei ausgedrückte Teebeutel schwarzen Tees darauf.

**INNERLICH**

### Nachtkerzenöl, Borretschöl

Die regelmäßige Einnahme von Nachtkerzen- oder Borretschöl kann allergische Erkrankungen dämpfen. Verantwortlich für den Effekt scheinen mehrfach ungesättigte Fettsäuren in den Pflanzen zu sein, vor allem Gamma-Linolensäuren. Sie erhalten die Produkte als Öl oder als Kapseln (Dosierung laut Beratung in der Apotheke).

### Schwarzkümmeöl

Das Gewürz unterdrückt die Aktivität von Substanzen, die Entzündungen auslösen. Es wird mit Erfolg vorbeugend und heilend gegen allergischen Schnupfen angewendet. Schwarzkümmelöl wird aus den kleinen schwarzen Samen des Schwarzkümmels gewonnen. Sie können Schwarzkümmel als reines Öl oder als Kapseln zu sich nehmen.

**HOMÖOPATHIE**

Je nach Art der Symptome siehe Asthma (Seite 80) oder Heuschnupfen (Seite 150).

**SO HELFEN SIE SICH SELBST**

### Weg mit den Staubfängern!

Entfernen Sie alle Textilien aus Ihrer Wohnung, die nicht dringend benötigt werden: Teppiche, Tischtücher, Sofakissen und Polstermöbel mit Stoffbezug. Legen Sie Plüschtiere jeden Monat für zwei Tage ins Gefrierfach des Kühlschranks und waschen Sie sie anschließend. Bewahren Sie keine Kleider, Handtücher und ähnliches in Schlaf- oder Wohnzimmer auf. Entkleiden Sie sich vor dem Zubettgehen im Badezimmer.

### Milbenfreies Bett

Wählen Sie Bettdecken und Kissen, die bei 60 Grad gewaschen werden dürfen. Wechseln Sie die Bettwäsche jede Woche und waschen Sie sie bei mindestens

60 Grad. Packen Sie Ihre Matratze und das Bettzeug mit speziellen Überzügen für Allergiker (Encasings) ein. Bei Hausstauballergikern mit Asthmasymptomen beteiligen sich viele Krankenkassen an den Kosten für die Schutzbezüge. Die Erkrankung muss allerdings durch einen Allergologen/Arzt nachgewiesen werden.

### Neembaumöl

In der indischen Volksmedizin benutzt man das Öl seit Jahrhunderten gegen Milben und ihre Larven. Auch moderne Studien bestätigen, dass das Öl die Vermehrung der Hausstaubmilben unterbindet. Es gibt Bettdecken zu kaufen, die bereits mit Neembaumöl behandelt wurden. Wenn Sie keine Angst vor Flecken haben, können Sie aber auch auf eigene Faust versuchen, Ihre Matratze, Ihr Kissen und Ihre Bettdecke alle 12 Monate im Abstand von vier Wochen zweimal mit dem Öl einzusprühen.

### Richtig lüften und putzen

Öffnen Sie regelmäßig die Fenster, um die Luft zu wechseln. Lüften Sie auch das Bettzeug. Reinigen Sie Böden und Oberflächen von Möbeln feucht, damit kein Staub aufgewirbelt wird. Regelmässiges Staubsaugen hilft ebenfalls, allerdings sollten Allergiker diese Arbeit anderen überlassen oder einen speziellen Staubsauger verwenden.

### Schaffen Sie ein unfreundliches Klima

Milben lieben es feucht und warm. Heizen Sie deshalb möglichst wenig und kontrollieren Sie mit einem Hygrometer (Feuchtigkeitsmessgerät): Das Maximum ist 45 Prozent relative Luftfeuchtigkeit.

### Ferien ohne Milben

Möglich ist das ab 1500 Metern über dem Meeresspiegel, denn dort leben keine Milben.

→ Tipps gegen Asthma finden Sie auf Seite 80, solche für die Hautpflege bei Ekzemen unter Neurodermitis auf Seite 186.

**ZUM ARZT, WENN …**

> Sie Symptome einer Hausstaubmilben-Allergie bei sich entdecken, besonders wenn Asthma auftritt.

**INFO**

> **www.daab.de** (Deutscher Allergie- und Asthmabund e.V.)

→ Siehe auch Allergien (Seite 194), Bindehautentzündung (Seite 92), Schnupfen (Seite 167), Asthma (Seite 80), Nahrungsmittelallergie (Seite 262).

# Heiserkeit

Eine heisere Stimme kommt meist bei Erkältungskrankheiten vor, wenn die Schleimhaut des Kehlkopfs oder die Stimmbänder gereizt sind. Die Stimme klingt dann heiser, rau, tonlos oder flüsternd.

## Hintergrund

Abgesehen von Erkältungen kann die Stimme auch durch trockene Luft, Rauch, Chemikalien oder durch starke Beanspruchung (Reden, Schreien, Singen) heiser werden. Heiserkeit entsteht mitunter auch bei Entzündungen der Mandeln, der Nasennebenhöhlen und der Nase sowie bei Pseudokrupp (siehe Seite 286). Chronische Heiserkeit kann zudem ein erstes Warnzeichen von Kehlkopf- oder Stimmbandkrebs sein.

### ÄUSSERLICH

#### Kalter Halswickel mit Heilerde

Lindert die Reizung und kann zu einer schnelleren Besserung der Beschwerden beitragen (Zubereitung siehe Kühlende Wickel, Seite 37). Wichtig beim Halswickel: Die Wirbelsäule aussparen, nur das Außentuch geht rund um den Hals herum.

### INNERLICH

#### Kamille, Isländisch Moos und Salbei

Alle drei Heilkräuter eignen sich als Tee zum Gurgeln und Inhalieren oder auch zum Trinken. Nehmen Sie mehrmals täglich ein Kopf-Dampfbad (siehe Seite 29), oder machen Sie Gurgelspülungen (siehe Seite 30) mit einer der drei Pflanzen.

#### Schlüsselblume

Trinken Sie Schlüsselblumentee. Inhaltsstoffe aus der Blüte (seltener auch aus den Wurzeln) der Blume verflüssigen und lösen Schleim.

### HOMÖOPATHIE

Aus der homöopathischen Hausapotheke (Seite 310):

#### Aconitum napellus (Blauer Eisenhut)

Geeignet, wenn der Rachen rot, trocken und geschwollen ist. Der Hals fühlt sich an wie zugeschnürt. Die Betroffenen haben unstillbaren Durst nach kaltem Wasser.

Weitere Mittel:

#### Argentum nitricum (Silbernitrat)

Bei Heiserkeit mit Kitzelhusten, der vor allem bei Sängern und Rednern vorkommt. Verschlechterung der Symptome durch Wärme und Besserung in der frischen Luft und durch Kälte.

#### Phosphorus (gelber Phosphor)

Passend, wenn die Kehlkopfentzündung mit dem Verlust der Stimme oder mit Heiserkeit einhergeht. Besserung durch kalte Anwendungen.

**Die Stimme schonen**

Sprechen Sie für ein paar Tage möglichst wenig, damit sich Ihr Stimmapparat erholen kann.

**Für Feuchtigkeit sorgen**

Trinken Sie reichlich, etwa zwei Liter am Tag. Ist die Luft trocken, erhöhen Sie in Räumen, in denen Sie sich länger aufhalten, die Luftfeuchtigkeit auf 30–50 Prozent.

**Rauchverzicht**

Wenn Sie aufs Rauchen verzichten, erreichen Sie schneller eine Besserung.

**ZUM ARZT, WENN ...**

> die Heiserkeit länger als eine Woche dauert.
> die Heiserkeit weder von einer Erkältung noch von zu starker Beanspruchung kommt.

# Heuschnupfen
(Pollinose)

Heuschnupfenbetroffene sind allergisch auf Pflanzenpollen in der Luft.

## Symptome

Pollenallergiker leiden unter einem Kitzelgefühl in der Nase, dünnflüssigem Schnupfen, Niesen, geröteten Augen, Augenjucken, Kratzen im Hals, Husten, Asthmaanfällen.

## Hintergrund

Verschiedenste Pflanzen verstreuen ihre Blütenpollen und können Allergikern zu schaffen machen: im Frühjahr Birken, Weiden, Haseln und andere Bäume und Sträucher. Im Sommer Gräser und Getreide, im Herbst Kräuter wie Beifuß. Heuschnupfen ist wahrscheinlicher bei erblicher Veranlagung und wird durch Stress und verschiedene psychische Faktoren begünstigt.

**ÄUSSERLICH**

**Nasenspülung mit Salzwasser**

Benetzen Sie Ihre Nase regelmäßig mit isotonischer Kochsalzlösung! Entweder mithilfe einer Nasenkanne oder mit einem Nasenspray. Die Kanne hat den Vorteil, dass mit der Spülung die Nase von Pollen gereinigt wird (mehr dazu auf Seite 31).

## Augenspülung

Um die Reizung zu lindern, können Sie die Augen mit klarem, abgekochtem Wasser oder mit abgekochter isotonischer Kochsalzlösung (Herstellung siehe Seite 31) spülen.

## Kühlung der Augen

Legen Sie einige Minuten lang nasse, kalte (nicht eiskalte) Kompressen auf die Augenlider, das lindert die Entzündung. Sie können die Kompresse in Augentrosttee tränken und dann ausdrücken oder zwei Beutel schwarzen Tees verwenden.

### Nachtkerzen- oder Borretschöl

Regelmäßig eingenommen, können die Öle allergische Erkrankungen mildern. Verantwortlich für diesen Effekt scheinen mehrfach ungesättigte Fettsäuren in den Pflanzen zu sein, vor allem Gamma-Linolensäuren. Sie erhalten die Öle als reines Öl oder als Kapseln in der Apotheke.

### Schwarzkümmelöl

Das Gewürz mildert Entzündungsvorgänge und wird mit Erfolg vorbeugend und heilend gegen allergischen Schnupfen angewendet. Schwarzkümmelöl wird aus den kleinen schwarzen Samen des Schwarzkümmels gewonnen. Sie können es als reines Öl, als Kapseln oder auch als Gewürz zu sich nehmen.

Aus der homöopathischen Hausapotheke (Seite 310):

### Arsenicum album (Weißes Arsenik)

Geeignet bei scharfen und übelriechenden Absonderungen. Die Nase beißt, und Betroffene müssen viel niesen. Die Beschwerden drängen Richtung Brust. Die Patienten sind lichtscheu.

Weitere Mittel:

### Allium cepa (Zwiebel)

Bei reichlichen, wässrigen und extrem scharfen Absonderungen. Man hat das Gefühl, einen Klumpen an der Nasenwurzel zu haben. Der Fließschnupfen wird von Kopfschmerzen, Husten und Heiserkeit begleitet.

### Euphrasia (Augentrost)

Passend bei reichlichem Fließschnupfen am Morgen sowie Bindehautentzündung. Der Tränenfluss ist brennend und die Augen sind lichtempfindlich. Der Zustand verschlechtert sich am Abend und im Bett und verbessert sich bei Kälteanwendungen.

Durch die Kombination verschiedener Essenzen lassen sich unterschiedliche Beschwerden wie Nies- und Juckreiz, eine laufende Nase, entzündete und brennende Augen sowie Atembeschwerden gleichzeitig angehen. Bewährt ist folgende Mischung: Meerträubchen wirkt antiallergisch, abschwellend, antiasthmatisch. Galphimia hat sich als unspezifisches Antiallergikum bewährt. Augentrost entstaut und schwillt ab, besonders hilfreich bei Bindehautentzündung der Augen. Brennnessel fördert die Ausscheidung und entgiftet. Näheres über Spagyrik auf Seite 62.

### Manchmal ist es Schimmel

Zu den Allergien, die saisonal auftreten und bei denen die Nase läuft, gehört auch die Schimmelpilz-Allergie: Die Symptome sind meist im Herbst am stärksten. Schimmelpilz kommt entweder in geschlossenen Räumen vor, in denen es staubig, feucht und dunkel ist. Oder in der Nähe vermodernder Pflanzen, zum Beispiel im Laub oder am Kompostplatz.

### SO HELFEN SIE SICH SELBST

**Viel trinken**
Das verflüssigt den Nasenschleim.

**Wann fliegt was?**
Halten Sie sich über die aktuelle Pollenflug-Lage auf dem Laufenden (zum Beispiel per Tageszeitung oder Internet) und gestalten Sie Ihre Freizeit entsprechend.

**Sonnenbrille**
Schützen Sie Ihre Augen draußen mit einer Sonnenbrille.

**Richtig lüften**
Die Wohnung erst am späten Abend und nicht bei Wind lüften, damit möglichst wenige Pollen ins Haus gelangen.

### Pollenfreie Zone

Verwenden Sie Taschentücher nur ein Mal, waschen Sie Ihre Bettwäsche regelmäßig, trocknen Sie Ihre Wäsche während der Blütezeit Ihres Allergens nicht im Freien, entkleiden Sie sich abends im Badezimmer, waschen Sie abends die Haare.

→ Tipps gegen Asthma finden Sie auf Seite 80.

### ZUM ARZT, WENN ...

> Sie Heuschnupfen-Symptome bei sich entdecken. So kann eventuell verhindert werden, dass die Krankheit eine „Etage" tiefer wandert. Bei einem sogenannten „Etagenwechsel" geht die Krankheit von den oberen Luftwegen auf die unteren Luftwege über (Asthma).

> **www.daab.de** (Deutscher Allergie-
> und Asthmabund e.V.)
> **www.dwd.de/Pollenflug** (Pollen-
> flugvorhersage des Deutschen
> Wetterdienstes)
> **www.ecarf.org** (Europäische Stiftung
> für Allergieforschung)
> **www.onmeda.de** (Internetportal für
> Medizin und Gesundheit)

→ Siehe auch Allergien (Seite 194), Binde-
hautentzündung (Seite 92), Asthma
(Seite 80), Nahrungsmittelallergien
(Seite 262), Schnupfen (Seite 167).

# Mandelentzündung
(Angina)

Eine Angina ist eine akute Infektion der Gau-
menmandeln. Verursacher sind in der Regel
Viren, manchmal auch Bakterien (meist
Streptokokken).

## Symptome

Eine bakterielle Entzündung der Mandeln
äußert sich meist in Form von Halsschmerzen, Schluckbeschwerden, Fieber, geschwollenen Halslymphknoten und einem schweren Krankheitsgefühl. Die Mandeln sind dick
und eitrig belegt.
Eine reine Virus-Infektion der Mandeln verläuft dagegen weniger schwer (siehe auch
unter Halsschmerzen, Seite 144).

## Kalter Wickel

Legen Sie, je nach Ihrem persönlichen
Befinden, alle paar Stunden oder auch
seltener kalte Wickel um den Hals: Das
hemmt die Entzündungsprozesse, wirkt
abschwellend und schmerzlindernd.
Als Zusätze eignen sich: Heilerde, Quark
oder Zitronenscheiben (wie Sie Zusätze
vorbereiten, lesen Sie auf Seite 38).
Übrigens: Manche Menschen mit Angina
empfinden warme Wickel mit Kartoffeln,
Zwiebeln oder Zitronenscheiben (siehe
Seite 40) als angenehmer. Wichtig bei
Halswickeln: Die Wirbelsäule aussparen,
nur das Außentuch geht rund um den
Hals herum.

## Gurgelspülung, Kopf-Dampfbad

Beide Methoden befeuchten Mund und
Rachen. Wenn Sie Salbeitee, Kamillentee,
Salzwasser (1 TL Salz auf 250 ml Wasser
beim Gurgeln, auf 500 ml beim Dampfbad)
oder verdünnte Calendula-Auszüge
(5 TL in 1 Glas Wasser geben) verwenden,
können Sie zusätzlich von einer antibakte-
riellen Wirkung profitieren. Auch verdünnter Zitronensaft (eine Zitrone auf
1 Glas Wasser, 1 TL Salz, 1 Prise Zucker) ist
ein erprobtes Gurgelmittel.

## Zistrose

Früher fand man den rosablühenden, stark
duftenden Strauch in mitteleuropäischen
Klostergärten. Zurzeit feiert er sein

### Wickel, Aufgüsse und Tees richtig zubereiten

Wie Sie Hausmittel richtig zubereiten und Heilmethoden korrekt anwenden, lesen Sie detailliert in Kapitel 2 nach: Kopf-Dampfbad (Seite 29), Wickel und Kompressen (Seite 37), Bäder und Güsse (Seite 32), Tees (Seite 51), Tinkturen und ätherische Öle (Seite 53), Homöopathie (Seite 58), Spagyrik (Seite 62).

Comeback mit wissenschaftlicher Unterstützung: Studien der Berliner Charité-Klinik haben nämlich gezeigt: Tee aus Blättern, Stängelchen und Blüten der Zistrose kann bei täglichem Gurgeln (4 Mal pro Tag) Mandelentzündungen schneller abheilen lassen. Den Tee dürfen Sie auch trinken.

### INNERLICH

### Kamillen- oder Salbeitee mit Honig

Diese Tees sowie auch die heiße Milch mit Honig haben sich bei Angina sehr bewährt. Trinken Sie dagegen lieber keine Fruchtsäfte, die reizen zusätzlich.

### Bonbons

Lutschen Sie Honig-, Kräuter- oder Früchtebonbons: Das regt den Speichelfluss an und befeuchtet den Rachen.

### Frisch geriebener Meerrettich

Die Wurzel enthält Senföle, die antibiotisch wirken. Sie können auch Meerrettich aus der Tube oder aus dem Glas verwenden: Mischen Sie ihn mit etwas Honig und nehmen Sie portionenweise ein- bis dreimal täglich einen Teelöffel dieser Mixtur ein.

### Kapuzinerkresse

Die Tinktur der Pflanze wird aus Blättern und Blüten gewonnen und kann innerlich angewendet werden. Sie wirkt leicht antibiotisch und regt das Immunsystem an (Dosierung entsprechend Empfehlung in der Apotheke). Die Alternative im Sommer: Mischen Sie die frisch gepflückten, leuchtend gelben oder orangen Blüten der Kapuzinerkresse in den Salat!

### HOMÖOPATHIE

Aus der homöopathischen Hausapotheke (Seite 310):

### Belladonna (Tollkirsche)

Das Mittel eignet sich, wenn die Entzündung plötzlich und heftig kommt. Die Mandeln sind entzündet und stark geschwollen. Die Betroffene empfindet große Trockenheit. Alle Schleimhäute sind sehr trocken und rot.

Weitere Mittel:

## Mercurius solubile (Quecksilber)

Der Hals ist rot geschwollen und stark
entzündet. Das Gaumenzäpfchen ist
geschwollen, und das Schlucken ist
schmerzhaft. Der Schmerz ist brennend
und reicht bis zu den Ohren. Die Mandeln
haben Eiterstippchen. Druck von
außen verschlechtert das Befinden.

## SO HELFEN SIE SICH SELBST

### Heiß geliebtes Eis

Kühlung in Form von Eis wirkt bei Angina
schmerzlindernd.

### Feuchtigkeit

Sorgen Sie für ausreichend feuchte
Raumluft und nehmen Sie viel Flüssigkeit
zu sich, auch wenn das Schlucken
schmerzhaft ist. Sonst droht Austrock-
nungsgefahr.

### Bettruhe

Schonen Sie sich. So kommen Ihre
Selbstheilungskräfte besser zum Zug.

### Nicht rauchen

Das Rauchen reduziert die Durchblutung
der Schleimhäute und macht anfälliger für
Infektionen.

### Stärken Sie Ihre Abwehr

Das beugt der nächsten Angina vor. Wie es
geht, steht auf Seite 272.

## ZUM ARZT, WENN …

> Sie auf Angina tippen, denn die sollte
immer schulmedizinisch behandelt
werden.
> das Halsweh länger als zwei, drei Tage
dauert oder mit einem schweren
Krankheitsgefühl und Fieber einhergeht. Dann handelt es sich wahrscheinlich um eine bakterielle Angina, die
meist mit Antibiotika behandelt wird.
> Sie mehrmals im Jahr Angina haben
oder das Halsweh einseitig und so stark
ist, dass Sie den Mund fast nicht mehr
öffnen können (Verdacht auf Mandel-
abszess).

→ Halsschmerzen bei Kindern siehe
Seite 284.

# Erkältung oder Grippe?

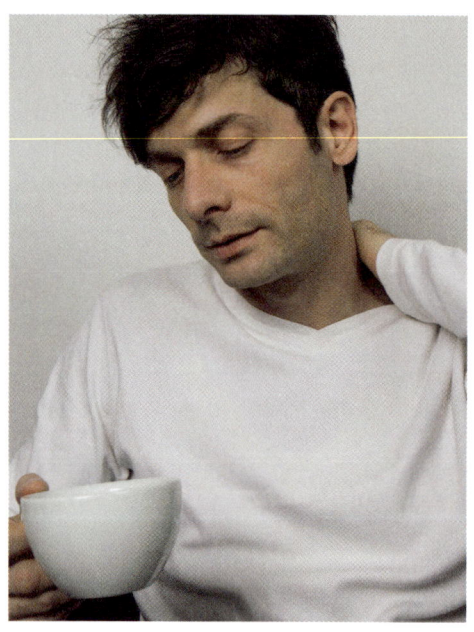

Unsere Alltagssprache unterscheidet nicht so genau zwischen Grippe und Erkältung, denn die Beschwerden ähneln sich. Beide zeigen sich mit Fieber, Krankheitsgefühl sowie lokalen Symptomen in den oberen Atemwegen und schlagen besonders oft im Winter zu – dann, wenn sich die Menschen vorwiegend in geschlossenen Räumen aufhalten. Optimale Bedingungen für diese beiden Leiden, von Mensch zu Mensch (durch Husten, Niesen, Nasensekret) zu hüpfen und sich so zu verbreiten.

## Die Unterschiede

Was die beiden Krankheiten unterscheidet, ist vor allem der Schweregrad der Symptome: Hohes Fieber (über 39 Grad), ein schweres Krankheitsgefühl und eine körperliche Schwäche, die einen ans Bett fesselt, sprechen eher für eine Grippe als für eine Erkältung.

Eine Erkältung ist eine akute Atemwegsinfektion, die durch verschiedenste Viren (manchmal auch Bakterien) ausgelöst wird. Erwachsene leiden durchschnittlich rund drei- bis viermal im Jahr an einer Erkältung, Kinder sogar noch öfter.

Eine echte Grippe dagegen ist eine Infektionskrankheit mit Influenza-A- oder Influenza-B-Viren. Die Grippe weitet sich einmal jährlich zu einer Epidemie aus, die etwa zehn bis zwanzig Prozent der Deutschen trifft.

## Vorsicht Komplikationen

Die Gefahr ernster Komplikationen ist bei der Grippe größer. In Deutschland sterben jedes Jahr etwa 8000 Menschen an der Grippe beziehungsweise an ihren Folgen. Meist sind diese Komplikationen auf bakterielle Superinfektionen zurückzuführen, also auf zusätzliche Infektionen mit Bakterien, die zum Beispiel eine Lungen- oder Herzmuskelentzündung verursachen.

Hiervon sind besonders Menschen über 65 Jahre, Kleinkinder oder Personen mit chronischen Herz-, Lungen- oder Stoffwechselerkrankungen betroffen. Für ältere Menschen, chronisch kranke Erwachsene, Schwangere und auch für das Medizin- und Pflegepersonal empfehlen Robert Koch-Institut und die Bundeszentrale für gesundheitliche Aufklärung deshalb die Grippeimpfung, die jährlich im Spätherbst (Oktober/November) durchgeführt werden muss und einen gewissen Schutz bewirkt.

## Schreckgespenst Pandemie

Neben der jährlichen Grippenspitze im Januar/Februar kommen in Zeitabständen von Jahren oder Jahrzehnten auch weltweite Grippe-Ausbreitungen vor, sogenannte Pandemien. Wie etwa 1918/1919, als weltweit schätzungsweise 22 Millionen Menschen an der Spanischen Grippe starben.

### Info
> **www.bzga.de**  sowie
> **www.impfen-info.de**
   (Bundeszentrale für gesundheitliche Aufklärung)
> **www.rki.de**  (Robert Koch-Institut)

### WAS SIE BEI GRIPPE UND ERKÄLTUNG TUN KÖNNEN

**Vitamin C einnehmen**

Viel Zitronensaft trinken und Sanddornmark löffeln. Denn mit Vitamin C lassen sich Erkältungskrankheiten zwar nicht verhindern, aber immerhin verkürzen.

**Wann zum Arzt?**

Bei Verdacht auf Grippe. Besonders wenn Sie Atemschwierigkeiten, hohes Fieber, Schüttelfrost oder ein starkes Krankheits- oder Schwächegefühl haben. Oder wenn Sie an starken Glieder-, Brust-, Kopf- oder Ohrenschmerzen leiden.

**Weitere Infos**

In Kapitel 3 finden Sie zu folgenden Themen Empfehlungen:

→ Abwehr stärken (Seite 272)
→ Fieber (Seite 90), Fieber bei Kindern (Seite 282)
→ Halsschmerzen (Seite 144), Hals schmerzen bei Kindern (Seite 284)
→ Husten (Seite 86), Husten bei Kindern (Seite 286)
→ Schnupfen (Seite 167), Schnupfen bei Kindern (Seite 297)

# Mittelohrentzündung

Das Mittelohr ist der Abschnitt des Ohrs direkt hinter dem Trommelfell, in dem sich auch die Gehörknöchelchen befinden. Eine Entzündung des Mittelohrs kommt besonders häufig bei Babys und Kleinkindern vor.

## Symptome

Ohrenschmerzen, Druckgefühl in den Ohren, Schwerhörigkeit und Geräusche im Ohr gehören zu den Symptomen. Sie sind begleitet von einem Krankheitsgefühl und manchmal von Fieber.
Eventuell läuft auch Eiter aus dem Ohr – dann nämlich, wenn das Trommelfell platzt. Das klingt dramatischer, als es ist: Mit dem Platzen verschwinden die Ohrenschmerzen häufig schlagartig, weil die angesammelte Flüssigkeit abfließen kann und der Druck nachlässt. Das Trommelfell heilt auch meist wieder.

## Hintergrund

Eine Mittelohrentzündung entsteht häufig durch Erreger, die über Nase/Rachen ins Ohr gelangen. Sie können sich besonders gut vermehren, wenn die sogenannte Eustachische Röhre – der Verbindungskanal zwischen Rachenraum und Ohr – verstopft ist. Denn die schlechte Durchlüftung schafft eine günstige Umgebung für Bakterien, Viren und andere Keime. Oft geht einer Mittelohrentzündung ein Schnupfen voraus. Wenn die Schleimhäute wegen einer Allergie geschwollen sind, wenn die Nasenscheidewand verkrümmt ist oder wenn Polypen die Durchgänge verstopfen, kann es ebenfalls zu einer Mittelohrentzündung kommen.

## ÄUSSERLICH

### Kneipp

Machen Sie ein ansteigendes Fußbad (siehe Seite 32) und legen Sie sich anschließend ins Bett.

### Wärme tut gut

Finden Sie heraus, in welcher Form Ihnen Wärme am besten bekommt: als Bettwärme, Kopftuch oder Stirnband oder als heißer Wickel am Ohr (siehe unten). Beachten Sie aber: Nachts sollte sich möglichst keine Stauwärme bilden! Schlafen Sie deshalb bei einer Mittelohrentzündung nicht auf einem Daunenkissen, sondern lieber auf Schafwolle. Haben Sie kein Wollkissen, können Sie auch genauso gut einfach einen Wollpulli in einen Kissenbezug füllen.

### Warmer Zwiebelwickel

Das beliebteste Hausmittel bei Mittelohrentzündungen, schon unsere Großmütter kannten und nutzten ihn. Aufgepasst: Nicht anwenden bei geplatztem Trommelfell!

### Warmer Kamillenwickel

Anstelle der Zwiebeln können Sie auch mit kochendem Wasser übergossene Kamillenblüten als Einlage in den Wickel verwenden (siehe Seite 41).

### Kräuterwissen aus dem Kloster

Schwester Theresita aus dem Benediktinerinnenkloster Heiligkreuz in Cham (Schweiz) empfiehlt, frische Blätter von Hauswurz anzuquetschen, in ein Tuch einzuwickeln und auf das Ohr zu legen. Weitere klösterliche Gesundheitsrezepte finden Sie auf Seite 116.

---

**INNERLICH**

### Kapuzinerkresse

Nehmen Sie bei akuten Ohrenschmerzen täglich einige Tropfen Kapuzinerkresse-Tinktur ein (Dosierung entsprechend der Empfehlung Ihres Apothekers). Die Pflanze steigert die Abwehr und hat antibiotische Eigenschaften. Im Sommer können Sie auch die frisch gepflückten, essbaren Blüten der Kapuzinerkresse verwenden, zum Beispiel im Salat.

---

**HOMÖOPATHIE**

Aus der homöopathischen Hausapotheke (Seite 310):

### Belladonna (Tollkirsche)

Geeignet, wenn die Entzündung plötzlich kommt und sehr heftig ist. Man nimmt das Mittel bei stark pulsierendem, klopfendem Schmerz.

### Silicea (Kieselsäure)

Wenn Druck und Schmerz unerträglich sind. Die Schmerzen fühlen sich an wie ein stechender Splitter. Aus dem Ohr fließt dünneitrige Absonderung.

Weitere Mittel:

### Pulsatilla (Küchenschelle)

Der Patient hat das Gefühl, als ob im Ohr etwas nach außen gedrückt würde. Das Hören ist schwierig, als wäre das Ohr verstopft. Das äußere Ohr ist rot und geschwollen. Die Absonderungen sind dick, mild und stinken. Der Patient hat keinen Durst. Die Symptome wechseln ständig. Nachts ist der Zustand schlechter.

---

**SO HELFEN SIE SICH SELBST**

### Schnupfen kurieren

Wenn Sie gleichzeitig an Schnupfen leiden oder ihn gerade hinter sich gebracht haben, sorgen Sie dafür, dass die Nasenschleimhaut abschwillt. Alle Ratschläge, die für den Schnupfen gelten, helfen auch bei der Mittelohrentzündung (siehe Seite 167).

### Bettruhe

Entspannung und vorübergehende Schonung fördern die Heilung.

### Schlafposition ändern

Lagern Sie Ihren Kopf auf ein erhöhtes Kissen, damit der Schleim abfließen kann.

### Ohrwärmer

Halten Sie im Winter – besonders während einer Erkältung – Ihre Ohren mit Mütze, Kapuze oder Stirnband warm.

### Feuchte Räume

Überheizen Sie die Wohnung nicht. Stellen Sie einen Luftbefeuchter auf oder hängen Sie feuchte Tücher auf. Am besten schaffen Sie sich einen Feuchtigkeitsmesser an und kontrollieren damit die Feuchtigkeit: Sie sollte mindestens 40 Prozent betragen.

### Stärken Sie Ihr Immunsystem

Das beugt vor. Tipps und Infos finden Sie auf Seite 272.

**ZUM ARZT, WENN ...**

> die Entzündung nicht innerhalb von drei Tagen abklingt. So lange darf man abwarten, wenn sich die Symptome nicht verschlimmern. Ist die Entzündung bis dann nicht abgeheilt, gehört sie in ärztliche Behandlung, weil sonst schwere Komplikationen auftreten können.

→ Ohrenschmerzen bei Kindern siehe Seite 295.

# Nasenbluten

Das Bluten kann durch eine Verletzung kleiner Blutgefäße, aber auch durch Krankheiten oder Medikamente ausgelöst werden, zum Beispiel durch:

> Nasenbohren oder Unfälle mit Schlägen auf die Nase
> eine empfindliche Nasenschleimhaut
> Luftdruckveränderungen (beim Tauchen, Bergsteigen, im Flugzeug)
> Geschwülste in der Nasenhöhle
> blutverdünnende Medikamente
> Herz-Kreislauf-Erkrankungen

**HOMÖOPATHIE**

Aus der homöopathischen Hausapotheke (Seite 310):

### Aconitum napellus (Blauer Eisenhut)

Dieses Mittel ist richtig, wenn die Nasenschleimhäute trocken sind und die Nase blutet.

Weitere Mittel:

### Hamamelis (Zaubernuss)

Die Betroffenen haben ein starkes Nasenbluten mit Stauungsgefühl über dem Nasensteg. Besserung der Beschwerden an frischer Luft, Verschlechterung durch Wärme und Berührung.

# Nasennebenhöhlen- entzündung

**Kopf nach vorne beugen**

In dieser Haltung schlucken Sie kein Blut.

Zu den Nasennebenhöhlen gehören:

**Nase zuhalten**

Schnäuzen Sie, um Blutklumpen zu entfernen. Stecken Sie sich Watte in die Nasenlöcher und pressen Sie die Nasenflügel einige Minuten lang kräftig von beiden Seiten gegen die Nasenscheidewand. Auch abschwellende Nasensprays und -tropfen helfen.

> die Stirnhöhlen oberhalb der Augenbrauen
> die Kieferhöhlen seitlich der Nasenflügel im Gesichtsknochen
> die sogenannten Siebbeinhöhlen im Augeninnenwinkel

## Symptome

**Kalte Kompressen**

Legen Sie einen nasskalten Waschlappen auf die Stirn und in den Nacken oder halten Sie ein kaltes Tuch an die Nasenwurzel. Das stoppt den Blutfluss.

Zu den Symptomen einer Nebenhöhlenentzündung gehören zähschleimiger, eventuell eitriger Schnupfen sowie Kopfweh oder ein Druckgefühl im Kopf, das sich verschlimmert, wenn man den Oberkörper nach vorne beugt. In schweren Fällen kommt Fieber hinzu.

**Kaltes Fußbad**

Auch ein kurzes, etwa 18 Grad kaltes Fußbad hilft, die Blutung zu stoppen.

## Hintergrund

**Nicht mehr schnäuzen**

Ist die Blutung gestillt, eine Stunde lang nicht mehr die Nase putzen.

Eine Nasennebenhöhlenentzündung entsteht, wenn die Nasennebenhöhlen verstopft sind – entweder durch geschwollene Schleimhäute oder durch einen Sekretstau. Dann ist die Durchlüftung der Höhlen erschwert, Bakterien und andere Keime machen sich breit. Meist geht einer Nasennebenhöhlenentzündung ein Schnupfen voraus. Andere Ursachen sind Schleimhautschwellungen aufgrund von Allergien, eine verkrümmte Nasenscheidewand oder Nasenpolypen.

**ZUM ARZT, WENN ...**

> die Blutung nicht zum Stillstand gebracht werden kann.
> das Nasenbluten wiederholt auftritt.

### ÄUSSERLICH

#### Kneippkur für die Nase

Ganz wichtig bei Nasennebenhöhlenentzündungen: die Nase feucht halten! Spülen Sie sie täglich mit lauwarmer isotonischer Kochsalzlösung. Oder benutzen Sie Nasensprays mit isotonischer Kochsalzlösung – entweder fertig gekauft oder selbstgemacht (Anleitung siehe Seite 31).

#### Warme Kompresse

Eine warme Auflage auf Nase, Wangen und Stirn beschleunigt die Heilung. Wärmen Sie zum Beispiel einen Waschlappen auf einem Pfannendeckel über einer Pfanne mit heißem Wasser. Machen Sie eine warme Leinsamen- oder Kamillenkompresse (siehe Seite 41). Achtung: Bei hochakuter Entzündung sind warme Kompressen nicht empfehlenswert!

#### Kopf-Dampfbad

Das Inhalieren über Dampf benetzt die Schleimhaut und erleichtert das Abfließen von Sekreten. Zusätze: Kamillenblütentee, Thymiantee, etwas gehackte Zwiebel, Apfelessig (ein Schuss Essig auf 200 ml Wasser), reines ätherisches Öl (Eukalyptus- oder Teebaumöl, 1–3 Tropfen auf 1 l Wasser).
Achtung: Bei hochakuter Entzündung nicht anwenden!

#### Senfmehl-Fußbad

Beachten Sie: Senf gehört zu den hautreizenden Substanzen. Wie Sie das Senfmehl-Fußbad anwenden und welche Vorsichtsmaßnahmen Sie treffen sollten, steht auf Seite 34.

#### Meerrettich-Blitzkompresse

Auch diese Kompresse (mit geriebenem Meerrettich oder Meerrettichsalbe aus der Apotheke) reizt die Haut. Die Anleitung finden Sie auf Seite 44, Warnhinweise auf Seite 43. Am besten legen Sie die Kompresse einige Minuten lang in den Nacken. Geübte können sich auch an die Stirn oder die Wangen- und Nasenflügelpartie wagen – allerdings nur mit Meerrettichsalbe, nicht mit der geriebenen Wurzel!

### INNERLICH

#### Meerrettich

Frisch reiben, mit Honig mischen und bis zu dreimal täglich einen Teelöffel einnehmen. Alternativ können Sie auch Meerrettich aus dem Glas oder aus der Tube löffeln.

#### Schlüsselblume

Probieren Sie Schlüsselblumentee: Inhaltsstoffe aus Blüte und Wurzel der Schlüsselblume verflüssigen und lösen den Schleim.

## Kapuzinerkresse

Die Tinktur der Pflanze wird aus Blättern und Blüten gewonnen und kann innerlich angewendet werden. Sie wirkt leicht antibiotisch und stärkt das Immunsystem (Dosierung entsprechend dem Rat des Apothekers). Bei Sommer-Schnupfen: Dekorieren Sie Salate oder andere Gerichte mit frisch gepflückten, leuchtend gelben oder orangen Blüten der Kapuzinerkresse!

## Kräutertees

Lindenblüten-, Holunderblüten-, Thymian-, Fenchel- und Eisenkrauttee sind weitere Kräutertees, die bei verstopften Kiefer-, Stirn- oder Siebbeinhöhlen sinnvoll sind.

### HOMÖOPATHIE

Aus der homöopathischen Hausapotheke (Seite 310):

### Silicea (Kieselsäure)

Bei Stockschnupfen und Fließschnupfen mit scharfer wässriger Absonderung. Der Kopfschmerz bessert sich, wenn man den Kopf warm einhüllt.

### Hepar sulfuris (Kalkschwefelleber)

Die Nase ist jedes Mal verstopft, wenn der Patient in den kalten Wind hinausgeht. Die Absonderungen sind dickflüssig und stinken nach Käse.

## Wickel, Aufgüsse und Tees richtig zubereiten

Wie Sie Hausmittel richtig zubereiten und Heilmethoden korrekt anwenden, lesen Sie detailliert in Kapitel 2 nach: Kopf-Dampfbad (Seite 29), Wickel und Kompressen (Seite 37), Bäder und Güsse (Seite 32), Tees (Seite 51), Tinkturen und ätherische Öle (Seite 53), Homöopathie (Seite 58), Spagyrik (Seite 62).

### SO HELFEN SIE SICH SELBST

### Genügend Flüssigkeit!

Trinken Sie reichlich, mindestens zwei Liter täglich. Nur so können die Sekrete flüssig bleiben und abfließen.

### Schlafposition ändern

Lagern Sie im Bett Ihren Kopf erhöht, damit der Schleim abfließen kann.

### Vorsorglich kneippen

Regelmäßig angewendet, können ansteigende Fußbäder (Seite 33) oder Wechselduschen (Seite 33) vorbeugen. Achtung: Bei akuter Nasennebenhöhlenentzündung sollten Sie auf Anwendungen mit kaltem Wasser verzichten!

### Was Kaltnasen wärmt

Halten Sie im Winter Ihren Körper und besonders die Füße warm. Kalte Füße führen indirekt auch zu einer schlechteren

Durchblutung der Nase. Das heißt: Mit kalten Füßen erkältet man sich eher.

**Trockene Luft vermeiden**

Achten Sie darauf, die Wohnung im Winter nicht zu überheizen. Wenn die Luftfeuchtigkeit weniger als 40 Prozent beträgt: Stellen Sie einen Luftbefeuchter auf oder hängen Sie feuchte Tücher auf.

### ZUM ARZT, WENN …

> hohes Fieber auftritt, die Schmerzen stärker werden oder Kopf- beziehungsweise Gesichtsschmerzen auftreten, wenn Sie sich nach vorne beugen.
> die Entzündung länger als zwei Tage andauert. Dann sollten Sie schulmedizinisch abklären lassen, ob eine Behandlung mit Antibiotika nötig ist.
> immer wieder Nasennebenhöhlenentzündungen auftreten.
> ein Verdacht auf allergischen Schnupfen besteht (siehe auch Seite 194).

# Ohrenschmerzen

Schmerzen im oder am Ohr können aus unterschiedlichsten Gründen entstehen. Sie können sich als klassische Ohrenschmerzen, Druckgefühl in den Ohren, Ohrensausen (siehe auch nebenan) oder Schwerhörigkeit zeigen.

## Hintergrund

Mögliche Ursachen sind ein Katarrh der Ohrtrompete (Eustachische Röhre), Unter- oder Überdruckbelastung des Ohrs (bei einem Schlag aufs Ohr, im Flugzeug, auf Eisenbahn-, Seilbahn- oder Autofahrten, beim Tauchen), eine Entzündung der Ohrmuschel oder des äußeren Gehörgangs (sogenannte Badeotitis), Trommelfellverletzungen, große Lärmeinwirkung, Kiefererkrankungen oder eine Mittelohrentzündung.

### ÄUSSERLICH

**Die Ohren wärmen**

Heiße Kompressen (siehe Seite 40) oder eine Wärmflasche am Ohr bringen oft Erleichterung. Auch ein warmer Zwiebel- oder Kamillenwickel kann helfen. Entscheidend ist dabei Ihr persönliches Bedürfnis: Falls Ihnen Wärme nicht bekommt, machen Sie keine heiße Kompresse. Vorsicht: Zwiebelwickel nicht bei geplatztem Trommelfell anwenden.

### HOMÖOPATHIE

Es gelten die gleichen Empfehlungen wie bei der Mittelohrentzündung (Seite 158).

### Die Ohren schützen

Um das Ohr während der Erkrankung vor Lärm, Zugluft und Kälte zu schützen, verschließen Sie den Eingang des äußeren Gehörgangs sanft mit einem kleinen Wattebausch.

### Ohrwärmer

Halten Sie im Winter vorbeugend Ihre Ohren mit Mütze, Kapuze oder Stirnband warm – besonders während einer Erkältung.

### Vorsicht mit Wattestäbchen

Benutzen Sie Wattestäbchen nur, um die Ohrmuschel zu säubern. In den äußeren Gehörgang gehören keine Wattestäbchen oder andere spitze Gegenstände.

### Mund auf!

Um Ohrenschmerzen während Luftdruckveränderungen vorzubeugen, gähnen Sie, kauen Sie Kaugummi oder blasen Sie einen Luftballon auf.

### Ohren zu!

Bei lauten Konzerten, in der Disco oder bei lärmenden Heimwerkerarbeiten: Benutzen Sie Ohrstöpsel oder, falls Sie die nicht zur Hand haben, einfach kleine zusammengeknüllte Stückchen eines Papiertaschentuchs.

> Ohrenschmerzen mit unbekannter Ursache auftauchen, die länger als zwei Tage andauern.

> die Beschwerden sehr stark sind oder ein Verdacht auf Mittelohrentzündung besteht (siehe Seite 158).

> es nach einer starken Lärmeinwirkung zu Ohrgeräuschen kommt oder wenn Verdacht auf Tinnitus (krankhaftes Ohrensausen) oder eine Trommelfellverletzung besteht – dann sofort zum Arzt gehen!

→ Zu Ohrenschmerzen bei Kindern siehe Seite 295.

# Ohrgeräusche
## (Tinnitus)

Kurzes Ohrensausen ist ein häufiges Phänomen. Bleibt aber das Pfeifen oder Summen im Ohr, lassen Sie sich medizinisch untersuchen.

### Symptome

Ein Sausen, Rauschen, Pfeifen oder Summen in einem Ohr oder in beiden Ohren. Die Geräusche können psychisch belasten und zum Beispiel zu Schlafstörungen (siehe Seite 232) führen.

### Hintergrund

Tinnitus kann verschiedenste Ursachen haben. Unter anderem: starker Lärm, ein sogenannter Hörsturz (also eine Durchblutungsstörung im Innenohr) sowie Infektionskrankheiten. Auch Stress, Bluthochdruck, Stoffwechselerkrankungen oder Probleme mit der Halswirbelsäule oder im Kiefer können eine Rolle spielen. Bei vielen Betroffenen können die Ärzte allerdings keine organische Ursache finden.

### ÄUSSERLICH

**Bürstenmassage**

Laut Kneipp-Fans soll das Trockenbürsten – regelmäßig angewendet – Ohrgeräuschen vorbeugen. Zur Massagetechnik siehe Seite 36. Auch wechselwarme Fußbäder (Seite 33) empfiehlt die Kneipp-Gemeinde.

### INNERLICH

**Johanniskraut**

Die leicht stimmungsaufhellende Wirkung des Johanniskrauts hat sich nicht nur bei Depressionen bewährt, sondern kann auch Tinnitus-Geplagten zu mehr Lebensfreude verhelfen (siehe auch Depressive Verstimmung, Seite 224).

**Knoblauch und Bärlauch**

Laut traditioneller Überlieferung verflüssigen beide Pflanzen das Blut und können so eventuell einer Arteriosklerose im Ohr entgegenwirken (siehe auch Arteriosklerose, Seite 196).

### Ginkgo

Naturheilkunde-Fachleute empfehlen den Extrakt aus Blättern des Ginkgobaumes bei Tinnitus, weil er Radikalfänger enthält, das Blut verflüssigt und den Energiestoffwechsel im Gehirn ankurbelt. Ginkgo erhalten Sie unter anderem in Form von Tinktur – zur Dosierung fragen Sie den Apotheker.

### HOMÖOPATHIE

Aus der homöopathischen Hausapotheke (Seite 310):

**Belladonna (Tollkirsche)**

Das Mittel ist geeignet bei extremer Überempfindlichkeit des Gehörs. Die Betroffenen hören summende Geräusche.

**Sulfur (Schwefelblüte)**

Ohrgeräusche, wie Summen, die sich vor allem im Bett verschlechtern. Die Beschwerden treten häufig einseitig auf und wechseln die Seite.

### SO HELFEN SIE SICH SELBST

**Hintergrundrauschen**

Gedämpftes Rauschen, Plätschern oder Brummen, das leiser ist als das Rauschen im Ohr, kann von den Ohrgeräuschen ablenken und ist für Menschen mit Tinnitus oft angenehmer als totale Stille. Sorgen Sie deshalb für eine dezente Geräuschkulisse in Räumen, in denen Sie sich oft aufhalten.

**Wahre Entspannung**

Techniken wie das Autogene Training oder die Progressive Muskelentspannung können Stress vorbeugen und Ohrgeräusche vermindern. Lesen Sie Näheres auf Seite 66.

**Die kleinen Helfer**

Schützen Sie Ihr Gehör auf Partys und Konzerten vorbeugend mit Gehörschutzstöpseln.

**Lärmdiät**

Meiden Sie vorbeugend unangenehmen Lärm! Achten Sie zum Beispiel auch darauf, dass Sie über Kopfhörer nicht zu laut Musik hören. Reduzieren Sie die Lautstärke – spätestens, wenn Sie vorübergehend schlechter hören oder wenn es in Ihren Ohren saust.

**ZUM ARZT, WENN ...**

> Sie zum ersten Mal Ohrengeräusche wahrnehmen, die nicht von alleine wieder aufhören, oder wenn Sie plötzlich nur noch dumpf hören.
> sich Ihre Hörfähigkeit schleichend verschlechtert.

**INFO**

> **www.german.hear-it.org** (Informationen zum Thema Ohrkrankheiten, Hören und Hörverlust)
> **www.hno.org** (Deutsche Gesellschaft für Hals-Nasen-Ohrenheilkunde, Kopf- und Hals-Chirurgie e.V.)
> **www.tinnitus-liga.de** (Deutsche Tinnitus-Liga e.V.)

# Schnupfen

Schnupfen ist eine an sich harmlose Erkältungskrankheit. Er kann aber – wenn er nicht auskuriert wird – zu verschiedenen Folgekrankheiten führen: zu Bronchitis oder Entzündungen der Nasennebenhöhlen (Seite 161) oder des Mittelohrs (Seite 158).

## Symptome

Ist die Nasenschleimhaut gereizt, schwillt sie an und produziert zunächst wässriges, dann schleimiges Sekret. Sind Bakterien mit im Spiel, nimmt das Sekret eine gelbgrüne Färbung an. Durch die Schwellung oder Verstopfung mit Sekret ist die Nasenatmung erschwert, in den Ohren kann ein Druckgefühl entstehen.

## Hintergrund

Auslöser sind Schnupfenviren. Auch ein bakterieller Infekt kann hinzukommen (Allergischer Schnupfen siehe unter Heuschnupfen, Seite 150).

## ÄUSSERLICH

### Kneippkur der Nase

Der Klassiker führt zum Abschwellen der geschwollenen Schleimhäute. Machen Sie eine Nasenspülung mit isotonischer Kochsalzlösung – wie das funktioniert, lesen Sie auf Seite 31.

### Nasenspray

Besonders verkrustete, aber auch triefende Nasen wollen regelmäßig benetzt werden: Verwenden Sie fertiges Nasenspray mit isotonischer Kochsalzlösung aus der Apotheke. Sie können die Nasenspray-Lösung auch selbst herstellen. Was Sie dabei beachten müssen, lesen Sie auf Seite 31.

### Olivenöl

Benetzen Sie ein Wattestäbchen mit wenig Öl und tragen Sie es rund um den Naseneingang und auf die Schleimhäute auf – hilft bei trockenen Schleimhäuten.

### Ein Dampfbad für den Kopf

Inhalieren Sie mehrmals am Tag. Geeignete Zusätze: Salzwasser (1 TL Salz auf 500 ml Wasser); Kamillenblüten oder etwas gehackte Zwiebel, kurz aufgekocht; Apfelessig (ein Schuss Essig auf 200 ml Wasser), kurz aufgekocht; 1–3 Tropfen ätherisches Öl von Eukalyptus auf 1 l kochendes Wasser (siehe Seite 29).

### Ansteigendes Fußbad

Machen Sie ein Fußbad mit ansteigender Temperatur (siehe Seite 32) und legen Sie sich anschließend ins Bett, um sich auszuruhen.

### Senfmehl-Fußbad

Dieses Fußbad hat es in sich: Senfmehl enthält hautreizende Stoffe, die indirekt auch andere Körperteile beeinflussen. Das Bad ist deshalb besonders wirksam. Anleitung siehe Seite 34. Bitte auch die Sicherheitshinweise auf Seite 43 beachten.

### Die Zwiebel unterm oder überm Bett

Ammenmärchen oder über Jahrhunderte erprobtes Volkswissen? Schon unseren Urgroßmüttern ging Probieren über Studieren: Sie legten dem verschnupften Familienmitglied ein Schälchen gehackte Zwiebeln unters Bett oder hängten sie in einem Zwiebelsäckchen in den Betthimmel.

## INNERLICH

### Meerrettich

Mischen Sie frisch geriebenen Meerrettich (oder auch Meerrettich aus der Tube) mit etwas Honig und nehmen Sie ein- bis maximal dreimal täglich einen Teelöffel portionsweise ein. Diese Meerrettichkur öffnet die Nase, verflüssigt

## Eine Nasenlänge voraus

Was ist besser: bei Schnupfen die Nase putzen oder den Schleim hochziehen? Der Anstand würde wohl am ehesten das diskrete Schnäuzen in ein sauber gebügeltes Taschentuch gebieten. Doch Hals-Nasen-Ohren-Ärzte halten neuerdings dagegen: Das Hochziehen des Nasensekrets sei gesünder. Der Grund: Beim Schnäuzen (besonders, wenn beide Nasenlöcher gleichzeitig zugehalten werden) kann leicht ein Überdruck entstehen. Es wird ein Teil des Schleims zurückgepresst, was womöglich eine Entzündung der Nasennebenhöhlen begünstigt. Ganz anders beim „unanständigen" Hochziehen: Hier entsteht ein günstiger Unterdruck, der das Sekret aus den Nebenhöhlen heraussaugt. Entscheiden Sie also je nach Situation …

Wurzeln des Löwenzahns. Der Tee kräftigt die Leber und soll indirekt auch hartnäckigen Schnupfen heilen. Tee von getrockneten Wurzeln wie auf der Verpackung angegeben zubereiten. Frische Wurzeln schälen, klein hacken, kalt ansetzen, 10 Minuten kochen lassen.

### HOMÖOPATHIE

Aus der homöopathischen Hausapotheke (Seite 310):

**Arsenicum album (Weißes Arsenik)**
Geeignet, wenn die Absonderungen scharf und übelriechend sind. Sie können blutig bis eitrig sein und machen die Nasenlöcher wund. Die Nase brennt und ist geschwollen, auch der Hals brennt. Feuchtwarme Anwendungen verbessern den Zustand.

Weitere Mittel:

**Pulsatilla (Küchenschelle)**
Die Absonderungen des Schnupfens sind gelblichgrün, mild und werden durch den Aufenthalt im Freien und durch Kälte gebessert.

zähes Nasensekret und beschleunigt die Heilung.

### Lindenblütentee
Der Erkältungstee: wirkt schweißtreibend, schleimlösend und entspannend. Weitere Teesorten, die sich bei Schnupfen eignen: Holunderblüten, Thymian, Pfefferminze oder Eisenkraut.

### Löwenzahntee
Bei wiederkehrendem Schnupfen empfehlen Naturheilkundler Tee aus den

### SO HELFEN SIE SICH SELBST

**Viel trinken!**
Mindestens einen bis zwei Liter pro Tag, besonders während der Erkrankung. Das gleicht nicht nur den Flüssigkeitsverlust

aus, sondern hilft auch, das Nasensekret flüssig zu halten.

### Packen Sie sich warm ein

Generationen von Müttern hatten recht mit ihrem mahnenden Zeigefinger: Wer die Füße warm hält, bekommt tatsächlich seltener eine Erkältung.

### Feuchtigkeit

Mit einem Luftbefeuchter oder einigen nassen Tüchern über den Heizkörpern können Sie die Luftfeuchtigkeit erhöhen. Mit einem Hygrometer (Feuchtigkeitsmesser) kontrollieren Sie die Feuchtigkeit: Sie sollte zwischen 40 und 50 Prozent betragen.

### Stärken Sie Ihr Immunsystem

Mit den Tipps auf Seite 272 beugen Sie dem nächsten Schnupfen vor.

**Vorsicht mit Nasentropfen**

Verwenden Sie Nasentropfen oder -sprays, die abschwellende Wirkstoffe enthalten, mit Bedacht. Das heißt: maximal 3- bis 4-mal am Tag und höchstens eine Woche lang. Und auch nur dann, wenn Ihre Nasenschleimhaut nicht sehr trocken ist. Ansonsten kann die Nasenschleimhaut unwiederbringlich Schaden nehmen und (noch) anfälliger für Infektionen werden. Unbedenklich sind abschwellende Lösungen auf Kochsalzbasis (siehe Seite 31).

→ Schnupfen bei Kindern siehe Seite 297.

**ZUM ARZT, WENN …**

> der Schnupfen länger als zehn Tage andauert.
> Ohrenschmerzen, Kopfschmerzen beim Vorbeugen des Oberkörpers oder hohes Fieber dazukommen.
> Verdacht auf allergischen Schnupfen besteht (siehe auch unter Heuschnupfen, Seite 150, Hausstaubmilben-Allergie, Seite 146 oder unter Allergien, Seite 194).

# 3.8 Haut und Haar

## Akne

Akne ist eine entzündliche Hauterkrankung, die – im Zuge der hormonellen Umstellung – vor allem in der Pubertät auftritt.

### Symptome

Im Gesicht, auf Oberkörper und -armen bilden sich Pickel, Mitesser oder eitrige Pusteln, die zum Teil Narben hinterlassen.

### Hintergrund

Die Talgproduktion ist erhöht, die Poren der Haut verstopfen und entzünden sich. Neben dem Einfluss des Geschlechtshormons Testosteron (bei beiden Geschlechtern) können auch Stress, Magen-Darm-Störungen oder Nahrungsmittelunverträglichkeiten Akne begünstigen.

### ÄUSSERLICH

**Warme Heilerdemaske**

Eine Kompresse mit Heilerde können Sie im Gesicht und an anderen betroffenen Körperstellen anwenden (siehe unter Wärmende Wickel, Seite 40). Nach 15 Minuten Einwirkzeit mit viel warmem Wasser abwaschen und anschließend die Haut eincremen.

**Teebaumöl-Kosmetik**

Benutzen Sie zur Hautpflege fertige Lotionen mit Teebaumölzusätzen.

**Apfelessig**

Die Hautunreinheiten können auch mit einem Wattebausch oder einem Wattestäbchen betupft werden, den Sie in Apfelessig getaucht haben.

**Pflanzenkompressen**

Legen Sie zum Beispiel eine warme Kamillenkompresse auf (siehe Wärmende Wickel, Seite 40): Die Kamille hat entzündungshemmende Eigenschaften. Ebenfalls geeignet sind Auflagen mit Thymian-, Salbei- oder Ackerschachtelhalmtee. Ringelblumenblüten können Sie als Tinktur der warmen Kompresse zufügen

(1 EL Tinktur auf ein halbes Glas abgekochtes Wasser).

## Kopf-Dampfbad

Nehmen Sie ein Dampfbad unterm Küchentuch, mit Kamillentee oder verdünntem Apfelessig (siehe Seite 29).

## Badezusätze

Für ein Vollbad oder Gesichtswaschungen eignen sich Stiefmütterchenkraut-Tee, Tee aus Kraut des Ackerschachtelhalms (Zinnkraut) oder Thymiantee (Kräuterdosierung und Badezubereitung siehe Seite 53).

### INNERLICH

## Brennnesselblättertee

Regt den Stoffwechsel an und wirkt unterstützend bei Akne.

## Löwenzahntee

Tee aus Wurzeln der Puste- oder Butterblume, wie der Löwenzahn auch genannt wird, kurbelt die Körpervorgänge an. Sie können die getrockneten Wurzeln kaufen und laut Anleitung auf der Verpackung einen Tee daraus machen. Oder schälen Sie frische Löwenzahnwurzeln und raspeln Sie sie klein. Dann setzen Sie die Wurzeln kalt an und lassen sie 10 Minuten kochen.

---

## Wickel, Aufgüsse und Tees richtig zubereiten

Wie Sie Hausmittel richtig zubereiten und Heilmethoden korrekt anwenden, lesen Sie detailliert in Kapitel 2 nach: Kopf-Dampfbad (Seite 29), Wickel und Kompressen (Seite 37), Bäder und Güsse (Seite 32), Tees (Seite 51), Tinkturen und ätherische Öle (Seite 53), Homöopathie (Seite 58), Spagyrik (Seite 62).

---

### HOMÖOPATHIE

Aus der homöopathischen Hausapotheke (Seite 310):

## Hepar sulfuris (Kalkschwefelleber)

Geeignet, wenn die Haut berührungsempfindlich ist, ungesund aussieht und von kleinen Pickeln oder Pusteln übersät ist. Außerdem neigt sie zu Eiterungen.

## Sulfur (Schwefelblüte)

Bei den Betroffenen tritt häufig starke Akne mit Tendenz zu Eiterungen auf. Wasserkontakt verschlechtert die Symptome.

### SO HELFEN SIE SICH SELBST

## Nicht quetschen

Pickel und Mitesser möglichst nicht berühren und nicht ausdrücken oder aufkratzen, lieber von der Kosmetikerin behandeln lassen.

### Hautpflege

Die Haut regelmäßig und nur mit geeigneten Kosmetikprodukten reinigen und cremen. Leichte Akne darf auch ab und zu einem Peeling unterzogen werden. Das hilft, Verhornungen abzutragen, und wirkt dem Verstopfen der Poren entgegen.

### Stress vermeiden

Lernen Sie mit Stress umzugehen, probieren Sie Entspannungstechniken aus (siehe Seite 66).

### Abwehr stärken

Stärken Sie Ihr Immunsystem (siehe Seite 272).

### ZUM ARZT, WENN ...

> die Akne sich flächendeckend ausbreitet – um der Entstehung von Narben vorzubeugen.
> die Akne zum ersten Mal im Erwachsenenalter auftritt.
> Sie sich wegen Ihrer Akne schämen und deshalb Gesellschaft meiden.

# Fieberblasen
## (Lippenherpes)

Fieberblasen treten an den Lippen auf, wenn das Immunsystem geschwächt ist, beispielsweise bei Stress oder einer fiebrigen Erkältung – daher auch der Name Fieberbläschen.

## Symptome

Herpes äußert sich anfangs als Spannungsgefühl auf den Lippen. Später entsteht ein Knötchen, dann eine mit Flüssigkeit gefüllte Blase, die schließlich platzt und abheilt.

## Hintergrund

Ursache des Lippenherpes ist eine Infektion mit dem Herpesvirus. Die meisten Menschen in Deutschland tragen das Virus in sich. Ist das Immunsystem angeschlagen, bricht die Infektion aus.

### ÄUSSERLICH

### Salben, die helfen

Tupfen Sie wenig Salbe auf den Herpesherd: entweder Zinksalbe, Melissensalbe oder eine Salbe, die Extrakte der Rhabarberwurzel und des Salbeis enthält.

### Honig

Das Hausmittel wurde 2004 wissenschaftlich „abgesegnet": Forscher aus Dubai haben in einer Studie herausgefunden, dass Honig sogar wirksamer ist als das geläufigste Mittel der Schulmedizin. Honig verkürzt die Herpes-Dauer, verringert den Schmerz und beschleunigt die Verkrustung. Und das ohne Nebenwirkungen! Viermal täglich ein wenig Honig auf die Lippe streichen und 15 Minuten lang einwirken lassen.

## Sole-Zahnpasta

Geben Sie möglichst schnell, nachdem sich eine neue Fieberblase bemerkbar gemacht hat, einen Tupfen Zahnpasta auf die betroffene Stelle. Sole-Zahnpasta erhalten Sie in Apotheken, Reformhäusern oder in Bioläden.

## Kamillen-, Thymian-, Salbei-, Weidenrinde- oder Zinnkrauttee

Machen Sie mehrmals am Tag Auflagen mit einem dieser Kräuter. Sie haben entzündungshemmende, antivirale Eigenschaften. Jeweils 1 EL Pflanzenteile mit 250 ml kochendem Wasser übergießen, absieben und abkühlen lassen.

## Melissentinktur, Teebaumöl

Tupfen Sie die Tinktur oder ätherisches Teebaumöl (10%ig) auf die Blasen.

### HOMÖOPATHIE

Aus der homöopathischen Hausapotheke (Seite 310):

### Achtung, ansteckend!

Wenn Sie eine Fieberblase haben, sollten Sie andere nicht auf den Mund (oder andere Schleimhäute) küssen, vor allem Babys und Kinder nicht. Auch nach dem Aufplatzen und während des Abheilens sind die Blasen noch ansteckend.

Berühren Sie Fieberblasen möglichst nicht, damit die Viren nicht verschleppt werden – so können Sie eine Zweitinfektion bei sich selbst verhindern und schützen andere vor einer Ansteckung. Achten Sie auf Ihre Hygiene, waschen Sie die Hände oft und gründlich, wechseln Sie häufig Zahnbürste und Handtücher.

### Arsenicum album (Weißes Arsenik)

Die Blasen brennen, nässen, bluten teilweise und jucken, sind schwärzlich. Die Lippen sind trocken, aufgesprungen. Der Durst ist groß, aber die Betroffenen können nur geringe Mengen Flüssigkeit zu sich nehmen.

Weitere Mittel:

### Acidum nitricum (Salpetersäure)

Die Betroffenen haben einen bläschenartigen Ausschlag auf den Lippen mit stechenden Schmerzen. Häufig findet man eine allgemeine Schwäche (Auslöser: Stress).

### Lippenpflege

Cremen Sie Ihre Lippen regelmäßig mit einem Fettstift ein, um sie vor Wind und Trockenheit zu schützen.

### Sonne und Trockenheit meiden

Trockene Raumluft sowie starke UV-Strahlung sind zwei Faktoren, die Lippen anfällig für Herpes werden lassen. Schützen Sie Ihre Lippen deshalb vor der Sonne und stellen Sie einen Luftbefeuchter in der Wohnung auf oder senken Sie die Raumtemperatur.

### Richtig gesund werden

Kurieren Sie Erkältungen und andere Krankheiten richtig aus, anstatt sie zu „verschleppen".

### Stärken Sie Ihr Immunsystem

Tipps, wie Sie Ihr Immunsystem auf Vordermann bringen, finden Sie auf Seite 272.

**ZUM ARZT, WENN ...**

> der Herpes länger andauert als üblich oder zum ersten Mal auftritt.
> Fieber oder ein starkes Krankheitsgefühl dazukommen.
> Herpes im Genitalbereich auftritt.
> Herpesviren in die Augen verschleppt werden – dann sofort zum Arzt!

# Fußpilz

Beim Fußpilz handelt es sich um eine Infektion mit Hautpilzen am Fuß.

## Symptome

Die Haut der Fußsohle oder der Zehenzwischenräume schuppt sich, ist rot und juckt. Oft ist die Haut auch wund und weist Risse auf, oder es entstehen kleine Blasen.

## Hintergrund

Fußpilze lieben das feuchtwarme Klima der Zehenzwischenräume. Pilzinfizierte Haut ist außerdem besonders anfällig für bakterielle Entzündungen. So können in schweren Fällen nach den Füßen auch die Leisten und Achseln infiziert werden. Pilzsporen werden meist durch am Boden liegende Hautschüppchen von Mensch zu Mensch übertragen. Zum Beispiel im Badezimmer, in Schwimmbädern, Sporthallen oder öffentlichen Duschräumen.

**ÄUSSERLICH**

### Teebaumöl, Salbeiöl

Befallene Stellen mit 10%igem ätherischem Öl mehrmals täglich abtupfen, am besten mit einem Wattestäbchen.

### Thymian- oder Zinnkrauttee-Fußbad

Baden Sie die Füße zweimal täglich 15 Minuten lang in warmem Wasser mit Thymiantee oder Tee aus dem Kraut des Ackerschachtelhalms (auch Zinnkraut genannt). Dosierung für den Aufguss: 3 EL Pflanzenteile mit kochendem Wasser übergießen, nach Anleitung auf der Verpackung ziehen lassen, absieben, zum Wasser geben.

### Eichenrindenabsud

Einen weiteren Badezusatz gegen Fußpilz braut man aus Eichenrinde: 2 EL getrocknete Eichenrinde aus der Apotheke kalt ansetzen, 10 Minuten kochen lassen, absieben und zum Badewasser geben. Achtung: Eichenrinde macht Flecken auf Textilien. Reinigen Sie die Badewanne und das benutzte Geschirr gleich nach dem Baden!

### Aloe vera-Gel

Gel aus dem Dicksaft der stacheligen Heilpflanze Aloe vera eignet sich zur Nachbehandlung.

### HOMÖOPATHIE

Aus der homöopathischen Hausapotheke (Seite 310):

### Arsenicum album (Weißes Arsenik)

Die Haut ist trocken, unfähig zu schwitzen und wirkt unsauber. Die Füße sind kalt. Auf der Haut sieht man bläuliche oder weiße Flecken, die Zehennägel sind spröde.

### Sulfur (Schwefelblüte)

Die Haut juckt und brennt beim Kratzen, die Fußsohle ist heiß. Die Fußnägel blättern ab, sind dick und brüchig. Die Nägel können sich auch spalten.

### SO HELFEN SIE SICH SELBST

### Ansteckung vermeiden

Tragen Sie in Schwimmbad, öffentlichen Duschen und anderen Einrichtungen Badeschuhe.

### Saubere Füße

Wechseln Sie Socken, Fußmatten und Frotteetücher regelmäßig. Benutzen Sie Handtücher nicht gemeinsam mit anderen Familienmitgliedern.

### Trockene Füße

Tragen Sie möglichst keine Turnschuhe, Gummistiefel oder anderes Schuhwerk, in dem die Füße schwitzen können. Ziehen Sie Socken aus Baumwolle oder Wolle an. Nach dem Baden oder Duschen sollten Sie die Zehen gründlich abtrocknen – besonders die Zwischenräume.

### Stärken Sie Ihr Immunsystem

Bei einem geschwächten Immunsystem haben die Pilze leichtes Spiel. Deshalb kann eine gestärkte Abwehr der Pilzinfektion vorbeugen (siehe Seite 272). Besonders geeignet: Fußwechselbäder. Sie stärken die Durchblutung der Füße.

> sich Entzündungen bilden oder der Hautpilz sich ausbreitet oder immer wieder aufkeimt.
> auch die Nägel betroffen sein könnten (wegen Farbveränderungen).
> Sie an Diabetes oder einer Durchblutungsstörung der Beine leiden.

# Haarausfall

Nicht jeder Haarverlust ist krankhaft. Täglich einige Dutzend Haare zu lassen ist durchaus normal.

## Symptome

Das Kopfhaar dünnt sich in gewissen Fällen nach und nach aus. In anderen Fällen verlieren die Betroffenen plötzlich büschelweise Haare.

## Hintergrund

Bei Männern kommt die Glatzenbildung mit dem Alter meist durch die erbliche Veranlagung und durch den Einfluss der männlichen Geschlechtshormone zustande.

Bei Frauen kann der Haarausfall mit hormonellen Veränderungen zu tun haben (Wechseljahre, Entbindungen u.a.) oder mit einem Eisenmangel. Wenn die Haare plötzlich ausfallen, können Hautkrankheiten, Infektionskrankheiten, Vergiftungen, allergische Reaktionen, hormonelle Störungen oder auch Stress schuld sein.

## ÄUSSERLICH

### Bierspülung

Ein Hausmittel-Klassiker: die Haare mit Bier spülen.

### Klettenwurzelöl

Auch diesen Trick kannten schon unsere Großeltern: vor dem Haarewaschen einige Tropfen Öl in die Kopfhaut einmassieren.

### Thymiantee, Rosmarintee, Birkenblättertee

Haarwasser aus Eigenfabrikation: Den frischen (abgekühlten) Tee aus einzelnen Pflanzen oder auch aus einer Mischung in die Kopfhaut einmassieren.

### Zwiebel

Mit einer halben Zwiebel die Kopfhaut 10 Minuten lang massieren. Danach Haare waschen.

### Kopfmassagen

Nehmen Sie sich Zeit für Ihr Haupt: Massieren Sie die Kopfhaut mehrmals am Tag, das fördert die Durchblutung der Haarwurzeln – und entspannt.

## Das Haar isst mit

Das wachsende Haar braucht verschiedenste Nährstoffe. Bei Frauen ist Eisenmangel eine häufige Ursache von Haarausfall (siehe Tipps unter Blutarmut/ Anämie, Seite 198). Achten Sie auf eine vielseitige, ausgewogene Ernährung, die reich an Vollkorn- und Milchprodukten, Obst und Gemüse ist.

## Hirse

Ob Sie Hirseflocken ins Müsli streuen, Hirsotto statt Risotto zubereiten oder ein Pflanzenpräparat mit Hirseöl zu sich nehmen: Hirse ist auf jeden Fall einen Versuch wert. Das Getreide ist unter anderem reich an Eisen und Silizium.

## Zinnkrauttee

Tee aus den Blättern der Pflanze, die auch Ackerschachtelhalm heißt, enthält Kieselsäure und soll deshalb bei Haarausfall helfen.

Aus der homöopathischen Hausapotheke (Seite 310):

## Sulfur (Schwefelblüte)

Geeignet bei trockener Kopfhaut. Häufig kommt es zu Schuppen und Ekzemen auf der Kopfhaut und in der Folge zu Haarausfall.

## Wickel, Aufgüsse und Tees richtig zubereiten

Wie Sie Hausmittel richtig zubereiten und Heilmethoden korrekt anwenden, lesen Sie detailliert in Kapitel 2 nach: Kopf-Dampfbad (Seite 29), Wickel und Kompressen (Seite 37), Bäder und Güsse (Seite 32), Tees (Seite 51), Tinkturen und ätherische Öle (Seite 53), Homöopathie (Seite 58), Spagyrik (Seite 62).

## Silicea (Kieselsäure)

Wenn die Haare spröde sind und sich an den Enden spalten.

Bei Haarausfall empfiehlt sich neben dem Sprühen in den Rachen, die spagyrische Mischung zusätzlich auf die lichten Stellen der Kopfhaut aufzusprühen, am besten vor dem Schlafen. Als Essenzen kommen in Frage: **Sägepalme** mit ihrer antiandrogenen (das heißt: sie wirkt sich günstig auf die männlichen Geschlechtshormone aus) Wirkung; **Brennnessel,** die neben der antiandrogenen eine vitalisierende Wirkung hat und die Blutbildung fördert; **Chinarinde**, die allgemein stärkt und die Verdauung anregt, sowie **Granatapfel** mit seiner östrogenartigen Wirkung. Näheres über Spagyrik auf Seite 62.

### Beanspruchung meiden

Zu heißes Föhnen, Dauerwellen und
Färbe- oder Bleichmittel strapazieren Ihr
Haar. Auch Hüte, die drücken, oder
Frisuren, die vielleicht kaum spürbar,
aber ständig an den Haaren zerren,
bekommen der Haarpracht schlecht.

### Stress meiden

Lernen Sie mit Stress umzugehen
(Entspannungstechniken siehe
Seite 66).

### Tabakluft meiden

Aktiv- oder Passivrauchen schadet dem
Haarwachstum.

**ZUM ARZT, WENN ...**

> der Haarausfall plötzlich auftritt oder
  wenn das Haar in Büscheln ausfällt.
> Sie Veränderungen an der Kopfhaut
  feststellen (Rötung, Jucken, Schuppen,
  Nässe).

# Insektenstiche

Stiche von Mücken, Bienen, Wespen, Hornissen und ähnlichen Sechsbeinern können unangenehme, aber auch gefährliche Reaktionen auslösen.

## Symptome

Die lokale Hautreaktion zeigt sich in Juckreiz, Rötung, Schwellung und Schmerzen.
Bei Allergien gegen Insekten zeigen sich
schwere Symptome (siehe auch unter Allergien, Seite 194).

**ÄUSSERLICH**

### Kalter Wickel

Legen Sie einen kalten Wickel auf, zum
Beispiel mit essigsaurer Tonerde, Heilerde
oder verdünnter Arnikatinktur (10 Tropfen
auf 250 ml Wasser).

### Apfelessigpflaster

Tränken Sie einen Wattebausch in reinem
Apfelessig, wringen Sie den Bausch aus
und befestigen Sie ihn mit einem Pflaster
auf der Stichstelle.

### Zwiebelpflaster

Legen Sie eine Zwiebelscheibe auf die
Haut – wenn möglich mit Pflaster
oder Klebeband befestigen. Das kühlt
und wirkt der Entzündung entgegen.

### Petersilienpflaster

Hacken Sie Petersilie und machen Sie
damit einen kleinen Hautverband
auf der Stichstelle oder kleben Sie ein
Pflaster oder ein Klebeband darauf.

## Pfefferminzöl
### (reines ätherisches Öl, 100%ig)

Die ätherischen Öle der Pfefferminze kühlen und lindern Juckreiz und Schwellungen. Achtung: Nicht bei Säuglingen und Kleinkindern verwenden (siehe Seite 54)!

### Ein Tipp aus dem Kloster

Schwester Theresita aus dem Benediktinerinnenkloster Heiligkreuz in Cham (Schweiz) empfiehlt, die Unterseite eines frischen Salbeiblattes auf dem Stich zu verreiben. Weitere klösterliche Gesundheitsrezepte siehe Seite 116.

### Löwenzahnmilch

Saft aus dem Stängel auf die Quaddel pinseln. Der Tipp stammt von Gudrun Turner, der Heilkräuterspezialistin aus dem Prättigau (siehe Seite 56).

Aus der homöopathischen Hausapotheke (Seite 310):

### Ledum palustre (Sumpfporst)

Geeignet bei Verletzungen durch Insektenstiche, besonders durch Stechmücken. Starkes Jucken, das sich durch Kratzen und Bettwärme verschlechtert. Kälte verbessert die Beschwerden.

### Apis mellifica (Honigbiene)

Die Einstichstelle ist heiß und rot. Kälteanwendungen verbessern die Symptome.

Man nimmt das Mittel bei allergischen Reaktionen auf Stiche. Suchen Sie bei einer allergischen Reaktion aber trotzdem umgehend den Arzt auf.

### Stachel raus

Steckt der Bienenstachel noch, entfernen Sie ihn vorsichtig mit einer Pinzette und achten Sie darauf, den Giftsack dabei nicht auszudrücken.

### Nicht kratzen

Kratzen verstärkt die Hautreaktion und den Juckreiz – deshalb: Hände weg.

### Moskitonetz

Mit einem Netz halten Sie sich die Insekten am wirkungsvollsten vom Leibe. Moskitonetze können Sie zum Beispiel vor dem Fenster oder als Betthimmel anbringen.

### Am Abend unter die Dusche

Frisch geduscht sind Sie nachts weniger attraktiv für Stechmücken.

### Vorsicht beim Picknick!

Sind Wespen in der Nähe, kontrollieren Sie lieber vor jedem Schluck und jedem Bissen, ob ein Exemplar auf Ihrer Gabel sitzt oder in Ihrem Getränk schwimmt.

### Pflanzliche Produkte

Träufeln Sie 3 Tropfen reines (100%iges) ätherisches Öl (z. B. Citronella, Eukalyptus,

Pfefferminze, Bergamotte) in ein Schälchen mit Wasser und stellen Sie es
auf das Fensterbrett. Achtung: für Kinder
unerreichbar aufstellen! Auch Zimt-
stangen oder Zweige von Zitronenmelisse,
Thymian, Lavendel oder Rosmarin sollen
stechende Insekten fernhalten.

### ZUM ARZT, WENN ...

> eine starke lokale Reaktion oder ein
  Ausschlag auftritt, der sich ausbreitet
  und juckt.

### DEN RETTUNGSDIENST 112 RUFEN, WENN ...

> der Stich im Rachen sitzt – es besteht
  Lebensgefahr! In der Zwischenzeit:
  Eiswürfel lutschen.
> nach einem Insektenstich – zum
  Beispiel bei einem Bienen- oder
  Wespenstich – ein Krankheitsgefühl
  mit Störungen des Allgemeinbefindens
  auftritt (Atemnot, Kreislaufprobleme,
  Blässe, Schwindel, Zittern etc.).
  Das ist ein Notfall, es handelt sich
  wahrscheinlich um eine Allergie.
  Wichtig zu wissen: Allergien gegen
  Bienen- oder Wespengifte können
  sich in jedem Alter neu ausbilden.
  Deshalb weiß nicht jeder Betroffene,
  dass er allergisch ist!

→ Siehe auch Allergien, Seite 194.

# Kontaktekzem, Kontaktdermatitis

Das Kontaktekzem ist eine allergische Hauterkrankung. Die Kontaktdermatitis hingegen wird durch chemische Reize verursacht.

## Symptome

Die Hautstelle ist gerötet und geschwollen.
Sie kann auch Bläschen bilden, jucken und
nässen. Im chronischen Stadium wird die
Haut trocken, schuppig und rissig.

## Hintergrund

Die häufigsten Verursacher von allergischen
Kontaktekzemen sind Nickel (beispielsweise
in Modeschmuck, Knöpfen, Reißverschlüs-
sen), Chromat in Leder oder Zement, Putzmittel, Kosmetika, Parfüms, Perubalsam,
Farben und Lacke.
Eine (nicht allergische) Kontaktdermatitis
entsteht dadurch, dass die Haut dauerhaft
aufgeweicht, ausgetrocknet oder gereizt
wird. Sie wird häufig durch den ständigen
(meist beruflichen) Gebrauch von Laugen,
Lösungsmitteln oder Kühlmitteln hervorgerufen.

### ÄUSSERLICH

**Umschläge und Waschungen**
Umschläge oder Waschungen mit kaltem
schwarzen Tee lindern den Juckreiz und
wirken entzündungshemmend. Auch ein

Aufguss mit Stiefmütterchen- oder Zinnkraut (Ackerschachtelhalm) oder ein Eichenrindenabsud ist geeignet – diese Pflanzen fördern das Abheilen der Ekzeme. Für Waschungen oder Wickel mit Stiefmütterchen oder Zinnkraut: 1 EL Kraut mit 250 ml kochendem Wasser übergießen, nach Anweisung ziehen lassen, absieben, abkühlen. Eichenrinde hingegen setzen Sie kalt an (5 EL auf 250 ml Wasser), etwa 10 Minuten kochen lassen, Absud absieben und abkühlen lassen. Achtung: Eichenrinde macht Flecken auf Textilien. Reinigen Sie auch Waschbecken, Geschirr und Pfannen sofort nach der Anwendung!

### Aloe vera-Gel
Gel aus dem Dicksaft der stacheligen Pflanze, die zur Familie der Lilien gehört, lindert den Juckreiz und fettet nicht.

### Essigsaure Tonerde
Bei allergischen Ekzemen: Als kalter Wickel kühlt und beruhigt essigsaure Tonerde die Haut.

## HOMÖOPATHIE

Aus der homöopathischen Hausapotheke (Seite 310):

### Sulfur (Schwefelblüte)
Das Mittel ist geeignet, wenn die Haut trocken und schuppig ist und ungesund aussieht. Ebenso bei Hautausschlägen, die jucken. Die Haut kann Geschwüre aufweisen, eitern, brennen, sich gespannt anfühlen. Die Ausschläge sind nässend, blutend und bei Kontaktallergie eventuell rissig.

Weitere Mittel:

### Graphites (Graphit)
Bei Ausschlägen mit klebrigen Absonderungen. Die Haut ist trocken und hart. Der Ausschlag wird durch warme Anwendungen verschlechtert.

## SO HELFEN SIE SICH SELBST

### Das A und O …
… der Abheilung eines allergischen Kontaktekzems ist, einen großen Bogen um das Allergen zu machen: Finden Sie heraus, welche Produkte und Substanzen Sie nicht vertragen, und meiden Sie diese konsequent. Bei einer Kontaktdermatitis hat der Hautschutz oberste Priorität.

### Hautschutz
Tragen Sie beim Putzen und bei anderen nassen Arbeiten Handschuhe. Falls Sie Latexhandschuhe nicht vertragen, benutzen Sie welche aus Plastik. Um die Hautbarriere gesund zu erhalten, sollten besonders die Hände regelmäßig eingecremt werden. Verwenden Sie zur Hautreinigung alkalifreie Seifen oder seifenlose Syndets.

# Nagelbettentzündung

Wenn sich das Nagelbett der Finger entzündet, wird das auch Umlauf genannt.

## Symptome

Das Nagelbett schwillt an und rötet sich. Es kommt zu klopfenden Schmerzen an einem Finger- oder Zehennagel (seltener). Eventuell staut sich Eiter, da die Haut um den Nagel dick ist. Es besteht die Gefahr, dass sich die Entzündung auf Knochen und Gelenke ausweitet.

## Hintergrund

Durch kleine Verletzungen am Nagel können Bakterien oder auch Pilze unter die Haut gelangen. Zum Beispiel durch dauernd aufgeweichte Hände, durch Nägelkauen, Splitter, Verletzungen oder durch zu kurz geschnittene Fingernägel.

### Desinfizieren

Eine Nagelbettentzündung sollte desinfiziert werden. Um Eiter oder eventuell Fremdkörper „herauszuziehen", baden Sie zuerst einmal den Finger . Als zweiten Schritt empfiehlt es sich, eine Zugsalbe (Teeröl, Bingelkrautsalbe, Fichtenharzsalbe oder Honig-Zwiebel-Paste) als Verband anzulegen.

### Fingerbad

Baden Sie die Fingerspitze mehrmals am Tag zehn Minuten lang in Salbei-, Kamillen- oder Eichenrindentee. Von der getrockneten Eichenrinde (aus der Apotheke) setzen Sie 1 EL kalt an und lassen sie in 300 ml Wasser etwa 10 Minuten kochen. Dann absieben und den Tee abkühlen lassen (Achtung: Eichenrinde färbt Kleider und Waschbecken. Deshalb Kleider schützen und das Waschbecken sowie Töpfe und Geschirr gleich danach säubern).

### Zwiebel-Honig-Paste

Schälen Sie eine Zwiebel, reiben Sie die durch eine Reibe und lassen Sie den Zwiebelsaft in einem Sieb abtropfen. Mischen Sie dann den Saft mit Honig.

Streichen Sie die Paste auf den Finger und wickeln Sie einen kleinen Verband darum.

## Prättigauer Zugsalbe

Wollen Sie eine Fichtenharzsalbe nach dem Rezept der Prättigauer Kräuterfachfrau Gudrun Turner selber herstellen? Das Rezept finden Sie auf Seite 57.

## Bingelkrautsalbe (10%ig)

Diese pflanzliche, eiterziehende Salbe kann anstelle von Zugsalbe verwendet werden.

### HOMÖOPATHIE

Aus der homöopathischen Hausapotheke (Seite 310):

### Hepar sulfuris (Kalkschwefelleber)

Die Verletzung eitert, und es besteht ein klopfender Schmerz. Nagelschichten lösen sich ab.

### Silicea (Kieselsäure)

Die Haut weist Risse an den Fingerspitzen auf und hat Nagelbettentzündungen. Kleinste Wunden können eitern. Die Fingernägel sind verformt und brechen leicht. Die Betroffenen haben eine Neigung zu eingewachsenen Zehennägeln.

### SO HELFEN SIE SICH SELBST

#### Vorsichtige Maniküre

Schneiden Sie die Fingernägel nicht zu kurz. Verletzen Sie die Nagelhaut nicht. Schieben Sie sie nach dem Baden oder Duschen sanft und vorsichtig mit einem Stäbchen nach hinten.

#### Handschuhe

Tragen Sie Handschuhe bei Arbeiten mit Wasser oder Chemikalien sowie bei Arbeiten im Garten oder mit stacheligem Material.

#### Handcreme

Cremen Sie Ihre Hände öfter ein. Das schützt sie vor dem Austrocknen und vor Verletzungen.

### ZUM ARZT, WENN ...

> die Nagelbettentzündung sehr schmerzhaft ist, der Schmerz oder die Schwellung/Rötung zunimmt.
> die Nagelbettentzündung nach ein bis zwei Tagen nicht abheilt.

# Neurodermitis
(Atopische Dermatitis)

Neurodermitis ist eine chronische Hautkrankheit, die in Schüben auftritt und durch verschiedene Auslöser hervorgerufen werden kann. Viele Menschen mit Neurodermitis leiden gleichzeitig auch an Allergien oder Asthma.

## Symptome
Die Haut ist trocken und juckt meist lästig. Es bilden sich Ekzeme mit schuppender, geröteter und zum Teil auch nässender Haut, typischerweise in Ellenbeuge und Kniekehle.

## Hintergrund
Erbliche Veranlagungen spielen eine Rolle. Aber auch bestehende Allergien auf Kuhmilch, Nüsse, Hausstaub, Schimmelpilze u.a. Stress und andere Faktoren begünstigen die Beschwerden, ebenso Hautreizungen durch Wollkleider, Schwitzen, Chlorwasser, Tabakrauch oder trockene Luft.

### ÄUSSERLICH

**Kalter Wickel**
Ein Wickel mit essigsaurer Tonerde beruhigt die Haut. Auch ein kalter Wickel ohne Zusatz lindert die Symptome.

**Badezusatz**
Baden Sie lauwarm und nicht zu oft. Geeignete Zusätze: Bittersüß-, Stiefmütterchen-, Zaubernuss- (Hamamelis-) oder Ackerschachtelhalmtee. Zwei Handvoll getrocknete Pflanzenteile mit reichlich kochendem Wasser übergießen, ziehen lassen wie auf der Verpackung angegeben und zum Badewasser geben (Für Waschungen oder Umschläge verwenden Sie 1 EL auf 250 ml Wasser). Anschließend die Haut mit einer rückfettenden Creme pflegen.

**Schwarzer Tee-Umschläge**
Umschläge mit kaltem Tee lindern den Juckreiz und wirken entzündungshemmend.

**Zistrose**
Tränken Sie ein Baumwolltuch mit Zistrosentee und legen Sie es zweimal täglich für 15 Minuten auf die betroffenen Hautstellen. Früher fand man den rosablühenden und stark duftenden Strauch in mitteleuropäischen Klostergärten – er ist eine hilfreiche Wiederentdeckung.

**Pflanzliche Pflege**
Probieren Sie auch Salben mit Nachtkerzenöl, Sanddornöl oder Auszügen der Zaubernuss (Hamamelis).

## Oolong-Tee

Täglich drei Tassen dieses japanischen Tees sollen laut einer japanischen Studie Neurodermitis deutlich lindern. Er schmeckt ähnlich wie schwarzer oder grüner Tee.

## Borretsch-, Nachtkerzenöl

Regelmäßige Einnahme dämpft die Neurodermitisschübe. Verantwortlich für den Effekt scheinen mehrfach ungesättigte Fettsäuren in der Pflanze zu sein, vor allem Gamma-Linolensäure. Erhältliche Form: Kapseln und Öl. Dosierung nach Anweisung in der Apotheke oder des Beipackzettels.

## Cassis

Auch Kerne von schwarzen Johannisbeeren enthalten Gamma-Linolensäure. Sie bekommen die Beeren außerhalb der Saison als Saft im Reformhaus.

## Schwarzkümmelöl

Das Gewürz schwächt allergische Reaktionen ab, indem es die Aktivität von Substanzen unterdrückt, die Entzündungen auslösen. Das Öl wird aus den kleinen schwarzen Samen des Schwarzkümmels gewonnen. Sie können Schwarzkümmel als Gewürz in der Küche verwenden, als Öl ins Essen mischen oder als Kapseln zu sich nehmen (Dosierung entsprechend der Empfehlung Ihres Apothekers).

## Wickel, Aufgüsse und Tees richtig zubereiten

Wie Sie Hausmittel richtig zubereiten und Heilmethoden korrekt anwenden, lesen Sie detailliert im Kapitel 2 nach: Kopf-Dampfbad (Seite 29), Wickel und Kompressen (Seite 37), Bäder und Güsse (Seite 32), Tees (Seite 51), Tinkturen und ätherische Öle (Seite 53), Homöopathie (Seite 58), Spagyrik (Seite 62).

## Stiefmütterchen- oder Schachtelhalmtee

Beide Pflanzen können nicht nur äußerlich angewendet werden (siehe oben), sondern Sie können sie auch als Tee trinken. Die Pflanzen wirken u. a. entzündungshemmend.

Aus der homöopathischen Hausapotheke (Seite 310):

## Arsenicum album (Weißes Arsenik)

Geeignet, wenn die Haut trocken wie Pergament ist und schuppt. Sie ist kalt, bläulich, unfähig zu schwitzen oder mit kaltem, feuchtem, klebrigem Schweiß bedeckt. Der Hautausschlag ist brennend und nässend, teilweise blutig, und er juckt. Die Haut wirkt unsauber. Verschlimmerung des Zustands durch Auskleiden. Die Betroffenen sind unruhig.

### Silicea (Kieselsäure)

Die Haut erscheint spröde und jede kleine Verletzung eitert. Die Haut ist rau und körnig. Es zeigen sich Schwielen an den Fußsohlen oder an den Handinnenflächen. Die Betroffenen haben das Gefühl, als ob sich ein Sandkorn oder ein Glassplitter in der Haut befände.

**SPAGYRISCHE ESSENZEN**

Bewährt haben sich Sprays mit folgenden Essenzen: Herzsamen (Cardiospermum), der entzündungshemmend und anti-allergisch wirkt sowie den Juckreiz lindert; Stiefmütterchen, das die Nierentätig-keit fördert; Walnussbaum, der entgiftend wirkt und die Lymphtätigkeit anregt; sowie Johanniskraut, das die Nerven beruhigt. Näheres über Spagyrik auf Seite 62.

**SO HELFEN SIE SICH SELBST**

### Hautpflege

Regelmäßig Körper und Gesicht ein-cremen. Es gibt spezielle Lotionen für atopische (d.h. eine zu allergischen Reaktionen neigenden) Haut. Besonders wichtig ist das Eincremen im Winter und nach dem Baden oder Duschen: Danach sollten Sie Ihre Haut immer rückfetten. Als Badezusatz sind Öle geeignet. Nicht zu heiß oder zu lange baden oder duschen.

### Es geht auch ohne Schaum

Verzichten Sie auf Seifen und möglichst auch auf Duschmittel.

### Kleider und Bettzeug

Tragen Sie keine Kleider aus Wolle und achten Sie darauf, dass Sie nicht zu warm verpackt sind und ins Schwitzen kommen – tagsüber genauso wie nachts.

### Kein Chlorwasser

Meiden Sie Hallenbäder, so gut es geht.

**ZUM ARZT, WENN ...**

> Sie Symptome einer Neurodermitis bei sich entdecken.

**INFO**

> **www.daab.de** (Deutscher Allergie- und Asthmabund e.V.)

→ Weitere Informationen siehe Allergien (Seite 194), Neurodermitis bei Kindern (Seite 292) oder Milchschorf (Seite 291).

# Warzen

Echte Warzen sind Hautwucherungen, die hauptsächlich an Händen und Füßen sprießen.

## Symptome

Warzen sind meist rundlich und haben eine raue Oberfläche. Es gibt unterschiedlichste Typen und Formen: Vulgäre Warzen, Flachwarzen, Feigwarzen oder Dornwarzen. Dornwarzen wachsen an den Fußsohlen und dringen wie ein Dorn in die Haut ein. Dellwarzen sind runde, hautfarbene Knötchen mit glatter Oberfläche, die in der Mitte meist eine kleine Delle aufweisen. Sie kommen vor allem bei Kindern und jungen Erwachsenen vor (siehe dazu Seite 278). Feigwarzen treten im Intimbereich auf.

## Hintergrund

Warzenviren dringen durch kleine Hautverletzungen in die obere Hautschicht ein und führen dort zu der Hautwucherung. Bei Berührung sind Warzen ansteckend.

### ÄUSSERLICH

#### Ringelblumentinktur, Rizinusöl

Die Volksheilkunde kennt unzählige Mittelchen und Mythen, die Warzen den Garaus machen sollen. Probieren Sie zum Beispiel die folgende Methode aus: Warzen eine Zeit lang regelmäßig mit unverdünnter Ringelblumentinktur oder Rizinusöl betupfen.

#### Zwiebel, Knoblauch

Reiben Sie die Warzen mit einer frisch aufgeschnittenen Zwiebel oder mit Knoblauch ein.

#### Apfel- oder Zitronenspalten

Ebenfalls ein altes Hausmittel: Binden Sie nachts einen Spalt Apfel oder Zitrone auf die Warze. Zusätzlich ab und zu den Fruchtsaft einreiben.

#### Schöllkraut

Schöllkraut gilt schon seit Jahrhunderten als Heilmittel gegen Warzen. Tragen Sie im Sommer mit dem Stängel einige Tropfen des orangefarbenen Milchsaftes auf die Warze auf, eintrocknen lassen. Zweimal täglich vier Wochen lang durchführen. Allerdings ist Vorsicht geboten: Der Saft ist giftig und eignet sich nicht bei Gesichtswarzen oder im Schleimhautbereich.

### HOMÖOPATHIE

Aus der homöopathischen Hausapotheke (Seite 310):

#### Sulfur (Schwefelblüte)

Geeignet bei Warzen, die jucken und sich schnell entzünden.

Weitere Mittel:

#### Causticum

Passend, wenn die Warzen groß sind. Sie sind häufig gezackt und kommen vor allem an den Fingerspitzen und an der Nase vor.

### Antimonium crudum (Schwarzer Spießglanz)

Bei harten Dornwarzen, vor allem unter den Fußsohlen.

Wie **Schöllkraut** ist auch der **Lebensbaum (Thuja)** ein altbewährtes Mittel gegen Warzen. Beide Pflanzen eignen sich wegen ihrer stark reizenden Wirkung nicht für die innerliche Anwendung als Tee oder Tinktur. Ihre Heilkraft kann jedoch durch spagyrische Zubereitung genutzt werden. Zusätzlich zum Sprühen in den Rachen empfiehlt sich das Besprayen der Warzen. Neben Schöllkraut, das die Lebertätigkeit unterstützt, und Thuja, der vor allem über das Lymphsystem entgiftet, ist es sinnvoll, auch die Ausleitung über die Nieren zu unterstützen, z. B. mit **Gundermann** (auch Gundelrebe genannt).
Näheres über Spagyrik auf Seite 62.

### Nicht kratzen

An Warzen darf wegen Ansteckungs- und Infektionsgefahr nicht herumgekratzt und -gedrückt werden.

### Hautpflege

Die Haut regelmäßig einzucremen schützt vor kleinen Rissen und beugt Infektionen durch Warzenviren vor.

### Ansteckung vermeiden

Tragen Sie im Schwimmbad oder in der Sauna Badeschuhe – um die Viren gar nicht erst einzufangen. Menschen mit Handwarzen sollten ihre Handtücher nicht mit anderen teilen.

### Warme Hände und Füße

Lassen Sie Hände und Füße möglichst nicht zu lange auskühlen. Denn schlecht durchblutete Körperteile sind „leichte Beute" für die Viren.

### Abwehr stärken

Stärken Sie Ihr Immunsystem nach den Anregungen auf Seite 272.

> die Warzen Beschwerden verursachen.
> die Warzen nach einigen Monaten nicht von selbst verschwinden.
> es sich möglicherweise um eine andere Hautkrankheit handelt.
> Warzen im Intimbereich auftreten.

→ Siehe auch unter Dellwarzen bei Kindern (Seite 278).

# Zeckenbisse

Zecken beißen eigentlich gar nicht, sondern sie stechen mit ihrem Rüssel in die Haut, um Blut zu saugen. Die Parasiten können zwei gefährliche Krankheiten übertragen: die Lyme-Borreliose und die Frühsommer-Hirnhautentzündung.

## Symptome Lyme-Borreliose

Erstes Krankheitszeichen – bei 30 Prozent der Betroffenen – ist eine Hautrötung um die Stichstelle, die sich zu einem Ring ausdehnt. Zusätzlich können grippeähnliche Symptome vorkommen. Später kann sich die Erkrankung ausdehnen, etwa auf Gelenke, Gehirn, Haut oder Herz. Wenn nicht rechtzeitig Antibiotika eingenommen werden, kann es zu bleibenden Schäden kommen. Eine Impfung gegen Lyme-Borreliose gibt es nicht.

## Symptome Frühsommer-Hirnhautentzündung (FSME)

Rund 7 bis 14 Tage nach dem Zeckenbiss kommt es zu grippeähnlichen Symptomen. Bei etwa jedem zehnten Betroffenen wird später das Nervensystem befallen, und die Betroffenen leiden Wochen oder Monate lang an Kopfschmerzen, Lichtscheu, Sprachstörungen sowie Lähmungen. Bei einem Prozent der Menschen, die von diesen neurologischen Symptomen betroffen sind, verläuft die Krankheit tödlich. Medikamente, die FSME heilen, gibt es nicht. Es gibt aber eine vorbeugende Impfung.

## Die Zecke richtig entfernen

Entfernen Sie eine Zecke möglichst schnell, indem Sie den ganzen Tierkörper mit einer breiten Pinzette möglichst nahe an der Haut packen und unter leichtem Zug gerade herausziehen. Desinfizieren Sie die Wunde. Kleine zurückbleibende Reste des Zeckenkopfs sind ungefährlich.

Achtung: Verwenden Sie zum Entfernen der Zecke weder Öl, Benzin, Feuer noch andere Hilfsmittel – egal, welche Tricks auch immer kursieren!

## Hintergrund

Rund jede vierte Zecke in Deutschland ist mit Lyme-Borreliose-Bakterien infiziert.

Der FSME-Virus kommt nicht überall vor, sondern lediglich in bestimmten Endemiegebieten (siehe Seite 193). Dort tragen etwa ein bis fünf Prozent der Zecken die Viren in sich.

### ÄUSSERLICH

Nachdem die Zecke entfernt ist:

### Kalter Wickel

Kühlung tut gut. Zum Beispiel mit essigsaurer Tonerde oder Heilerde – so beruhigt sich die Haut. Wie Sie kalte Wickel fachgerecht herstellen, lesen Sie auf Seite 37.

### Apfelessigpflaster

Tränken Sie einen Wattebausch in reinem Apfelessig, wringen Sie den Bausch aus und befestigen Sie ihn mit einem Pflaster auf dem Stich.

### Zwiebelpflaster

Legen Sie eine Zwiebelscheibe auf die Haut – wenn möglich mit Pflaster oder Klebeband befestigen. Das kühlt und wirkt der Entzündung entgegen.

### Petersilienpflaster

Hacken Sie Petersilie und machen Sie damit einen kleinen Hautverband auf der Stichstelle oder kleben Sie ein Pflaster bzw. ein Klebeband darauf.

### Teebaumöl

Einen Tropfen reines ätherisches Öl (10%ig) auf die Stichstelle geben.

### Zeckenabwehrtricks

Vor dem Waldspaziergang und neben, nicht anstatt (!) der untenstehenden Schutzmaßnahmen anzuwenden: Citronella- und Lavendelöl. Tropfenweise auf die Haut aufgetragen, sollen diese reinen 100%igen ätherischen Öle die Blutsauger fernhalten.

Auch der Verzehr von Knoblauch wirkt zeckenabweisend: Gemäss der medizinischen Zeitschrift JAMA werden Knoblauchesser seltener von Zecken befallen – zumindest bei einer täglichen Dosis von 1200 mg Knoblauch in Kapselform. Das haben schwedische Wissenschaftler herausgefunden.

**HOMÖOPATHIE**

Aus der homöopathischen Hausapotheke (Seite 310):

### Ledum palustre (Sumpfporst)

Nehmen Sie das Mittel nach Zeckenbissen ein.

**SO HELFEN SIE SICH SELBST**

### Bissstelle kontrollieren

Beobachten Sie einige Tage lang, wie sich die Haut um den Biss herum entwickelt, und notieren Sie den Zeckenbiss in Ihrem Terminkalender. Entsteht ein roter Ring um den Stich, gehen Sie unverzüglich zum Arzt, denn Sie haben sich wahrscheinlich mit Lyme-Borreliose angesteckt. Der Arzt wird Ihnen Antibiotika verschreiben.

### Schutz im Wald

Nicht barfuß, mit offenen Schuhen oder kurzen Hosen in Wald, Unterholz oder hohem Gras gehen. Bedecken Sie Ihre Haut möglichst vollständig. Hosenbeine am besten in die Socken stecken, da eng anliegende Kleidung besser schützt.

## Ganzen Körper absuchen

Nach dem Waldspaziergang sollten Sie sich gründlich nach Zecken absuchen. Zunächst die Kleider, dann (zum Beispiel unter der Dusche) den ganzen Körper: besonders die Kniekehlen, Achselhöhlen, den Bauch und andere Körperstellen mit zarter Haut.

## FSME-Risikokarten

Informieren Sie sich über die Risikogebiete der Frühsommer-Meningo-Enzephalitis (FSME). In einigen deutschen Bundesländern gibt es Herde, in denen FSME-übertragende Zecken zahlreich sind. Infos erhalten Sie zum Beispiel bei Ihrem Hausarzt oder im Internet unter www.rki.de (Robert Koch-Institut) oder www.zecken.de.

## Impfung gegen FSME

Die Stiko (Ständige Impfkommission) am Robert Koch-Institut empfiehlt allen Menschen, die im Risikogebiet wohnen oder arbeiten, oder Reisenden in diese Gebiete eine Impfung gegen FSME. Die Impfung besteht aus drei Dosen und muss nach zehn Jahren wiederholt werden.

> **ZUM ARZT, WENN ...**

> sich nach einem Zeckenbiss um den Einstich auf der Haut ein roter Ring abzeichnet.
> Sie nach einem Zeckenstich Krankheitszeichen wahrnehmen, wie sie oben unter „Symptome" beschrieben sind.

> Sie sich die Zeckenentfernung auf eigene Faust nicht zutrauen.

> **INFO**

> **www.rki.de** (Robert Koch-Institut)
> **www.zecken.de**

# Allergien

Allergien sind in Deutschland weit verbreitet: Schon jeder Fünfte leidet darunter. Allergien sind Überempfindlichkeitsreaktionen des Immunsystems. Manche verstärken sich mit zunehmendem Lebensalter, andere klingen ab und verschwinden mit der Zeit. Oft machen Betroffene eine „Allergiekarriere" durch: Auf die Neurodermitis oder eine Lebensmittelallergie in der frühen Kindheit folgen Asthma oder Heuschnupfen.

## Unbekannte Ursachen

Die Ursachen von Allergien sind noch nicht vollständig erforscht. Mitverantwortlich sind die erbliche Veranlagung, der Lebensstil, Rauchen und Passivrauchen, die Ernährung, die Wohnumgebung, die Haustierhaltung, die Luftverschmutzung, das berufliche Umfeld sowie Stress.

## Verschiedenste Auslöser

Auslöser von allergischen Reaktionen, die sogenannten Allergene, sind meist Eiweiße. Sie gelangen in den Körper, indem sie eingeatmet oder geschluckt werden oder mit der Haut in Kontakt kommen. Sie können von Tieren stammen (Katzen, Insektengifte, Meeresfrüchte) oder von Pflanzen (Pollen, Gemüse und Früchte), sie kommen im Hausstaub vor (Kot von Milben), in chemischen Produkten (Putzmittel) oder Medikamenten. Am häufigsten sind Allergien gegen Hausstaubmilben, gegen Gräser-, Roggen- und Birkenpollen.

Zu allergischen Reaktionen kommt es erst ab dem zweiten Kontakt mit einem Allergen. Die Allergie zeigt sich dann als Hautausschlag (Nesselfieber), Schnupfen, als Niesen, als Bindehautentzündung, als Atemproblem, Asthmaanfall oder auch in Form von Durchfall oder Erbrechen.

---

### TIPPS FÜR ALLERGIKER

#### Vorbeugen in der Kindheit

Allergien treten in manchen Familien gehäuft auf. Sind Vater und/oder Mutter Allergiker, ist Vorbeugung nötig: Dazu gehört unter anderem das Stillen, mindestens vier bis sechs Monaten lang.

Falls das Baby Flaschennahrung erhält, sollten Sie sogenannte „hypoallergene" (HA) oder andere Spezial-Babymilch verwenden. Holen Sie sich vor dem Zufüttern Rat beim Kinderarzt oder bei der Hebamme. Verzichten Sie im ersten Lebensjahr auf Fisch, Eier, Kuhmilch, Nüsse, Weizen.

## Der richtige Beruf

Jugendliche mit einer Allergie sollten sich vor der Berufswahl beraten lassen. Berufe wie Friseur, Bäcker oder Tierarzt sind unter Umständen ungeeignet.

## Schädlicher Qualm

Reduzieren Sie Ihren Zigarettenkonsum – oder hören Sie ganz mit Rauchen auf. Denn das Laster zieht nicht nur Augen, Nase und Atemwege (noch) stärker in Mitleidenschaft – es begünstigt auch neue Allergien.

## Das Kreuz mit den Kreuzallergien

Wer an einer allergischen Krankheit leidet, sollte mögliche Kreuzallergien im Auge behalten. Dabei richtet sich die überschießende Reaktion des Immunsystems nicht nur gegen ein Allergen. Sondern auch gegen Substanzen, die diesem in der Molekülstruktur ähneln. Häufige Kreuzallergien: Birkenpollen, Nüsse, Apfel, Birne, Sellerie, Karotten, Gewürze, Hausstaubmilben, Schalentiere.

## Locker und entspannt

Gelassenheit kann Allergien vorbeugen: Vermeiden Sie Überforderung. Erlernen Sie Entspannungstechniken (siehe Seite 66).

## Allergieauslösende Heilpflanzen

Auch einige Heilkräuter können Allergien auslösen. Zum Beispiel Kamillentee, wenn er neben der Echten Kamille auch Pollen der Römischen Kamille enthält. Bei Nebenwirkungen, die in diese Richtung deuten, sollten Sie pflanzliche Therapien absetzen. Eventuell können Sie auf Extrakte ausweichen (z. B. Kapseln oder Tabletten). Die enthalten oft keine Pollen. Lassen Sie sich von einer Fachperson beraten.

## Maßnahmen im Notfall

Rufen Sie bei den ersten Anzeichen eines anaphylaktischen Schocks (lebensgefährliche allergische Reaktion) sofort die Rettungsdienstnummer 112 – vor allem, wenn ein Allergiker plötzlich eine starke Ganzkörperwirkung verspürt. Symptome sind beispielsweise Atemnot, Schwindel, Übelkeit, Erbrechen, Bewusstlosigkeit, eine brennende Zunge oder ein Jucken an Handinnenflächen und Fußsohlen. Nach schweren Reaktionen sollten Sie sich ein Notfallset vom Arzt geben lassen.

### Info

**www.daab.de** (Deutscher Allergie- und Asthmabund e.V.)

# 3.9 Herz und Kreislauf

## Arteriosklerose
(Arterienverkalkung)

Bei einer Arteriosklerose verdicken und verhärten sich die Wände der Arterien, und der Gefäßquerschnitt verengt sich. Die Folge: eine schlechte Durchblutung und Sauerstoffmangel. Arteriosklerose kann u.a. zum Verschluss von Arterien in der Leiste, im Bauch oder in den Beinen (Raucherbein) führen, zur koronaren Herzkrankheit (mit eingeengten Herzkranzgefäßen) oder zu einem Schlaganfall.

### Symptome
Die Krankheit kommt nicht plötzlich, sondern entwickelt sich innerhalb von Jahren oder gar Jahrzehnten. Sie ist zunächst „still", also ohne spürbare Anzeichen. Verschiedene Symptome spiegeln dann den Gewebeschaden (Infarkt) oder die Durchblutungsstörung wieder: zum Beispiel Schmerzen in den Beinen beim Gehen, wenn Beinarterien verengt sind. Oder Herzschmerzen, wenn Herzkranzgefäße betroffen sind.

### Hintergrund
Risikofaktoren für Arteriosklerose sind Nikotinkonsum, Bluthochdruck (Seite 200), Diabetes, hohe Blutfette, u.a. erhöhtes Cholesterin (Seite 205), Übergewicht (Seite 74), Bewegungsmangel, Stress und eine erbliche Veranlagung.

### ÄUSSERLICH

#### Ansteigendes Armbad
Zur Anregung der Durchblutung. Mehr zur Methode siehe Seite 32. Achtung: Diese Kneipp-Methode darf nur bei milderen Formen von Arteriosklerose angewendet werden. Befragen Sie deshalb vorsichtshalber vor der Anwendung Ihren Arzt!

#### Wechselwarme Dusche
Diese Wassertherapie regt ebenfalls die Durchblutung an – sie darf allerdings auch nur in Absprache mit Ihrem Arzt durchgeführt werden.

## Knoblauch

Die scharfen Zehen haben in der Natur-
heilkunde Tradition: Sie sollen den
Cholesterinspiegel senken und das Blut
besser fließen lassen. Eine halbe Zehe
täglich wäre optimal. Wem das zu scharf
ist: Eine ähnliche Wirkung haben andere
Zwiebelgewächse (Zwiebel, Lauch,
Schnittlauch, Bärlauch). Gegen den
Geruch helfen übrigens Chlorophyll-
Dragées (Apotheke).

## Grüner Tee

Eine Tasse Tee zu jeder Mahlzeit. Der
Radikalfänger bewirkt, dass die Gefäße
besser auf hohen Druck reagieren können.

## Weißdorn

Verschiedenste Teile des Strauchs (Blüten,
Früchte und Blätter) enthalten Wirk-
stoffe, die den Blutdruck senken und die
Gefäße schützen. Eine Therapie mit
Tee, Kapseln, Tabletten oder Tinktur ist
auch als Langzeitanwendung geeignet.
Zur Dosierung sollten Sie einen Apo-
theker oder Ihren Arzt fragen.

## Ginkgo

Extrakte aus den Blättern wirken auf Blut,
Gefäße und Gewebe: Dadurch ver-
bessert sich die Durchblutung im ganzen
Körper. Zur Dosierung von Tinktur,
Kapseln und Tabletten fragen Sie Ihren
Arzt oder Apotheker.

## Wickel, Aufgüsse und Tees richtig zubereiten

Wie Sie Hausmittel richtig zubereiten
und Heilmethoden korrekt anwenden,
lesen Sie detailliert in Kapitel 2 nach:
Kopf-Dampfbad (Seite 29), Wickel und
Kompressen (Seite 37), Bäder und Güsse
(Seite 32), Tees (Seite 51), Tinkturen und
ätherische Öle (Seite 53), Homöopathie
(Seite 58), Spagyrik (Seite 62).

## Ingwer

Es gibt verschiedene Tees und Teemischungen, die getrockneten Ingwer
enthalten. Oder bereiten Sie einen
Tee aus frisch geriebener Wurzel zu, die
Sie mit kochend heißem Wasser übergießen und dann 15 Minuten ziehen
lassen. Ingwer soll Blutgefäßverschlüssen
vorbeugen.

Aus der homöopathischen Hausapotheke
(Seite 310):

## Arnica montana (Arnika)

Dieses Mittel ist geeignet bei Ablagerungen in den Blutgefäßen mit
Folgeerscheinungen wie Herzstechen
oder Gedächtnisschwund (bei älteren
Menschen).

Weitere Mittel:

### Aurum (Gold)

Bei Gefäßveränderungen, die zu erhöhtem Blutdruck und zu Herzbeschwerden führen. Wenn es sich mitunter anfühlt, als ob das Herz zwei oder drei Sekunden lang aufhört zu schlagen.

---

**SO HELFEN SIE SICH SELBST**

### Gesund essen

Angesagt sind Obst, Gemüse, Vollkornprodukte sowie Fisch – besonders Makrele, Sardine, Hering oder Lachs wegen ihrer gesunden Omega-3-Fettsäuren. Ansonsten wenig Fette (am besten Oliven- oder Rapsöl), Alkohol nur in kleinen Dosen: ein Glas Rotwein pro Tag.

### Suchtmittelverzicht

Die wichtigste Maßnahme bei Nikotinabhängigen ist der Rauchstopp. Zur Nikotinentwöhnung siehe Seite 230.

### Risikofaktoren minimieren

Falls Sie einen hohen Blutdruck haben, versuchen Sie ihn mit natürlichen Maßnahmen selbst zu regulieren (Seite 200). Falls Sie hohe Blutfettwerte haben, lesen Sie die Tipps auf Seite 205.

### Bewegung ins Leben bringen

Treiben Sie Sport oder sorgen Sie für täglich mindestens eine halbe Stunde Bewegung im Alltag (Radfahren, Gartenarbeit, zügiges Spazieren) und achten Sie auf Ihr Gewicht.

### Stress lass nach!

Entspannungstechniken wie das Autogene Training oder die Progressive Muskelentspannung können Ihnen dabei helfen, mit Stress besser umzugehen. Wie das geht, steht auf Seite 66.

---

**ZUM ARZT, WENN ...**

> der Verdacht auf Arteriosklerose besteht. In Absprache mit dem Hausarzt dürfen Sie Hausmittel als Unterstützung anwenden. Vor allem aber bei Wasseranwendungen ist Vorsicht angebracht.

## Blutarmut (Anämie)

Blutarmut ist gekennzeichnet durch einen Mangel an roten Blutkörperchen und dem darin enthaltenen Hämoglobin.

### Symptome

Bei einer Blutarmut zeigen sich Engpässe in der Sauerstoffversorgung des Körpers. Allgemeine Anämiesymptome: blasse Haut, Müdigkeit, Konzentrationsprobleme, mangelnde Leistungsfähigkeit, verringerte Abwehrkräfte, Kopfschmerzen, Atemnot, Herzklopfen. Zusätzlich bei Eisenmangelanämie: Brennen auf der Zunge, trockene Haut, Risse in den Mundwinkeln, Haarausfall.

## Hintergrund

Die Ursachen von Blutarmut sind vielfältig. Der häufigste Grund ist ein Eisenmangel. Besonders gefährdet sind Menstruierende, Schwangere und Kinder, da sie einen besonders großen Eisenbedarf haben. Aber auch Blutverluste (z. B. durch Myome oder Hämorrhoiden), Magen-Darm-Erkrankungen, Krebserkrankungen oder gewisse Medikamente können an einer Blutarmut schuld sein.

### INNERLICH

### Rotbusch- oder Brennnesseltee

Der südafrikanische Rotbuschtee wie auch der heimische Brennnesseltee spenden Eisen und enthalten außerdem Vitamin C. Trinken Sie zu jeder Mahlzeit eine Tasse.

### Die Eisenzufuhr steigern

Eisen kommt vor allem im Fleisch vor, am besten sind rotes Fleisch und Leber. Vegetarier müssen besonders darauf achten, genügend Eisen zu sich zu nehmen. Aber auch eine Reihe pflanzlicher Nahrungsmittel macht bleiche Wangen rosig: zum Beispiel Hülsenfrüchte, Vollkornprodukte, Rote Beete, Schwarzwurzeln, Topinambur, Zucchini, Petersilie,

Feldsalat, Soja, Trockenfrüchte, schwarze Beeren (Johannis-, Holunder-, Heidelbeeren), Sesam und Nüsse. Besprechen Sie mit Ihrem Arzt, ob ein Eisenpräparat sinnvoll ist.

Kaffee, schwarzer Tee, Milchprodukte und Mais im Übermaß behindern die Eisenaufnahme. Auch das Rauchen wirkt sich negativ auf Ihre Eisenbilanz aus.

### Dazu Vitamin C

Am besten wird das Eisen aufgenommen, wenn gleichzeitig Vitamin C eingenommen wird. Trinken Sie also zu Ihrem Steak Orangensaft oder essen Sie Paprika zum Bohneneintopf. Lebensmittel, die viel Vitamin C enthalten, sind: Sanddornbeeren, schwarze Johannisbeeren, Grünkohl, Rosenkohl, Paprika, Brokkoli, Spinat, Kiwi, Erdbeeren, Orangen und Zitronen.

### Pfarrer Künzles Tipp

„Ewig kränkelnde Leute, Mehlgesichter (!) und Rheumatische" sollten den Bärlauch verehren wie Gold, ebenso Schnittlauch, Knoblauch und Zwiebeln. Mehr über den Kräuterpfarrer lesen Sie auf Seite 18.

### SCHÜSSLER SALZE

Es eignen sich: Nr. 2 Calcium phosphoricum, Nr. 3 Ferrum phosphoricum.

> Sie sich unerklärbar müde und abgeschlagen fühlen, wenn Sie Blut im Stuhl oder im Harn bemerken oder auffallend starke Menstruationsblutungen haben. Die Ursache einer Blutarmut muss geklärt werden, der Arzt wird dann meist auch die Bestimmung des Eisens im Blut veranlassen.

# Blutdruck, hoher
(Hypertonie)

Von Bluthochdruck spricht man, wenn das Messgerät mehrmals mehr als 140/90 Millimeter Quecksilbersäule (mmHg) anzeigt.

## Symptome

Hoher Blutdruck zeigt oft keine Symptome und wird meist spät entdeckt. Erste Beschwerden sind Kopfweh, Müdigkeit und Schwindel. Später entstehen zum Teil irreparable Schäden in den Augen, im Herz, im Gehirn oder in den Nieren. Bluthochdruck erhöht das Risiko, an Arteriosklerose zu erkranken sowie einen Herzinfarkt, einen Schlaganfall oder ein Nierenversagen zu erleiden.

## Hintergrund

Nur selten steckt eine organische Erkrankung hinter dem Bluthochdruck. Als Risikofaktoren gelten: Übergewicht, mangelnde körperliche Aktivität, Rauchen und Alkoholmissbrauch, Vererbung und Stress.

### ÄUSSERLICH

### Kalter Lendenwickel

Umwickeln Sie die Lenden mit einem Baumwolltuch, das Sie vorab in kühles Wasser getaucht haben. Als zweite Schicht kommt ein größeres Tuch aus Frottee oder Wolle darum. Legen Sie sich ins Bett und decken Sie sich leicht zu. Einwirkzeit: 10 bis 45 Minuten, je nachdem, wie lange es Ihnen angenehm ist. Der Lendenwickel beugt, regelmäßig angewendet, hohem Blutdruck vor. Fr wirkt verdauungsfördernd, entkrampfend und entspannend (siehe auch Seite 37). Nicht anwenden bei gleichzeitiger Menstruation oder Harnwegsinfekten.

### Wechselduschen

Ein Tipp von Wasserpfarrer Kneipp: öfter – wieso nicht täglich? – warm und dann kalt duschen. Aber auch trockene Bürstenmassagen sind bei hohem Blutdruck geeignet. Mehr Infos finden Sie auf den Seiten 34 und 36.

### Kaltes Arm- oder Fußbad, kalter Kniedruck
### kalter Kniedruss

Zur Anwendung siehe Seite 34.

## INNERLICH

### Grüner Tee

Zu jeder Mahlzeit. Grüner Tee wirkt
antioxidativ und hilft womöglich, den
Spannungszustand in den Gefäßen
zu verringern, sodass die besser auf
hohen Druck reagieren können.

### Weißdorn

Die Wirkstoffe stecken in den Blüten,
Blättern und Früchten des Waldstrauchs.
Weißdorn hilft, den Blutdruck zu senken,
und schützt die Gefäße. Zur Dosierung
von Tee, Tinktur, Kapseln oder Tabletten
sollten Sie Ihren Arzt oder Ihren Apotheker
befragen.

### Mediterraner Blutdrucksenker

In den Blättern des Olivenbaums wurden
kürzlich blutdrucksenkende Wirkstoffe
entdeckt. Sie können aus Olivenbaumblät-
tern einen Tee machen oder die Wirkstoffe
in Form von Tinktur oder Kapseln zu sich
nehmen. Dosierung nach Angaben einer
Fachperson.

### Knoblauch

Die weißen Zehen gelten als der Blut-
drucksenker – wahrscheinlich zu Recht.
Wissenschaftler erklärten kürzlich
folgenden Wirkmechanismus: Knoblauch
enthält viele organische Schwefel-
verbindungen, aus denen im menschlichen Körper u.a. Schwefelwasserstoff
entsteht. Dieser bewirkt eine Senkung

## HOMÖOPATHIE

Aus der homöopathischen Hausapotheke
(Seite 310):

### Aconitum napellus (Blauer Eisenhut)

Geeignet bei Blutdruckkrisen, wenn man
dabei große Angst empfindet.

Weitere Mittel:

### Glonoinum (Nitroglycerin)

Wenn der Bluthochdruck zu Blutandrang
im Kopf und im Herzen führt. Vergröße-
rungsgefühl des Kopfes, als ob der Schädel
zu klein für das Gehirn wäre. Herzklopfen
mit Atemnot. Besserung durch Alkohol,
Verschlechterung durch Wärme.

## SPAGYRISCHE ESSENZEN

Unterstützend zur ärztlichen Behandlung
oder in Grenzfällen, in denen eine
medikamentöse Therapie (noch) nicht
erforderlich ist, können spagyrische Sprays
helfen. Das Hauptmittel dabei
ist **Rauwolfia**. Diese stark blutdrucksenkende Pflanze kann als Extrakt oder Tinktur
nur vom Arzt eingesetzt werden. Die
spagyrische Anwendung ist jedoch
problemlos. Rauwolfia wirkt entspannend,
blutdrucksenkend, **Kava Kava** wirkt
angstlösend und beruhigt, **Mistel** gleicht

den Blutdruck aus, **Weißdorn** stärkt und reguliert die Herztätigkeit. Näheres zur Spagyrik auf Seite 62.

### Salzarm essen

Zwar steckt nicht bei allen Menschen ein hoher Salzkonsum hinter dem Bluthochdruck, aber einen Versuch ist es auf jeden Fall wert: Gehen Sie sparsam mit dem Salzstreuer um. Ersetzen Sie Salz so oft wie möglich durch Gewürze und Kräuter. Salz „versteckt" sich zum Beispiel auch in Brot, Käse und Wurst.

### Ernährung umstellen

Auf den Speiseplan von Menschen mit Bluthochdruck gehören reichlich Obst, Gemüse, Vollkorn- und Milchprodukte, Meeresfische wie Makrele, Sardine, Hering oder Lachs wegen ihrer Omega-3-Fettsäuren, ansonsten aber wenig Fette (vorzugsweise Oliven- oder Rapsöl).

### Vitamin C

Dass Vitamin C leicht erhöhten Blutdruck senken kann, besagen mehrere neuere Studien. Der vermutete Wirkmechanismus: Vitamin C soll schädliche Entzündungen der Blutgefäß-Innenwände hemmen. Wichtige Vitamin-C-Spender sind Sanddornbeeren, schwarze Johannisbeeren, Grünkohl, Rosenkohl, Paprika, Brokkoli, Spinat, Kiwi, Erdbeeren, Orangen, Zitronen.

### Lebensstil ändern

Sorgen Sie für mehr Bewegung im Alltag und achten Sie auf Ihr Gewicht. Gestalten Sie Ihr Leben freudvoller und gelassener, lassen Sie negative Gefühle und Stress nicht die Überhand gewinnen. Entspannungstechniken wie das Autogene Training oder die Progressive Muskelentspannung können Ihnen dabei helfen (mehr dazu Seite 66).

### Suchtmittelverzicht

In Sachen Alkohol und Zigaretten gilt: Weniger ist mehr! Wie Sie am besten das Rauchen aufgeben, können Sie auf Seite 230 nachlesen.

> Beschwerden auftauchen, die mit einem hohen Blutdruck zusammenhängen könnten.

> bei mehr als einer Blutdruckmessung ein Bluthochdruck festgestellt wurde. Einen nur leicht erhöhten Blutdruck dürfen Sie unterstützend – und in Absprache mit dem Arzt – mit einer Änderung des Lebensstils sowie mit Hausmitteln angehen.

# Blutdruck, niedriger
(Hypotonie)

Von zu niedrigem Blutdruck spricht man, wenn der obere Wert auf dem Blutdruckmessgerät (der sogenannte systolische Wert) dauerhaft unter etwa 100 Millimeter Quecksilbersäule (mmHg) liegt.

## Symptome
Anzeichen für einen zu niedrigen Blutdruck sind kalte Hände und Füße, Müdigkeit, verringerte Leistungsfähigkeit, Konzentrationsschwierigkeiten, Schwindel, Ohrensausen sowie Schwarzwerden vor den Augen beim schnellen Aufstehen.

## Hintergrund
Ein zu niedriger Blutdruck ist meist Veranlagung. Nur selten liegt den Beschwerden eine Erkrankung zugrunde, wie eine Herzschwäche, eine Infektionskrankheit oder eine hormonelle Störung.
Ein zu niedriger Blutdruck ist nichts Gefährliches: Solange Sie sich wohl fühlen, muss er nicht behandelt werden.

---

### ÄUSSERLICH

#### Heiß – kalt – heiß
Wechselwarmes Kneippen trainiert die Gefäße. Bei täglichen Wechselduschen, täglichen wechselwarmen Fußbädern (siehe Seite 33) genauso wie beim (höchstens) wöchentlichen Saunagang.

---

### Wickel, Aufgüsse und Tees richtig zubereiten
Wie Sie Hausmittel richtig zubereiten und Heilmethoden korrekt anwenden, lesen Sie detailliert in Kapitel 2 nach: Kopf-Dampfbad (Seite 29), Wickel und Kompressen (Seite 37), Bäder und Güsse (Seite 32), Tees (Seite 51), Tinkturen und ätherische Öle (Seite 53), Homöopathie (Seite 58), Spagyrik (Seite 62).

---

### Kaltes Armbad oder andere Kaltwasseranwendungen
Naturärzte behaupten: Einmal täglich ein kaltes Armbad weckt müde Lebensgeister ähnlich gut wie eine Tasse Kaffee. Die genaue Anleitung finden Sie auf Seite 34.

### Bürstenmassagen
Ein weiteres Heilmittel der Kneipp-Gemeinde, das sich bei Hypotonie eignet. Am besten täglich noch im Bett, vor dem Aufstehen, durchführen (siehe Seite 36).

### Rosmarin-Fußbad
Ein altes Hausmittel, um Kreislauf und Stoffwechsel anzukurbeln: Vermischen Sie ein bis drei Tropfen ätherisches Öl mit 1 TL Sahne und geben Sie die Mischung zu Ihrem Badewasser. Ein Rosmarin-Fußbad durchwärmt den Körper und wirkt durchblutungsfördernd. Baden Sie nicht zu heiß (siehe Seite 32).

## Senfmehl-Fußbad

Ein Klassiker bei niedrigem Blutdruck. Die hautreizenden Stoffe im schwarzen Senf sind aber nicht ohne: Beachten Sie deshalb die Anwendungstipps (Seite 34) und lesen Sie zusätzlich die Sicherheitshinweise zu Senf und anderen Reizstoffen (Seite 43).

### INNERLICH

### Brühe, Kaffee, schwarzer Tee oder Cola

Diese Getränke sind schnelle Helfer bei niedrigem Blutdruck.

### Wermut

Die Pflanze wirkt bei Schwäche kräftigend. Wermut können Sie in Form einer Tinktur zu sich nehmen. Oder auch einen Tee aus den Blättern zubereiten (Dosierung nach Anleitung).

### Ginseng

Steigert die Durchblutung und wirkt regulierend auf einen zu tiefen Blutdruck. Präparate mit Ginsengwurzel erhalten Sie in Form von Tee, Tinktur oder Kapseln. Zur Dosis: Fragen Sie beim Arzt oder in der Apotheke.

### HOMÖOPATHIE

Aus der homöopathischen Hausapotheke (Seite 310):

### Arsenicum album (Weißes Arsenik)

Bei großer Schwäche, bei einem Brennen oder bei Kälte in der Brust. Auch bei Herzklopfen, das mit Angst verbunden ist.

Weitere Mittel:

### Camphora (Kampfer)

Die Betroffenen verspüren eine eisige Kälte im ganzen Körper und ein plötzliches Schwächegefühl, der Puls ist schwach.

### SO HELFEN SIE SICH SELBST

### Frühsport

Beginnen Sie den Tag mit ein paar Turnübungen im Bett, um den Kreislauf in Schwung zu bringen. Und trinken Sie – noch in der Horizontalen – ein Glas Wasser. So erhöht sich der Blutdruck sofort.

### Ausdauersport

Regelmäßiges Schwimmen, Rudern, Radfahren oder Walking eignet sich gut für Menschen mit tiefem Blutdruck, der Kreislauf stabilisiert sich.

## Langsames Erheben

Stehen Sie aus dem Liegen oder Sitzen
nicht abrupt auf, sondern langsam.
Falls Ihnen einmal schwarz vor Augen
wird: stark vornüberbeugen, sich
irgendwo festhalten, sich zusammen-
kauern oder hinlegen.

## Kleine Mahlzeiten, genug trinken

Trinken Sie mindestens zwei Liter täglich.
Verteilen Sie Ihre Nahrung besser auf
1. Frühstück, 2. Frühstück, Mittagessen,
Nachmittagssnack und Abendessen. Sie
dürfen das Essen auch etwas mehr salzen
oder häufig eine kräftige Brühe trinken.

**ZUM ARZT, WENN ...**

> sich der niedrige Blutdruck in Form
von Beschwerden (Müdigkeit, Kreislauf-
zusammenbruch) bemerkbar macht.

# Cholesterinspiegel, erhöhter

Cholesterin gehört zu den Blutfetten. Es
wird über die Nahrung aufgenommen, aber
auch vom Körper selbst hergestellt. Ist der
Cholesterinspiegel im Blut erhöht, steigt das
Risiko, eine Arteriosklerose (siehe Seite 196)
zu bekommen und in der Folge einen Herz-
oder Hirninfarkt zu erleiden. Es gibt das sogenannte „gute" HDL-Cholesterin sowie das
„schlechte" LDL-Cholesterin – je höher der
HDL-Anteil, desto besser. Neben Cholesterin

können auch Triglyzeride den Blutfettwert
ungünstig in die Höhe treiben.
Ein erhöhter Cholesterinspiegel macht keine
direkten Beschwerden.

## Hintergrund

Hauptursachen eines Zuviel an ungünstigem
LDL-Cholesterin im Körper sind eine erbliche Neigung zu erhöhten Blutfetten, Übergewicht, Stress und eine Ernährung mit zu viel
Fetten und Ölen. Aber auch Stoffwechselstörungen oder Medikamente können das LDL-
Cholesterin erhöhen.

**INNERLICH**

### Artischocke

Die Artischocke ist ein Lipidsenker: Sie
wirkt sich positiv auf den Fettstoffwechsel
aus und senkt die Cholesterinwerte.
Neben dem Gemüse und seinem Saft
erhalten Sie auch Tee und Auszüge in
Form von Tinktur oder Kapseln. Zur
Dosierung: Fragen Sie in der Apotheke.

### Knoblauch

Auch regelmäßiger Knoblauchgenuss
soll helfen, die Cholesterinwerte zu
normalisieren. Die Alternative im Frühling:
Bärlauch.

### Löwenzahn

Löwenzahntee regt den Fettstoffwechsel
an. Er wird aus Wurzeln oder Blättern
zubereitet. Sie müssen dazu die frischen
Pflanzenteile zuerst gut waschen, schälen,

dann zerhacken, kalt ansetzen und ungefähr 10 Minuten auskochen. Oder Sie verwenden käuflichen Tee oder Tinktur. Im Frühling können Sie sich auch öfter Löwenzahnblätter unter den Salat mischen.

## Mariendistel

Auch sie regt die Verarbeitung von Fetten im Körper an. Die Wirkstoffe der Mariendistel stecken in den Samen. Diese kann man in Form von Kapseln oder Tinktur kaufen. Zur Dosierung: Den Apotheker fragen.

### SCHÜSSLER SALZE

Es eignen sich: Nr. 7 Magnesium phosphoricum und Nr. 9 Natrium phosphoricum.

### SO HELFEN SIE SICH SELBST

### Schlanke Küche

Essen Sie möglichst fettarm, vor allem wenig gesättigte Fette (in Butter, Vollfett-Milchprodukten, Fleisch, Wurstwaren, Gebäck, Schokolade, Palm- oder Kokosfett). Meiden Sie sogenannte Transfette (in Fertigbackwaren, Chips, Snacks, Fertigsuppen, Blätterteig, Softeis und anderem). Geeignete Öle sind z. B. Oliven- oder Rapsöl. Fette, die das „gute" Cholesterin erhöhen, finden sich auch in gewissen Meeresfischen wie Makrele, Sardine, Hering oder Lachs.

### Cholesterinarme Küche

Meiden Sie Eigelb, Fleisch, Innereien, Meeresfrüchte, Butter und Vollmilchprodukte.

### Ballaststoffreiche Küche

Bevorzugen Sie ballastoffreiche Lebensmittel. Die helfen, den Cholesterinspiegel zu senken. Essen Sie viele Vollkornprodukte, Hülsenfrüchte, Kartoffeln sowie viel Obst und Gemüse.

### Samen ins Müsli

Leinsamen oder Flohsamenschalen können helfen, die Cholesterinwerte zu verbessern: Mischen Sie täglich einen Teelöffel davon ins Müsli.

### Mehr Bewegung

Bauen Sie ein Plus an Bewegung in Ihren Alltag ein – um so dem „guten" Cholesterin auf die Sprünge zu helfen. Eine halbe Stunde Bewegung pro Tag, bei der Sie nicht außer Atem, aber leicht ins Schwitzen kommen, reicht bereits.

### Suchtmittelverzicht

Rauchen kann den Gefäßen schaden. Starten Sie deshalb einen Versuch, das Rauchen sein zu lassen. Zur Nikotinentwöhnung siehe Seite 230.

# Herzbeschwerden

Herzbeschwerden können harmlos sein, wie etwa vorübergehendes nervöses Herzklopfen oder gewisse vorübergehende Herzrhythmusstörungen. Trotzdem dürfen solche Beschwerden nie auf die leichte Schulter genommen werden. Sie gehören immer in ärztliche Behandlung. Beachten Sie: Die hier empfohlenen Hausmittel und pflanzlichen Arzneien können eine schulmedizinische Abklärung nicht ersetzen.

## Symptome

Symptome nervöser Herzrhythmusstörungen sind unregelmäßiger, zu langsamer oder zu schneller Herzschlag, Herzklopfen, Schwindel.

Anzeichen für eine koronare Herzkrankheit sind Brustschmerzen, Atemnot, Engegefühl. Vor allem ausgelöst durch körperliche Anstrengung wie Treppensteigen (mehr dazu unter Herzinfarkt, Seite 251).

Symptome einer Herzinsuffizienz (einer zunehmenden Pumpschwäche des Herzens) sind Atemnot zunächst nur bei Anstrengung, dann auch in Ruhe, Bein- und Lungenödeme (Wassereinlagerungen), Herzrasen, häufiges Wasserlassen in der Nacht.

## Hintergrund

Hauptursachen und -risikofaktoren von Herzerkrankungen sind Bluthochdruck (Seite 200), Arterienverkalkung (Seite 196), erhöhte Blutfettwerte, vor allem Cholesterin (Seite 205), angeborene Herzfehler, Infektionskrankheiten, die das Herz angreifen, Diabetes, Übergewicht, Alkoholmissbrauch, Rauchen und Stress.

**INNERLICH**

### Weißdorn

Das Herz-Allroundmittel wird schon von jeher zur Stärkung des Herzens verwendet. Präparate, die Blüten, Blätter oder Beeren enthalten, gibt es in Form von Tee, Kapseln, Tinktur oder Tabletten. Dosierung nach Absprache mit einer Fachperson.

### Baldrian und Melisse

Diese Heilpflanzen können nervöses Herzklopfen oder Herzrhythmusstörungen beruhigen. Baldrianwurzeln und das Melissenkraut werden zu Tee, Tinktur und Kapseln verarbeitet (Dosierung nach Absprache mit Arzt oder Apotheker). Zu Nebenwirkungen von Baldrian siehe unter Schlafstörungen (Seite 232).

### Knoblauch

Sparen Sie beim Kochen nicht mit Knoblauch, er soll sich positiv auf das Verhältnis der Blutfette auswirken (siehe Arteriosklerose, Seite 196).

## Herzgespann

Der deutsche wie auch der lateinische Name (Leonurus cardiaca) weisen bereits auf die Heilwirkung aufs Herz hin. Das Kraut der violett blühenden Pflanze beruhigt bei nervösen Herzbeschwerden. Erhältlich sind Tee oder Tinkturen. Dosierung laut Packungsbeilage.

### HOMÖOPATHIE

Aus der homöopathischen Hausapotheke (Seite 310):

### Aconitum napellus (Blauer Eisenhut)

Geeignet, wenn das Herz mit kräftigem, beschleunigtem Puls klopft, sowie bei stechenden Herzschmerzen, die in die linke Schulter, den linken Arm ziehen und Angst auslösen.

Weitere Mittel:

### Cactus grandiflorus

Die Betroffenen haben akute Schmerzen und Stiche im Herz. Der Puls ist schwach und unregelmäßig.

### SO HELFEN SIE SICH SELBST

### Gute Vorsätze umsetzen

Werden Sie überflüssige Kilos los (siehe Seite 74), treiben Sie Sport und gehen Sie Ihre Nikotinsucht an (siehe Seite 230).

## Sich Ruhe gönnen

Erlernen Sie Autogenes Training, Progressive Muskelentspannung und andere Techniken, um innere Ruhe zu gewinnen.

→ Siehe auch: Arteriosklerose (Seite 196), Bluthochdruck (Seite 200), Cholesterinwerte (Seite 205).

### ZUM ARZT, WENN …

> neue Beschwerden auftreten, die Sie in Zusammenhang mit dem Herzen oder dem Kreislauf bringen. Vor allem sollten Sie sich dann untersuchen lassen, wenn Sie bei alltäglichen Tätigkeiten kurzatmig sind, wenn Sie anhaltende Herzrhythmusstörungen oder Herzklopfen haben. Lassen Sie auch Brust- oder Armschmerzen bei Anstrengung, Ärger oder Kälte abklären.

### DEN RETTUNGSDIENST 112 RUFEN, WENN …

> Sie einen Herzinfarkt vermuten. Typische Anzeichen siehe Erste Hilfe, Helfen bei Herzinfarkt (Seite 251).

### INFO

> **www.herzstiftung.de** (Deutsche Herzstiftung)
> **www.onmeda.de** (Internetportal für Medizin und Gesundheit)

# Krampfadern, Venenleiden

Krankhaft veränderte Venen können sich als müde, schmerzende Beine bemerkbar machen, als Krampfadern, als Venenentzündung bis hin zum Geschwür (im Volksmund offenes Bein genannt).

## Symptome

Krampfadern kommen häufig an den Unterschenkeln und auch am Oberschenkel vor: man sieht sie als verdickte, gewundene Venen. Entzündete Venen können sich aus Krampfadern entwickeln. Sie verursachen Blutstauungen und Ödeme (Wassereinlagerungen im Gewebe) oder Venenthrombosen (durch Blutgerinnsel verstopfte Venen). Die Beine schwellen an und schmerzen. Die Haut rötet und verändert sich, auch nächtliche Muskelkrämpfe kommen vor. Wenn Bakterien an der Venenentzündung beteiligt sind, kommen Symptome wie Fieber oder Schüttelfrost hinzu.

## Hintergrund

Risikofaktoren für Venenleiden sind unter anderem eine familiäre Neigung zu Venenproblemen, Übergewicht sowie Bewegungsmangel, Bettlägerigkeit, Gipsverbände an den Beinen.

### Stützstrümpfe

Die Kompression der Venen mithilfe von Stützstrümpfen oder -strumpfhosen ist *die* Selbsthilfe bei Venenleiden und darf – auch während einer Therapie mit pflanzlichen Arzneien oder Hausmitteln – nicht vernachlässigt werden. Die Krankenkassen beteiligen sich an den Kosten von Anti-Thrombosestrümpfen. Fragen Sie deshalb Ihren behandelnden Arzt, ob er Ihnen Stützstrümpfe verschreibt!

### Kalter Knie- oder Schenkelguss

Der kurze Kältereiz wirkt kräftigend auf die Venen und eignet sich bei regelmäßiger Anwendung dazu, Krampfadern vorzubeugen oder die Verschlimmerung eines Venenleidens zu verhindern (korrekte Anwendung siehe Seite 34). Alternative im Winter: 1–3 Minuten lang barfuß im Schnee gehen.

### Kalter Wadenwickel

Mit Hamamelis- oder Beinwelltinktur wird ein Wadenwickel zu einem Venen-Stärker: Geben Sie 1 EL Tinktur in 250 ml Wasser, benetzen Sie ein Baumwolltuch damit und legen Sie das Tuch 10–20 Minuten lang als Wickel an. Das hemmt Entzündungen und verengt die Gefäße. Auch ein Wickel mit kühlender Heilerde eignet sich gut (siehe Kühlende Wickel, Seite 37).

### Künzle-Wickel

Der Kräuterpfarrer empfahl Auflagen mit frischen Blättern der Malve (Käsepappel) oder des Zinnkrauts. Sie können aber auch Tee aus diesen beiden Heilpflanzen äußerlich anwenden: Tränken Sie ein Tuch in kaltem Malven- oder Zinnkrauttee und wickeln Sie es um die Schenkel. Mehr über Johann Künzle lesen Sie auf Seite 18.

### Salben und Sprays

Wenn auch die Haut in Mitleidenschaft gezogen ist, eignet sich Ringelblumensalbe. Pfefferminzölhaltige Cremes oder Sprays wirken angenehm kühlend. Auch Rosskastanienprodukte sind empfehlenswert.

### Heiligkreuzer Pflegebalsam

Schwester Theresita aus dem Benediktinerinnenkloster Heiligkreuz in Cham (Schweiz) verrät auf Seite 117 das Rezept ihres beliebten Hautbalsams mit Ringelblume und Stiefmütterchen. Der Balsam eignet sich für verschiedenste Hautleiden.

## INNERLICH

### Rosskastanie

Die Heilpflanze strafft erweiterte Venen und dichtet kleinste Gefäße ab – so werden Wassereinlagerungen im Gewebe verhindert. Es gibt Rosskastanienpräparate

als Tinktur oder als Kapseln. Zur Dosierung: Fragen Sie Ihren Apotheker.

### Stechender Mäusedorn

Die Wirkung dieser Pflanze ist ähnlich wie die der Rosskastanie und konnte in klinischen Studien bestätigt werden. Sie bekommen Präparate mit Wurzeln des Ruscus aculeatus, wie das Pflänzlein auf Lateinisch heißt, als Tinktur oder Tabletten. Zur Dosierung fragen Sie eine Fachperson.

### Steinklee

Die Inhaltsstoffe des Steinkleekrauts beugen Ödemen vor, wirken gegen Entzündungen und verbessern den Lymphabtransport. Meist ist die Heilpflanze Bestandteil von Teemischungen. Beachten Sie die Empfehlung des Apothekers.

### Zwiebel, Knoblauch, Ingwer

Scharfe Küche ist angesagt: Würzen Sie kräftig mit Knoblauch, Zwiebel und Ingwer. Die drei Pflanzen sollen die Fließeigenschaften des Blutes verbessern.

## HOMÖOPATHIE

Aus der homöopathischen Hausapotheke (Seite 310):

### Arnica montana (Arnika)

Arnika beeinflusst das Venensystem und beugt Thrombosen vor.

Weitere Mittel:

## Hamamelis (Zaubernuss)

Das Mittel passt bei venösen Blutungen, Venenentzündung und Krampfadern. Geeignet für Menschen mit einer Neigung zu Krampfadern, die sich leicht erkälten.

**SO HELFEN SIE SICH SELBST**

### Venenschutz

Vermeiden Sie alles, was die Beinvenen erweitert und noch mehr Blut in den Venen versacken lässt: warme Bäder, Sauna, Solarium, pralle Sonne, die Wärmflasche im Bett, zu enge Schuhe, einschneidende Strümpfe. Reduzieren Sie Ihren Alkohol- und Nikotinkonsum (mehr dazu auf Seite 230).

### Bewegte Beine

Helfen Sie der Muskelpumpe in Ihren Beinen auf die Sprünge: Machen Sie Fußgymnastik, gehen Sie auf Zehenspitzen, vertreten Sie sich regelmäßig die Beine, fahren Sie Rad, steigen Sie Treppen, wandern Sie, schwimmen Sie (Wassertemperatur möglichst unter 30 Grad). Sitzen Sie nicht mit übereinandergeschlagenen Beinen und vermeiden Sie langes Stehen. Auch Liegen ist lobenswert.

### Füße hochlagern

Legen Sie tagsüber immer mal wieder zwischendurch die Beine auf einen Stuhl. Oder entspannen Sie sich einige Minuten, indem Sie sich auf den Boden legen und beide Beine fast senkrecht an die Wand lehnen. Oder erhöhen Sie zum Schlafen das Fußende des Bettes.

### Verstopfung vermeiden

Menschen mit Venenproblemen sind auch anfällig für Hämorrhoiden (Seite 256). Die werden durch Verstopfung begünstigt.

### Genug trinken

Ausreichend Flüssigkeit zu sich zu nehmen ist wichtig. So wirken Sie einer Verdickung des Blutes entgegen – denn dickes Blut hat es schwerer, zum Herzen zurückzufließen.

**ZUM ARZT, WENN ...**

> sich erste Anzeichen einer Venenentzündung bemerkbar machen. Insbesondere, wenn es zu Schwellungen oder Blutungen in den Beinen kommt, wenn Krampfadern schmerzen, wenn Venen druckempfindlich werden, sich röten oder überwärmen.

# Gesund altern

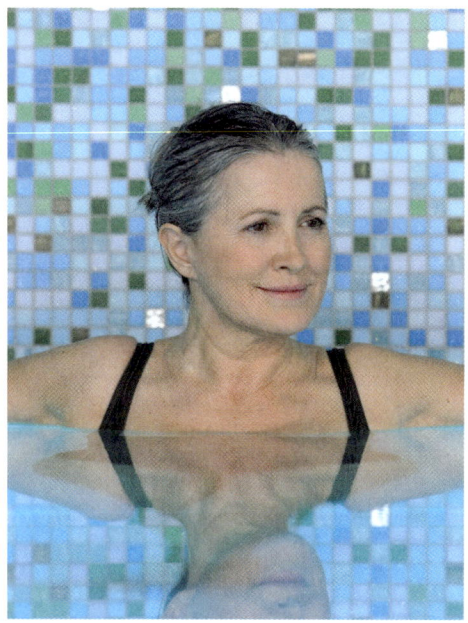

Laufe des Lebens schlagen sich nieder: persönliche Freuden und Leiden genauso wie die Anforderungen des Berufs- und Familienlebens oder Schadstoffe aus der Umwelt. Ältere Menschen können eine Menge für ihre Gesundheit tun. Und selbst für Vorbeugung ist es nie zu spät.

## TIPPS FÜR EIN GESUNDES ALTER

### Sich vorbereiten

Setzen Sie sich früh mit der Frage auseinander, was für Wünsche Sie sich erfüllen möchten, wenn die Kinder ausziehen, wenn die Rentenzeit beginnt usw. Wie möchten Sie wohnen, wenn Sie pflegebedürftig werden? Wenn Ihr Lebenspartner einmal nicht mehr ist? Kleine Anpassungen in der Einrichtung können helfen, Ihre Selbstständigkeit zu erhalten.

### Das Alter als Abenteuer begreifen

Wenn die Lebenszeit vorrückt, bedeutet das nicht zwangsläufig Niedergang und Einsamkeit: Verstehen Sie das Alter

Das biologische Altern beginnt schon in jungen Jahren, manche Alterungsprozesse sogar in der Kindheit. Die meisten Menschen werden sich dessen aber erst bewusst, wenn Kopf oder Körper anfangen, weniger zu leisten. Zum Beispiel, wenn erste Gedächtnislücken auftreten, wenn das Herz schwächer wird oder wenn sich Gelenke abnutzen. Alterungsprozesse sind unter anderem genetisch festgelegt, aber auch Belastungen im

lieber als Lebensphase, in der Sie von
Ihrem großen Erfahrungsschatz profitieren
können. Einen Schatz, den Sie zum
Beispiel auch an jüngere Menschen
weitergeben können.

## Kontakte pflegen

Kinder, Enkelkinder, Bekannte und
Nachbarn: Gehen Sie auf die Menschen zu,
die Sie mögen. Und genießen Sie den
Austausch oder gemeinsame Aktivitäten.

## Körperliche und geistige Beweglichkeit

Trauen Sie sich ruhig etwas zu: Machen
Sie Wassergymnastik, tanzen Sie, wandern
Sie, fahren Sie Rad! Körperlich aktive
Menschen leben länger und werden
seltener pflegebedürftig. Trainieren Sie
auch Ihre geistige Beweglichkeit: Wagen
Sie eine Entdeckungsreise, lesen Sie,
denken Sie, trainieren Sie das Gedächtnis.

## Du bist, was du isst!

Im Alter brauchen Sie keine Schonkost.
Aber eine altersgerechte und mengen-
mäßig leicht reduzierte Ernährung, bei
der Sie auf Folgendes achten sollten:
Genügend trinken (zwei Liter täglich) und

regelmäßig Milchprodukte, Fleisch, Fisch,
Hülsenfrüchte sowie Früchte, Gemüse
und Vollkornprodukte auf den Speiseplan
setzen. Übrigens: Gemeinsam mit anderen
macht das Essen mehr Spaß.

## Gesundheitsbewusst leben

Auch im Alter gilt: Setzen Sie sich nicht
übermäßig der Sonne aus, reduzieren
Sie Ihren Alkohol- oder Nikotinkonsum,
beugen Sie Unfällen vor. Und vertrauen
Sie sich bei gesundheitlichen Problemen
frühzeitig Ihrem Arzt an.

## Vorbeugungstricks der Naturheilkunde

> **Kneipp-Therapie.** Machen Sie
  Wechselduschen, Bürstenmassagen,
  kalte Güsse oder Sauna – sofern der
  Arzt es erlaubt (siehe Seite 26).
> **Enzian, Wermut.** Extrakte dieser
  beiden Bitterstoffpflanzen zum
  Einnehmen lindern Appetitlosigkeit
  (als Tee oder Tinktur erhältlich).
> **Ginkgo.** Extrakte der Blätter und
  Früchte des Ginkgobaumes (zum
  Beispiel in Form von Tinkturen oder
  Kapseln) verbessern die Durchblutung
  und haben Tradition bei der Therapie
  von Hirnleistungsstörungen.
> **Ginseng, Taigawurzel.** Beide Wurzeln
  enthalten Stoffe, die eine Steigerung
  von Leistung und Konzentration
  bewirken. Fertigpräparate gibt es unter
  anderem in Form von Tinkturen.

# 3.10 Mund und Zähne

## Aphthen

Aphthen sind kleine Wunden in der Mundschleimhaut oder auf der Zunge. Sie können das Wohlbefinden stark einschränken, sind aber in der Regel harmlos.

### Symptome

Die kreisrunden Wunden sind in der Mitte hell und haben einen roten Rand. Oft bereitet das Essen starke Schmerzen, manchen Betroffenen tut sogar das Sprechen weh. Aphthen heilen meist nach einigen Tagen von selbst ab.

### Hintergrund

Wieso einzelne Menschen schubweise von Aphthen geplagt werden, ist unklar. Möglicherweise handelt es sich um eine Autoimmunkrankheit, bei der das Immunsystem körpereigene Strukturen attackiert. Man weiß aber auch, dass die Mundverletzungen oft zusammen mit Krankheiten auftreten, zum Beispiel bei Herpesinfektionen, bei Problemen mit dem Immunsystem, bei Magen-

Darm-Krankheiten etc. Auch eine Medikamentenunverträglichkeit kann zu Aphthen führen. Oft sind Kinder betroffen oder Menschen mit einem Vitamin- oder Mineralstoffmangel.

### ÄUSSERLICH

**Myrrhen- oder Calendulaauszüge**

Tinkturen aus Myrrhen-Baumharz oder aus Blüten der Ringelblume (Calendula) eignen sich unverdünnt zum Bepinseln der Aphthen, zum Beispiel mit einem Wattestäbchen. Ringelblumentinktur können Sie auch verdünnt (5 TL auf 1 Glas Wasser) als Gurgelmittel benutzen. Zum Thema Gurgeln siehe Seite 30.

**Teebaumöl**

In verdünnter Form dürfen Sie das ätherische Öl zum Gurgeln verwenden (1 Tropfen in 100 ml Wasser geben). Zum Thema Gurgeln siehe Seite 30.

### Sole-Zahnpasta

Manche Betroffene schwören auf Sole-Zahnpasta (erhältlich in Reformhäusern, Apotheken oder Bioläden).

### Nelken kauen

Kauen Sie bei einem Aphthenschub Gewürznelken (maximal einige Tage lang zwei bis drei pro Tag). Spucken Sie die Reste aus.

**INNERLICH**

### Kamillen-, Salbei-, Malven- oder Thymiantee

Spülen Sie mehrmals täglich den Mund mit einem dieser entzündungshemmenden Kräutertees. Die Tees – oder Mischungen davon – dürfen Sie übrigens auch trinken.

### Honig-Zwiebel-Paste

Die Inhaltsstoffe im Honig und in der Zwiebel lindern die Entzündungen auf der Mundschleimhaut. Und sie wirken möglicherweise auch innerlich, indem sie Magen und Darm positiv beeinflussen. So stellen Sie die Honig-Zwiebel-Paste her: Schälen Sie eine Zwiebel, raspeln Sie sie durch eine Reibe und lassen Sie den Zwiebelsaft in einem Sieb abtropfen. Mischen Sie dann den Saft mit Honig. Mehrmals täglich auf die Aphthen auftragen. Sie können aber auch beispielsweise täglich einen Salat mit roher Zwiebel essen oder Ihren Tee mit Honig süßen.

**HOMÖOPATHIE**

Aus der homöopathischen Hausapotheke (Seite 310):

### Arsenicum album (Weißes Arsenik)

Passend, wenn die Aphthen brennen und bläulich sind. Nach dem Essen verspürt man einen bitteren Geschmack im Mund, sogar das Brot schmeckt bitter.

Weitere Mittel:

### Acidum sulfuricum (Schwefelsäure)

Die Aphthen sind begleitet von Zahnfleischbluten, der Atem stinkt.

### Kalium chloratum (Kaliumchlorid)

Bei Aphthen, die häufig von Soor begleitet sind. Man findet auch weiße Geschwüre im Mundbereich. Oft sind auch die Lymphknoten geschwollen.

### Keine unnötigen Reize

Meiden Sie während der Erkrankung scharfe und saure Speisen. Kaltes und weiches Essen schmerzt weniger. Meiden Sie Alkohol, verzichten Sie aufs Rauchen.

### Nach Auslösern fahnden

Finden Sie heraus, ob es spezielle Auslöser für die Wunden im Mund gibt: Bei manchen Menschen rufen saure Früchte, Fruchtgetränke oder Nüsse Aphthen hervor. Auch Farbzusätze in Lebensmitteln und Arzneien sowie gewisse Stoffe in Zahnpasta werden als Auslöser verdächtigt.

### Stärken Sie Ihr Immunsystem

Viele Tipps für eine bessere Abwehr finden Sie auf Seite 272.

**ZUM ARZT, WENN …**

> die Aphthen zusammen mit Fieber auftreten, nur schwer heilen oder immer wieder kommen.
> sich aus den Aphthen eine Pilzerkrankung mit weißen, abstreifbaren Belägen entwickelt.
> gleichzeitig Hautveränderungen an den Geschlechtsorganen auftreten.
> Sie ein Medikament als Auslöser vermuten.

# Mundgeruch

Den eigenen schlechten Atem bemerkt man meistens nicht. Einen nahestehenden Menschen dürfen Sie also ruhig behutsam darauf aufmerksam machen, wenn der schlechte Atem länger bestehen bleibt.

## Hintergrund

Mundgeruch ist manchmal auf eine unvollständige Verdauung oder stark riechende Nahrungsmittel zurückzuführen, oft auch auf Zahnerkrankungen und eine schlechte Zahnhygiene. Infekte (siehe auch Mundschleimhautentzündung, Seite 218), Krankheiten des Verdauungssystems, der Nieren und der Leber, Stoffwechselkrankheiten und Stress können weitere Ursachen sein.

**ÄUSSERLICH**

### Calendulaauszüge

Tinkturen der Ringelblume wirken in verdünnter Form (5 TL auf 1 Glas Wasser) als Gurgelmittel gegen Mundgeruch. Zum Thema Gurgeln siehe Seite 30.

### Teebaumöl

Ebenfalls in verdünnter Form können Sie das ätherische Öl vom Teebaum zum Gurgeln verwenden (1 Tropfen in 100 ml Wasser geben).

### Kamillen-, Salbei-, Eisenkraut- oder Pfefferminztee

Als Mundspülung oder als Getränk zwischendurch, mehrmals am Tag.

### Tee statt Kaffee!

Kaffee ist ungünstig, weil er den Mund austrocknet. Schwarzer Tee hingegen enthält Wirkstoffe, die den Bakterien (sind oft schuld am schlechten Atem) den Garaus machen.

### Zitronenwasser

Trinken Sie schluckweise verdünnten Zitronensaft (Saft einer Zitrone mit einem Glas Wasser mischen) oder gurgeln Sie damit (siehe Seite 30).

### Täglich ein Naturjoghurt

So können die schwefelproduzierenden Bakterien im Mund im Zaum gehalten werden, und der Atem wird frischer. Das hat eine japanische Studie ergeben.

### Petersilie, Kümmel, Fenchel und Anis

Diese Gewürze binden schlechte Gerüche, übertönen unangenehmen Atem und helfen bei der Verdauung. In Indien haben sie schon lange Tradition: Nach dem Essen werden dort mit gefärbtem Zucker überzogene Kümmel- und Anissamen (genau genommen sind es Früchte) in einem Schälchen gereicht.

Aus der homöopathischen Hausapotheke (Seite 310):

### Chamomilla (Kamille)

Wenn der Geruch faulig und übel ist. Nach dem Essen verschlechtert sich der Mundgeruch.

Weitere Mittel:

### Acidum nitricum

Die Betroffenen haben einen fauligen Atem mit Speichelfluss und Zahnfleischbluten. Die Zunge ist rot und feucht. Es können Geschwüre im Mundbereich mit heftigen Schmerzen wie von Splittern vorkommen.

### Mercurius solubile (Quecksilber)

Ein Gestank strömt aus dem Mund. Der Speichelfluss ist vermehrt. Man findet Zahnabdrücke auf der Zunge. Betroffene haben trotz feuchten Mundes großen Durst.

Bewährt haben sich Rachensprays mit **Weihrauch**, der entzündungshemmend wirkt; **Propolis**, das antiseptisch ist, sowie **Kalmus,** der den Magen stärkt. Das ist sinnvoll, da Mundgeruch vom Magen herrühren kann. Näheres über Spagyrik ab Seite 62.

### Mund- und Zungenhygiene

Reinigen Sie nicht nur regelmäßig Ihre Zähne und Zahnzwischenräume (siehe Zahnschmerzen, Seite 221), sondern denken Sie auch an die Zunge: Reiben Sie bei jedem Zähneputzen den Zungenrücken mit einem speziellen Spachtel aus der Apotheke oder mit der Zahnbürste ab.

### Viel trinken!

Nehmen Sie genug Flüssigkeit zu sich. Spülen Sie den Mund immer wieder mit Wasser.

### Kauen …

Kauen Sie Speisen gründlich, das regt die Speichelproduktion an und sorgt dafür, dass Sie besser verdauen.

### … und nochmals kauen

Mit zuckerfreiem Kaugummi wird nicht nur der schlechte Atem übertüncht, sondern auch die Speicheldrüsen produzieren durch das Kauen auf Hochtouren. Und der Speichel rückt den Bakterien zu Leibe, die für den stinkenden Atem verantwortlich sind.

### Knoblauch & Co.: lieber nicht

Auf Spaghetti „Aglio e olio" oder rohe Zwiebeln im Salat müssen Sie notgedrungen verzichten, falls Sie die Ausdünstungen vermeiden wollen, die typisch für diese Gerichte sind.

> der Mundgeruch sehr stark ist, ungewöhnlich riecht oder über Monate bestehen bleibt.

# Mundschleimhaut-Entzündung

Die Entzündung kann durch verschiedenste Krankheitserreger (Pilze, Bakterien, Viren) sowie durch reizende Substanzen verursacht werden.

### Symptome

Die Mundschleimhaut ist rot und geschwollen, dazu kommen ein Brennen und eventuell ein fauliger Mundgeruch oder Vereiterungen. Pilzinfektionen zeigen sich in weißlichen Belägen.

### Hintergrund

Mögliche Ursachen für die Infektionen sind unter anderem mangelnde Mundhygiene oder Verletzungen – zum Beispiel wenn man sich in die Wange beißt oder wenn Zahnprothesen oder -spangen drücken. Auch nachlassende Abwehrkräfte oder verschiedene andere Erkrankungen wie Blutkrankheiten, Vergiftungen oder Hautkrankheiten können dahinterstecken. Ebenso Nahrungs- oder Medikamentenunverträglichkeiten.

### Myrrhen-, Calendula- oder Hamamelisauszüge

Verdünnt (5 TL auf 1 Glas Wasser) sind alkoholhaltige Calendula- oder Hamamelistinkturen als Gurgelmittel geeignet. Zum Thema Gurgeln siehe Seite 30. Myrrhentinktur eignet sich unverdünnt zum Bepinseln.

### Teebaumöl

In verdünnter Form können Sie das ätherische Öl vom Teebaum zum Gurgeln verwenden (1 Tropfen auf 100 ml Wasser).

### Kamillen-, Salbei-, Malven- oder Thymiantee

Spülen Sie mehrmals täglich den Mund mit einem der entzündungshemmenden Kräutertees oder Mischungen davon. So können Sie den Heilungsprozess unterstützen. Oder trinken Sie öfter am Tag eine Tasse dieser Teesorten.

Aus der homöopathischen Hausapotheke (Seite 310):

### Silicea (Kieselsäure)

Das Zahnfleisch eitert und man findet unter Umständen Eiterbeulen oder Abszesse. Die Mundschleimhaut ist kälteempfindlich. Typisch ist die Empfindung, ein Haar liege auf der Zunge.

Weitere Mittel:

### Kreosotum (aus Buchenholzteer)

Passend, wenn man einen sehr raschen Zerfall der Zähne mit blutigem, schwammigem Zahnfleisch beobachtet.

### Natrium muriaticum (Kochsalz)

Die Betroffenen haben ein Gefühl von Trockenheit. Man beobachtet einen Riss in der Mitte der Unterlippe. Es kann ein Verlust des Geschmacksinns vorkommen. Typisch für dieses Mittel ist die „Landkartenzunge".

### Möglichst nicht reizen

Schonen Sie die entzündete Mundschleimhaut: Meiden Sie während der Erkrankung scharfes Essen sowie saure Speisen oder Getränke (Fruchtsäfte). Verzichten Sie auf Alkohol und aufs Rauchen.

### Mindestens zweimal täglich

Putzen Sie regelmäßig Ihre Zähne und achten Sie auf eine sorgfältige Mundhygiene (weitere Infos unter Zahnschmerzen, Seite 221).

**Stärken Sie Ihr Immunsystem**

Wie Sie Ihre Abwehr auf Vordermann bringen, lesen Sie auf Seite 272.

**ZUM ARZT, WENN ...**

> Die Entzündung der Mundschleimhaut nach ein paar Tagen nicht abklingt.
> immer wieder Entzündungen auftreten.
> Sie ein Medikament als Ursache vermuten.

# Zahnfleischentzündung

Eine Zahnfleischentzündung ist zunächst zwar harmlos. Aber unbehandelt und ohne regelmäßige Zahnpflege führt sie unweigerlich zu einer Entzündung des ganzen Zahnhalteapparates, zu Parodontitis – im Volksmund Parodontose genannt.

## Symptome

Das Zahnfleisch ist gerötet, entzündet und neigt zu Blutungen. Dadurch kommt es zum Knochenschwund. Und mit der Zeit können sich Zähne lockern und sogar ausfallen.

## Hintergrund

An einer Zahnfleischentzündung können verschiedenste Bakterien beteiligt sein. Ursache ist meist eine mangelnde Mundhygiene.

**ÄUSSERLICH**

**Myrrhen-, Calendula- oder Hamamelisauszüge**

Massieren Sie das Zahnfleisch mit ein paar Tropfen unverdünnter Tinktur, Speichel anschließend ausspucken.

**Brombeer- oder Frauenmantelblätter**

Kauen Sie die Blätter. Die Reste dürfen Sie ausspucken.

**INNERLICH**

**Kamillen- oder Salbeitee**

Beides eignet sich als Gurgelmittel sowie auch als Getränk zwischendurch.

**Heidelbeeren**

Essen Sie eine Handvoll frische oder getrocknete Heidelbeeren: Der Farbstoff Myrtillin in den Beeren wirkt wie ein Antibiotikum und begrenzt die Vermehrung unerwünschter Bakterien.

**Naturjoghurt**

Joghurt ohne Zucker hält schwefelproduzierende Bakterien in Schach und wirkt auch gegen Zahnfleischentzündungen.

**HOMÖOPATHIE**

Gleiche Empfehlungen wie bei der Mundschleimhaut-Entzündung (Seite 219).

**Zahnpflege und richtige Ernährung**

Das A und O bei Zahnfleischproblemen. Tipps siehe Zahnschmerzen (unten).

**Risikopersonen**

Gründliches Zähneputzen und regelmäßige Kontrollen beim Zahnarzt sind bei Raucherinnen und Rauchern, Diabetes-Patienten, bei Menschen mit Zungenpiercing und bei Schwangeren besonders wichtig, da ihr Risiko für Zahnfleischentzündungen erhöht ist.

> das Zahnfleisch anschwillt oder blutet – ein erstes Alarmzeichen.
> die Zahnhälse länger werden, weil sich das Zahnfleisch zurückzieht oder sich ein Zahn lockert – fortgeschrittene Alarmzeichen.
> Zähne oder Zahnfleisch schmerzen.

# Zahnschmerzen

Zahnschmerzen sind immer ein Warnzeichen für eine ernstere Zahnerkrankung. Die Zähne schmerzen beim Beißen oder auch ohne äußeren Anlass.

## Hintergrund

Zahnschmerzen lassen auf Karies, eine Wurzelentzündung oder auch auf eine Fehlstellung schließen. Außerdem können verschiedene Krankheiten in den Kiefer ausstrahlen, beispielsweise Ohren- oder Nasennebenhöhlenleiden oder Herz-Kreislauf-Erkrankungen.

**Kühle Wangenkompresse**

Es muss nicht unbedingt der Wangenwickel aus Kindertagen sein, der über dem Kopf zusammengeknüpft wird: Auch ein Kühlpack (siehe Seite 39) kann die Schmerzen lindern.

**Calendulatinktur**

Gurgeln Sie mit verdünnter Tinktur (5 TL auf 1 Glas Wasser). Zum Thema Gurgeln siehe Seite 30.

**Gewürznelke**

Kauen Sie eine Gewürznelke nahe am schmerzenden Zahn (maximal einige Tage lang zwei bis drei Nelken pro Tag). Die Reste dürfen Sie ausspucken.

**Knoblauch oder Zwiebel**

Legen Sie eine angequetschte Knoblauchzehe oder eine kleine Scheibe Zwiebel in die Wangentasche beim betroffenen Zahn.

**Petersilie**

Hacken Sie frische Petersilienblätter und verteilen Sie die als Auflage auf das Zahnfleisch rund um den Zahn. Petersilie

**Wickel, Aufgüsse und Tees richtig zubereiten**
Wie Sie Hausmittel richtig zubereiten und Heilmethoden korrekt anwenden, lesen Sie detailliert in Kapitel 2 nach: Kopf-Dampfbad (Seite 29), Wickel und Kompressen (Seite 37), Bäder und Güsse (Seite 32), Tees (Seite 51), Tinkturen und ätherische Öle (Seite 53), Homöopathie (Seite 58), Spagyrik (Seite 62).

hat schmerzstillende und krampflösende Eigenschaften.

### INNERLICH

**Kamillen- und Salbeitee**
Beide Heilkräuter eignen sich für eine Mundspülung oder können auch mehrmals am Tag als Tee genossen werden.

### HOMÖOPATHIE

Aus der homöopathischen Hausapotheke (Seite 310):

**Chamomilla (Kamille)**
Das Mittel hilft bei Zahnschmerzen nach Kaffee, wenn etwas Warmes in den Mund genommen wird oder nach dem Kauen. Bei Zahnschmerzen, die durch kaltes Wasser besser werden. Oder wenn man das Gefühl hat, als wären die Zähne zu lang.

Weitere Mittel:

**Coffea (Kaffee)**
Bei Schmerzen, die durch Eis besser werden.

**Mercurius solubilis (Quecksilber)**
Die Zähne sind locker und fühlen sich schmerzhaft und verlängert an.

### SO HELFEN SIE SICH SELBST

**Zahnhygiene**
Die beste Vorbeugung: Nach jedem Essen oder mindestens morgens und abends die Zähne putzen (Backenzähne nicht vergessen!). Verwenden Sie weiche synthetische Bürsten, um Zähne und Zahnfleisch zu schonen, sowie Zahnseide oder feine Spezialzahnbürstchen für die Zahnzwischenräume. Ersetzen Sie Ihre Zahnbürste alle sechs Wochen. Lassen Sie sich von der Dentalhygienikerin regelmäßig die Beläge an Zähnen und Zahnhälsen entfernen und die Oberfläche glätten. Prothesenträger sollten auf eine gründliche Gebissreinigung achten.

**Wenig Süßes**
Meiden Sie Süßigkeiten und zu viele Kohlenhydrate.

### Kraftvoll zubeißen

Kauen Sie herzhaft auf Äpfeln, Karotten und anderer Rohkost herum. Das massiert das Zahnfleisch, sorgt für eine gute Durchblutung und beugt so Zahn- und Zahnfleischerkrankungen hervor.

**ZUM ARZT, WENN ...**

> die Zähne schmerzen. Dann sollte immer ein Zahnarzt aufgesucht werden. Hausmittel dürfen Sie zur Überbrückung bis zum Besuch beim Zahnarzt anwenden; ebenso nach einer Zahnbehandlung.

# 3.11 **Psyche**

## Depressive Verstimmung

Im Unterschied zur Depression, die eine schwere und oft langwierige psychische Erkrankung ist und immer vom Arzt behandelt werden sollte, kommt eine traurige Stimmung häufig vor und trifft jeden hin und wieder. Sie äußert sich in Niedergeschlagenheit, Schwermut, Kraftlosigkeit, Schlafstörungen und vorübergehendem sozialem Rückzug.

### Hintergrund

Die Neigung zu depressiver Verstimmung ist zum Teil angeboren. Auch belastende Lebensereignisse wie etwa der Verlust eines nahestehenden Menschen, Arbeitslosigkeit oder dauernde Misserfolge können mitspielen. Lichtmangel im Winter ruft bei manchen Personen eine saisonale Depression hervor. Außerdem schlagen manchmal gewisse körperliche Erkrankungen, Hormonschwankungen oder Medikamente auf die Stimmung.

### ÄUSSERLICH

**Bürstenmassage**

Die Massage ist sanft und anregend zugleich, der Kreislauf wird angekurbelt. Mehr zur Methode erfahren Sie auf Seite 36.

**Wechselwarme Fußbäder, Sauna**

Damit regen Sie die Durchblutung an und aktivieren alle Körpervorgänge. Näheres Seite 33.

### INNERLICH

**Johanniskraut**

Die antidepressive Wirkung der Heilpflanze ist belegt. Sie erhalten sie als Tee, als Tinktur, Kapseln oder Tabletten. Vom Tee können Sie täglich 2 Tassen trinken. Zur Dosierung der Tinktur, der Kapseln oder Tabletten fragen Sie eine Fachperson. Informieren Sie sich auch über mögliche Nebenwirkungen und Wechselwirkungen mit anderen Medikamenten (siehe auch Seite 24). Eine Wirkung des Johanniskrauts tritt erst nach etwa dreiwöchiger Anwendung ein.

## Baldrian

Baldrianwurzeltee oder -tinktur eignet sich besonders, wenn neben der Stimmung auch der Schlaf beeinträchtigt ist. Befolgen Sie die Anleitung auf der Verpackung. Achten Sie bei Baldrian immer auf eine korrekte (nicht zu schwache!) Dosierung. Mehr dazu unter Schlafstörungen (Seite 232).

## Hafertee

Tee oder Tinktur des Haferkrauts wird ebenfalls traditionell bei depressiver Verstimmung angewandt. Tinktur: 2- bis 3-mal täglich 10 Tropfen in einem halben Glas Wasser einnehmen.

## Kräutertipp aus dem Kloster

Schwester Theresita aus dem Benediktinerinnenkloster Heiligkreuz in Cham (Schweiz) rät: Wer regelmäßig Zitronenmelisse in den Salat schneidet oder Tee aus den Blättern der Zitronenmelisse trinkt, lacht viel! Weitere klösterliche Gesundheitsrezepte finden Sie auf Seite 116.

## HOMÖOPATHIE

Aus der homöopathischen Hausapotheke (Seite 310):

## Sulfur (Schwefelblüte)

Bei wechselhafter Stimmung mit Gleichgültigkeit gegenüber äußeren Angelegenheiten. Die Reizbarkeit der Betroffenen ist morgens und abends am stärksten, ihre Stimmung ist fast immer niedergeschlagen. Der Schwefel-Patient liegt im Bett oder möchte nichts mehr unternehmen (Midlife-Crisis). Er will allein gelassen und möglichst nicht angesprochen werden.

Weitere Mittel:

## Ignatia (Ignatiusbohne)

Bei widersprüchlicher Stimmung oder einer hysterischen Störung. Der Patient ist häufig in sich gekehrt und neigt zur Melancholie und zu Weinausbrüchen. Typisch für Ignatia ist das häufige Seufzen, das den Zustand verbessert.

## SO HELFEN SIE SICH SELBST

## Bewegung

Körperliche Aktivität hellt die Stimmung auf: Das ist wissenschaftlich gut belegt. Den besten Effekt zeigen Ausdauersportarten wie Radfahren, Walking, Wandern oder Schwimmen – am besten in der Gruppe. Bewegung lenkt von negativen Gedanken ab und wirkt dem Gefühl entgegen, sich nicht mehr aus eigener Kraft aus der Schwermut befreien zu können. Um die Stimmung anhaltend zu heben, sollten Sie mehrmals in der Woche trainieren. Aber: Geben Sie sich Zeit und überfordern Sie sich nicht mit zu großen Vorsätzen, sondern stecken Sie sich lieber realistische Ziele (mehr dazu siehe auch Seite 70).

### Licht tanken

Besonders um den Winter-Blues abzufedern, ist es wichtig, sich jeden Tag im Freien aufzuhalten. Am besten ein, zwei Stunden lang – auch wenn das Wetter nicht gerade dazu einlädt. Selbst bei wolkenverhangenem Himmel tanken Sie während eines Spaziergangs ausreichend Licht.

### Regelmäßiger Schlaf

Schlaf wirkt sich auf die Gefühlswelt aus und umgekehrt. Zu wenig Schlaf kann zu Depressionen führen, zu viel Schlaf möglicherweise auch. Umgekehrt können Depressionen Schlafprobleme bereiten. In jedem Fall ist es wichtig, einige Grundregeln des guten Schlafs zu beachten: Zum Beispiel sollte man sich erst ins Bett legen, wenn man müde ist, zu möglichst regelmäßigen Zeiten aufstehen und ins Bett gehen – auch am Wochenende. Weitere Tipps finden Sie unter Schlafstörungen (Seite 232).

### Beistand

Mit einem Freund oder einer Freundin über die depressive Verstimmung zu sprechen, kann entlasten. Verstecken Sie Ihre negativen Gefühle nicht.

### Yoga, Autogenes Training & Co.

Wohltuende Entspannung wappnet vor Stress und Gefühlen der Überforderung. Besuchen Sie einen Kurs, in dem Sie eine Entspannungstechnik erlernen (mehr dazu auf Seite 66).

> **ZUM ARZT, WENN …**
>
> > Sie Selbsttötungsgedanken haben.
> > Ihr Stimmungstief länger als zwei Wochen andauert.

> **INFO**
>
> > Kessler, Helga; Hell, Daniel: Wege aus der Depression. Burnout, Lebenskrise, Stress-Hilfe für Betroffene und Angehörige. Zürich 2011. www.beobachter.ch/buchshop

# Nervosität, innere Unruhe, Prüfungsangst

Angst vor unbekannten oder gefährlichen Situationen mag überlebenswichtig (gewesen) sein – sie kann aber auch lähmen. Vor einer Prüfung zum Beispiel ist eine zu große Anspannung nicht gerade hilfreich. Im Gegenteil. Auf Dauer ist innere Unruhe ungesund und kann krank machen. Deshalb ist es wichtig, anhaltende Spannungszustände zu bekämpfen und Stress zu reduzieren.

## Symptome

Innere Unruhe, flacher Atem, Denkblocka-
den, Nervosität, Konzentrationsstörungen,
Schlafstörungen, Kopfschmerzen, Durchfall,
Schwindel, Selbstzweifel, das Gefühl, einen
Kloß im Hals zu haben, Herzstechen.

## Hintergrund

Wenn Sie nicht mehr zur Ruhe kommen
können, sind die Gründe meist Stress und
Überarbeitung, unbewältigte Konflikte oder
Ängste, seltener auch gewisse Krankheiten.

### ÄUSSERLICH

### Ansteigendes Armbad

Wirkt entspannend und entkrampfend. Als
Zusatz eignen sich drei Tropfen Lavendelöl
(reines ätherisches Öl, 100%ig), vermischt
mit 2 EL Sahne. Kneipp rät auch zu kalten
Armbädern. Genaue Anleitung siehe Seite
33.

### Kalte Herzkompresse

Kneipps Empfehlung bei allgemeiner
Unruhe, nervösem Herzklopfen und
Erregungszuständen: Tauchen Sie ein
Baumwolltuch in kaltes (nicht eiskaltes)
Wasser, wringen Sie es aus und legen Sie
es auf die Herzgegend. Darüber kommt
eine weitere Schicht, entweder aus
Baumwolle oder Wolle (siehe Kühlende
Wickel, Seite 37). Einwirkzeit im Liegen: 10
Minuten. Die Wirkung: beruhigend,
dämpfend, Senkung der Herzfrequenz.
Nicht anwenden bei Angina pectoris und

anderen schweren Herz-Kreislauf-Erkrankungen.

### Feuchtheiße Kamillenauflage

Diese Kompresse wird auf den Bauch
gelegt und darüber wickelt man ein
Außentuch (um Bauch und Rücken) – das
entspannt und beruhigt (siehe Seite 40).

### Heißer Pulswickel mit Arnika

Dieser Doppelwickel an den Handgelenken mit verdünnter Arnikatinktur kann
beruhigen und den Kreislauf ins Gleichgewicht bringen: Geben Sie 1 EL Arnikatinktur auf 250 ml heißes Wasser, tauchen Sie
zwei Tücher hinein, wringen Sie sie aus
und legen Sie sie (entsprechend abge-
kühlt) um die Handgelenke. Wickeln Sie
am Schluss je eine trockene zweite
Schicht darum (Auswringtipp siehe unter
Flüssige Zusätze, Seite 41).

### INNERLICH

### Hafertee

Tee oder Tinktur des Haferkrauts beruhigt
effektiv. Tinktur: 2- bis 3-mal täglich 10
Tropfen in einem halben Glas Wasser.

### Baldrian, Melisse, Passionsblume, Lavendel, Schlüsselblume

Dies sind weitere Heilpflanzen, die
nervlicher Anspannung entgegenwirken.
Alle sind entweder als Tee oder Tinktur
erhältlich. Den Tee je nach Packungsbe-
schreibung zwischen 3 und 10 Minuten

ziehen lassen. Tinktur: 2- bis 3-mal täglich 10 Tropfen in einem halben Glas Wasser einnehmen. Falls Sie Baldrian nicht als Tee, sondern in Form von Tinktur oder Kapseln einnehmen möchten, lesen Sie bitte die Empfehlungen unter Schlafstörungen (Seite 232).

### HOMÖOPATHIE

Aus der homöopathischen Hausapotheke (Seite 310):

**Aconitum napellus (Blauer Eisenhut)**
Bei panikartigen Angstzuständen vor Prüfungen.

**Nux vomica (Brechnuss)**
Für alle Betroffenen, die überempfindlich und heftig auf Überreizung der Sinne reagieren, verbunden mit großer Angst, Empfindlichkeit auf Geräusche und auf Licht. Die Symptome verschlechtern sich nach geistiger Anstrengung, Kummer, Ärger und Zorn.

Weitere Mittel:

**Gelsemium (Gelber Jasmin)**
Gutes Mittel bei Prüfungsangst, wenn der Patient eine Neigung zu Blackouts hat. Man nimmt das Mittel am Abend vor der Prüfung und wiederholt es am Morgen.

**Argentum nitricum (Silbernitrat)**
Der Patient ist vor einem Auftritt oder einer Prüfung extrem nervös. Er leidet unter starkem Durchfall.

### SPAGYRISCHE ESSENZEN

**Kava Kava** wirkt angstlösend und entspannend, ohne müde zu machen. Als Tee oder Tinktur kann Kava Kava wegen möglicher leberschädigender Wirkung nicht (mehr) eingesetzt werden, in spagyrischer Aufbereitung ist es jedoch problemlos. Kava Kava lässt sich kombinieren mit: **Passionskraut** (verstärkt die beruhigende Wirkung), **Weißdorn** (bei nervösen Herzbeschwerden), **Melisse** (bei nervösen Magen-Darm-Beschwerden), **Johanniskraut** (falls Niedergeschlagenheit im Spiel ist) oder **Wassernabel** (Hydrocotyle asiatica) zur Förderung der Konzentration, zum Beispiel in Prüfungssituationen. Näheres über Spagyrik siehe Seite 62.

### SO HELFEN SIE SICH SELBST

**Kürzertreten**
Nervosität und Unruhe sind Alarmzeichen des Körpers, die einem sagen wollen: Bitte eine Pause einlegen und einen Gang zurückschalten! Und sich auf das im Leben besinnen, was wichtig ist.

## Keine Angst vor der Angst

Gestehen Sie sich Prüfungsangst oder Nervosität zu: Es ist normal und angemessen, sich vor einer schwierigen Prüfung zu fürchten. Oder aufgrund der vielen Anforderungen, die an einen gestellt werden, nervös zu werden. Finden Sie heraus, was Ihnen besonders zu schaffen macht und wie Sie diese Schwierigkeiten bewältigen könnten. Bleiben Sie realistisch in den Ansprüchen, die Sie an sich selbst stellen. Gestehen Sie sich Fehler zu.

## Entspannung üben

Wenn Sie so erregt sind, dass die starke Anspannung Sie körperlich oder emotional zu sehr mitnimmt, sollten Sie eine Entspannungsmethode wie das Autogene Training erlernen – so gewinnen Sie mehr Gelassenheit. Entspannungstechniken können auch dazu beitragen, dass Sie sich besser konzentrieren können. Mehr Informationen finden Sie auf Seite 66.

## Bewegung an der frischen Luft

Regelmäßige Bewegung schafft einen guten Ausgleich zum Alltagsstress und lässt Sie ruhiger werden (siehe auch Seite 70).

## Kein Kaffee

Vielleicht macht Sie ein Verzicht auf Kaffee ruhiger? Koffein putscht auf, kann Herzklopfen auslösen und sensible Menschen unruhig und ängstlich werden lassen.

**ZUM ARZT, WENN ...**

> Angst ohne erkennbaren Grund auftritt.
> Sie unter Phobien, Panikattacken oder allgemeinen Ängsten leiden.
> eine innere Unruhe länger andauert oder immer wieder kommt.
> sich Beschwerden wie Herzklopfen, Schlafstörungen oder Übelkeit verstärken.

**INFO**

Unterstützung in Krisen bieten:
> **www.telefonseelsorge.de** (Telefonseelsorge, Tel. 0800/1110111)
> **www.seelsorge.net**
> **www.elterntelefon.de** (für belastete Eltern, Tel. 0800/110550)
> **www.psychotherapiesuche.de** oder **www.therapie.de** (Portale zur Vermittlung von Therapieplätzen, Psychotherapeuten, Psychologen)

# Nikotinsucht, Tabakentwöhnung

Wer raucht, gefährdet die eigene Gesundheit – und die von anderen. Größte Gefahren: Herz-Kreislauf-Erkrankungen (Seite 196), etwa Arteriosklerose (Seite 196), sowie chronische Bronchitis (Seite 83) und Krebserkrankungen. Besonders gefährdet sind Kinder, in deren Umgebung geraucht wird, sowie ungeborene Kinder von schwangeren Raucherinnen.

## Symptome

Starke Raucher müssen bei einem Rauchstopp mit Entzugserscheinungen rechnen, die jedoch vorübergehen: das immer wieder aufkommende unbändige Verlangen nach einer Zigarette, Nervosität, Konzentrationsprobleme, Reizbarkeit, gesteigerter Appetit und Gewichtszunahme.

### INNERLICH

**Johanniskraut, Baldrian, Haferkraut, Melisse**

Können den Rauchstopp durch Linderung der Nervosität und der Konzentrationsbeschwerden unterstützen. Alle vier Heilpflanzen sind u.a. als Tee oder Tinktur erhältlich (Dosierung nach Empfehlung des Apothekers).

**Löwenzahntee**

Unterstützt die Entgiftungsaktivitäten der Leber. Tee aus getrockneten Wurzeln und Blättern zubereiten wie auf der Verpackung angegeben. Frische Wurzeln waschen, klein hacken, kalt ansetzen, 10 Minuten kochen lassen, absieben.

### HOMÖOPATHIE

Aus der homöopathischen Hausapotheke (Seite 310):

**Nux vomica (Brechnuss)**

Wirkt unterstützend bei Suchtverhalten.

Weitere Mittel:

**Tabacum (Tabak)**

Zur Linderung der typischen Entzugssymptome wie Unruhe, Kopfschmerzen.

### SPAGYRISCHE ESSENZEN

Zur Unterstützung haben sich Rachensprays mit folgenden Essenzen als hilfreich erwiesen: **Hafer** wirkt nervenstärkend und entspannend; **Tabak** hilft gegen das Verlangen nach Nikotin; **Kalmus** ist ein altes volksheilkundliches Mittel zur Raucherentwöhnung; **Brechnuss** wirkt entgiftend und hat sich bei Genussmittelmissbrauch bewährt. Näheres über Spagyrik siehe Seite 62.

## Erfolg beim Rauchstopp

Steht Ihr Entschluss fest, nicht mehr zu rauchen, entfernen Sie aus Ihrer Umgebung alles, was Sie an Ihre Sucht erinnert. Setzen Sie sich möglichst keinen Situationen aus, in denen Sie in Versuchung geraten könnten.

Schaffen Sie neue Rituale für Situationen, in denen Sie bisher eine Zigarette angezündet haben: nach dem Essen, während des Telefonierens, in der Arbeitspause. Machen Sie zum Beispiel einen Spaziergang, trinken Sie eine Tasse Tee, lutschen Sie ein zuckerfreies Bonbon, zünden Sie eine Duftlampe an etc. Informieren Sie Ihr persönliches Umfeld über Ihren Entschluss und bitten Sie andere, in Ihrer Gegenwart nicht zu rauchen. Erfreuen Sie sich an Ihrem Durchhaltewillen, an Ihrer Kraft – und belohnen Sie sich dafür.

## Erfolg wird gekrönt

Halten Sie sich die Vorteile eines Rauchstopps vor Augen: Raucherhusten und Atemnot nehmen ab, die Lungenfunktion und die allgemeine körperliche Fitness verbessern sich, das Risiko für Herz-Kreislauf-Erkrankungen und für Krebs nimmt ab. Nichtraucher sind außerdem nicht so anfällig für Erkältungen, schlafen besser, haben schönere Haut und schönere Zähne. Und sie riechen besser – im zweifachen Sinn: Der Geruchssinn verbessert sich. Und die Nasen der nächsten Mitmenschen danken es ebenfalls. Nichtraucher gefährden auch die Gesundheit ihrer Mitmenschen nicht mehr durch Passivrauch.

## Aller Anfang ist schwer

Die Tagesration Zigaretten zu reduzieren lässt sich zwar oft nicht auf Dauer durchhalten. Trotzdem kann das ein erster Schritt in Richtung Nichtrauchen sein. Lassen Sie sich von gescheiterten Versuchen, mit dem Rauchen aufzuhören, nicht entmutigen: Die meisten Ex-Raucher brauchten mehrere Anläufe.

## Ohne Glimmstängel entspannt

Üben Sie sich in Gelassenheit. Verschiedene Entspannungsmethoden sind auf Seite 66 beschrieben.

Verschiedene Entspannungsmethoden sind auf Seite 66 beschrieben.

### ZUM ARZT, WENN ...

> Sie sich beim Rauchstopp beraten lassen möchten. Ihr Hausarzt kann Ihnen Programme und Anlaufstellen empfehlen. Und auch unterstützende Medikamente verschreiben, die Ihnen den Ausstieg aus der Sucht leichter machen.

### INFO

> **www.anbieter-raucherberatung.de** (Online-Suche nach passenden Programmen bundesweit)

> **www.dkfz.de** (Infos und Tipps des Deutschen Krebsforschungszentrums )

> **www.rauchfrei-info.de** (Seiten der Bundeszentrale für gesundheitliche Aufklärung); Beratungstelefon: 01805/313131; 0,14 € pro Minute aus dem deutschen Festnetz)

# Schlafstörungen

Rund 30 Prozent der Deutschen klagen über gelegentliche Schlafprobleme, 10 Prozent über schwerwiegende. Am häufigsten sind Schwierigkeiten beim Einschlafen oder Durchschlafen sowie zu frühes Erwachen.

## Hintergrund

Hinter leichten, gelegentlichen Schlafstörungen steckt zum Beispiel das Kreisen der Gedanken um ein Thema, das einen beschäftigt. Außerdem können Koffein- und Alkoholmissbrauch den Schlaf beeinträchtigen, ebenso Schmerzen oder Krankheiten wie das Restless-Legs-Syndrom (mit dem charakteristischen Symptom der unruhigen Beine), die Schlafapnoe (siehe Kasten nebenan), depressive Verstimmungen (Seite 224), Herzkrankheiten oder Hormonstörungen.

**ÄUSSERLICH**

### Klösterliche Tipps

Auf Seite 117 finden Sie das Rezept für das „Heiligkreuzer Schlafkissen" – ein Kräuterkissen, wie es die Benediktinerinnen im Kloster Heiligkreuz in Cham (Schweiz) herstellen. Ein weiterer Tipp aus dem Kloster: Schwester Theresita empfiehlt zum Einschlafen einen heißen Kartoffelwickel als Bauchauflage (Anleitung siehe Seite 42).

### Feuchtheiße Kamillenauflage

Diese Kompresse wird warm auf den Bauch gelegt und anschließend mit einem Außentuch umwickelt (siehe Seite 40).

### Warmes Voll- oder Fußbad

Vor dem Zubettgehen fünf bis zehn Minuten lang zu baden garantiert Bettschwere. Als Zusatz eignen sich 3 Tropfen reines ätherisches (100%iges) Lavendelöl, gemischt mit 1 EL Sahne.

### Kalter Lendenwickel

Umwickeln Sie die Lenden mit einem Baumwolltuch, das Sie zuvor in kaltes (nicht eiskaltes) Wasser getaucht haben. Als zweite Schicht kommt ein größeres Tuch aus Frottee oder Wolle darum. Legen Sie sich ins Bett und decken Sie sich leicht zu. Einwirkzeit: 10 bis 45 Minuten, je nachdem, wie lange es Ihnen angenehm

## Schnarchen: nicht immer harmlos

Schnarchen ist an und für sich harmlos. Doch zehn Prozent der Schnarcher leiden an einer Schlafapnoe. Dabei wird der Atemfluss im Schlaf während des Schnarchens immer wieder kurz unterbrochen. Die Symptome sind neben den Atemaussetzern lautes, unregelmäßiges, teils explosives Schnarchen, dazu morgendliche Kopfschmerzen. Tagsüber leiden die Betroffenen unter Schläfrigkeit, weil der Schlaf nicht erholsam ist – ein großes Unfallrisiko, das zum Beispiel am Steuer auch andere gefährdet.

Gehen Sie bei Verdacht auf Schlafapnoe zum Arzt. Die wichtigsten Risikofaktoren sind übrigens Übergewicht und regelmäßiger Alkoholkonsum.

## Info

**www.bsd-selbsthilfe.de** (Bundesverband Schlafapnoe und Schlafstörungen Deutschland e.V.)

**www.gsdschlafapnoe.de** (Bundesverband Gemeinnützige Selbsthilfe Schlafapnoe Deutschland e.V.)

---

ist. Der kalte Lendenwickel wirkt entkrampfend und entspannend, kann Schmerz lindern und fördert den Schlaf (siehe auch unter Kühlende Wickel, Seite 37). Nicht anwenden während der Menstruation oder bei Harnwegsinfekten.

### Bürstenmassage

Täglich, jeden Morgen angewendet, weckt diese Kneipp'sche Trockenübung zuverlässig – und verhilft gleichzeitig zu einem entspannenden Schlaf in der Nacht (siehe Seite 36). Weitere Kneipp-Tricks: der kalte Kniguss (Seite 35) und das wechselwarme Fußbad (Seite 33).

### Baldriantee

Baldrian wirkt beruhigend, entspannt die Muskeln und fördert den Schlaf. Bei Tinkturen oder Kapseln mit Baldrianbestandteilen sollten Sie sich an die Anleitung einer Fachperson halten. Denn: Zu schwach dosiert, kann die Wurzel eine sogenannte Paradoxwirkung auslösen. Sie sind dann nicht müde und entspannt, sondern „aufgekratzt".

### Orangenblüten- und Hopfentee

Orangenblütentee verbreitet einen Hauch Orient und hilft beim Einschlafen.

Hopfentee: Übergießen Sie ein bis zwei getrocknete oder frische Hopfenzapfen mit 250 ml kochendem Wasser, 10

## Wickel, Aufgüsse und Tees richtig zubereiten

Wie Sie Hausmittel richtig zubereiten und Heilmethoden korrekt anwenden, lesen Sie detailliert in Kapitel 2 nach: Kopf-Dampfbad (Seite 29), Wickel und Kompressen (Seite 37), Bäder und Güsse (Seite 32), Tees (Seite 51), Tinkturen und ätherische Öle (Seite 53), Homöopathie (Seite 58), Spagyrik (Seite 62).

Minuten ziehen lassen, nach Belieben mit Honig süßen, spätestens eine Stunde vor dem Zubettgehen trinken.

### Ginseng, Kamille, Melisse, Passionsblume, Haferkraut

Weitere pflanzliche Möglichkeiten bei Schlaflosigkeit. Sie erhalten diese Heilpflanzen als Tee oder Tinktur zum Einnehmen. Beachten Sie die Anwendungsempfehlungen auf der Verpackung bzw. auf dem Beipackzettel.

### Heiße Milch mit Honig

Anstatt sich die halbe Nacht lang in den Kissen zu wälzen: Mixen Sie sich lieber eine Honigmilch. Der Trick ruft Kindheitserinnerungen wach und macht schläfrig. Sie können die Milch auch mit Mandelmus aus dem Reformhaus zubereiten.

### Magnesium

Wirkt entkrampfend und fördert so die Schlafbereitschaft. Eine Ernährung, die reich an diesem Mineralstoff ist, kann vorbeugen. Magnesium steckt zum Beispiel in Vollkornprodukten wie Haferflocken, Hirse, Vollkornreis, Trockenfrüchten, Soja, Nüssen, Gemüse oder Fisch. Trinken Sie viel während einer Magnesiumkur, sonst könnten Nierensteine entstehen.

### HOMÖOPATHIE

Aus der homöopathischen Hausapotheke (Seite 310):

### Arsenicum album (Weißes Arsenik)

Bei Schlaflosigkeit mit innerer und äußerer Unruhe. Schlaflosigkeit nach Mitternacht, ängstlicher, unruhiger Schlaf, lebhafte, ärgerliche oder ängstliche Träume. Träume von Toten.

### Nux vomica (Brechnuss)

Schlaflosigkeit ab 3 Uhr bis gegen Morgen. Beim Aufwachen fühlen sich die Betroffenen elend.

Weitere Mittel:

### Coffea (Kaffee)

Bei Schlaflosigkeit infolge geistiger Aktivität (Gedankenkreisen). Erwachen gegen 3 Uhr.

## Besser als Schäfchen zählen: Zehn Schlaftipps

**1.** Finden Sie heraus, wie groß Ihr individuelles Schlafbedürfnis ist – zum Beispiel während der Ferien –, und richten Sie sich danach.

**2.** Schlafen Sie zu festen Zeiten und halten Sie Ihren Wach- und Schlafrhythmus auch am Wochenende ein.

**3.** Wer nachts nicht schlafen kann, macht besser keinen Mittagsschlaf.

**4.** Bei Schwierigkeiten (wieder) einzuschlafen: Bleiben Sie möglichst nicht wach im Bett liegen, sondern stehen Sie auf.

**5.** Verzichten Sie (zumindest am Abend) auf Alkohol, Nikotin, Kaffee und schwarzen Tee. Alkohol hilft zwar einzuschlummern, die Abbauprodukte des Alkohols führen aber in der zweiten Nachthälfte zu Schlafproblemen. Auch schwere Mahlzeiten sollten Sie am Abend vermeiden.

**6.** Bewegung und Sport fördern einen erholsamen Schlaf.

**7.** Vor der eigentlichen Erholung beim Schlafen ist eine gedankliche und räumliche Distanz vom Tagwerk

---

### Vorsicht mit Schlafmitteln

Schlafmittel sollten nie ohne ärztlichen Rat eingenommen werden. Die meisten Schlafmittel beeinflussen den Ablauf der Schlafphasen. Und einige können zu körperlicher und psychischer Abhängigkeit führen. Auch die Dosis darf keinesfalls auf eigene Faust gesteigert werden!

---

wichtig – auch von der Hausarbeit. Schalten Sie rechtzeitig von Anstrengung auf Entspannung um, widmen Sie die Zeit vor dem Zubettgehen einer ruhigen Tätigkeit (baden, spazierengehen, Musik hören usw.).

**8.** Das Bett sollte nur zum Schlafen da sein: Lesen, frühstücken oder arbeiten Sie woanders.

**9.** Verbannen Sie alles aus Ihrem Schlafzimmer, was leuchtet oder Geräusche macht.

**10.** Zu einem besseren Schlaf verhelfen kann auch das Erlernen von klassischen Entspannungstechniken wie Progressive Muskelrelaxation, Autogenes Training, Yoga oder Meditation (mehr dazu auf Seite 66).

### ZUM ARZT, WENN ...

> Sie persönlich – ganz subjektiv – unter dem mangelnden Schlaf leiden.
> Schlafstörungen länger als einige Wochen anhalten, andere Symptome dazukommen oder Ihnen Krankheiten oder gewisse Medikamente den Schlaf rauben.
> Sie nachts Sodbrennen haben (siehe Seite 264).
> Sie laut und unregelmäßig schnarchen und sich tagsüber oft müde fühlen (siehe Kasten auf Seite 233) oder wenn Sie unter Unruhe und Bewegungsdrang in den Beinen leiden.

### INFO

> **www.dgsm.de** (Deutsche Gesellschaft für Schlafforschung und Schlafmedizin)
> **www.dng-ev.de** (Deutsche Narkolepsie-Gesellschaft e.V.)
> **www.restless-legs.org** (Deutsche Restless Legs Vereinigung)

# 3.12 Unfälle, Verletzungen

## Gehirnerschütterung

Hauptursachen einer Gehirnerschütterung sind Sport- oder Haushaltsunfälle mit Stürzen oder Schlägen auf den Kopf. Bei einer Gehirnerschütterung kommt es zu einem kurzfristigen Ausfall von Gehirnfunktionen mit einer Bewusstseinsstörung. Wenn sie richtig auskuriert wird, hinterlässt die Gehirnerschütterung meist keinen bleibenden Schaden.

### Symptome
Gedächtnislücken, vorübergehende Benommenheit bis Bewusstlosigkeit, Übelkeit, Erbrechen, Kopfschmerzen, Konzentrationsstörungen.

### ERSTE MASSNAHMEN

**Im Notfall**
Befolgen Sie im Notfall die Empfehlungen unter Erste Hilfe (Seite 250). Rufen Sie den Rettungsdienst (Tel. 112), wenn die betroffene Person bewusstlos ist.

### ÄUSSERLICH

**Arnikakompresse**
Diese Auflage kann zur Genesung beitragen: Legen Sie ein Baumwolltuch, das Sie in eine Arnikalösung (1 EL Tinktur auf 250 ml Wasser) getaucht haben, gut ausgewrungen auf die Stirn oder in den Nacken. Kalt oder nach Belieben auch warm.

### HOMÖOPATHIE

Aus der homöopathischen Hausapotheke (Seite 310):

**Arnica montana (Arnika)**
Bei Folgen von Stößen oder Verletzungen.

Weitere Mittel:

**Natrium sulfuricum (Natriumsulfat)**
Bei anhaltenden posttraumatischen Beschwerden. Bei Kopfschmerzen, Schreckhaftigkeit.

**Nach der ärztlichen Behandlung: Ruhe**
Das A und O der Genesung ist Entspannung. Legen Sie sich hin, dunkeln Sie den Raum ab und verzichten Sie auf Lesen, Fernsehen, auf Computerarbeit und auf Sport. Günstig ist auch ein geregelter Tagesablauf mit viel Schlaf.

**ZUM ARZT, WENN ...**

> Sie den Verdacht auf eine Gehirnerschütterung haben. Die gehört immer in ärztliche Behandlung.
> (auch erst) nach Tagen zunehmende Kopfschmerzen oder andere, sonst unerklärliche Veränderungen auftreten.

**DEN NOTARZT 112 RUFEN, WENN ...**

> jemand eine schwere Gehirnverletzung erlitten hat, besonders bei anhaltender Bewusstlosigkeit (siehe auch Seite 250).

**INFO**

> **www.hannelore-kohl-stiftung.de**
> (Zentrales Nervensystem Hannelore Kohl Stiftung)
> **www.schaedel-hirnpatienten.de**
> (Schädel-Hirnpatienten in Not e.V.)

# Prellungen

Nach heftigen Stößen, Stürzen oder Schlägen können kleine Blutgefäße im Gewebe verletzt werden und zu einem Bluterguss führen. Die betroffene Körperstelle schmerzt, schwillt an und verfärbt sich im Laufe der Zeit zu einem blauen Fleck.

**ERSTE MASSNAHMEN**

**Sofort kühlen!**
Erste Hilfe heißt bei Prellungen: Legen Sie einen kühlen Wickel auf die schmerzende Stelle (siehe Seite 37). Kühlen Sie so lange wie möglich, aber maximal fünf Minuten am Stück. Wiederholen Sie die Prozedur dafür etwas später noch einmal. Oder halten Sie den verletzten Körperteil 15 Minuten lang unter den kalten Wasserhahn.

**Hochlagern**
Wenn Arme oder Beine betroffen sind, lagern Sie sie hoch.

**Kompressionsverband**
Eine elastische Binde um die betroffene Stelle kann helfen, den Schaden in Grenzen zu halten.

**ÄUSSERLICH**

**Essigsaure Tonerde oder Arnikatinktur**
Nach dem ersten Notfall-Kühlpack (siehe oben) können Sie auf kalte Wickel mit diesen beiden Zusätzen umsteigen, um

die Schwellung in Schach zu halten. Arnikatinktur können Sie so verdünnen: 1 EL Tinktur auf 250 ml Wasser. Weitere Infos unter Kühlende Wickel (Seite 37).

### Salben und Öle

Nach einigen Stunden dürfen Sie Johanniskrautöl (ein fettes, kein ätherisches Öl), Beinwell- oder Arnikasalbe einreiben. Das leuchtend rote Johanniskrautöl können Sie kaufen oder selbst herstellen: Schichten Sie fein geschnittene Blüten, Blätter und Stängel in ein sauberes, verschließbares Glas. Gießen Sie kaltgepresstes Olivenöl darüber, bis alle Pflanzenteile bedeckt sind. Vier Wochen an einem warmen Ort stehen lassen, abfiltern. Vor Licht geschützt aufbewahren.

### HOMÖOPATHIE

Aus der homöopathischen Hausapotheke (Seite 310):

### Arnica montana (Arnika)

Bei einer Verletzung mit blauen Flecken bewirkt Arnika, dass das Blut schneller aus dem Gewebe zurückgezogen wird.

Weitere Mittel:

### Bellis perennis (Gänseblümchen)

Bei Prellungen tieferer Gewebe oder größerer Flächen. Gutes Folgemittel

nach Arnika, wenn die Schwellung nicht zurückgeht. Die Symptome verschlechtern sich durch Kälte, Besserung durch Druckmassage, Druckverband oder Bewegung.

### SO BEUGEN SIE VOR

### Prellschutz

Tragen Sie beim Rad-, Skateboard- oder Rollerfahren einen Helm. Benutzen Sie bei sturzgefährlichen Sportarten zusätzlich Knie-, Handgelenk- und Ellbogenschoner.

### ZUM ARZT, WENN …

> der Verdacht aufkommt, es könnte sich um einen Knochenbruch, einen Bänderriss oder eine Gehirnerschütterung handeln.
> die Schmerzen sehr stark sind oder Gelenke kaum noch belastet werden können.

### INFO

> **www.dgk.de** (Deutsches Grünes Kreuz für Gesundheit e.V.)
> **www.dguv.de** (Deutsche Gesetzliche Unfallversicherung)
> **www.kindersicherheit.de** (Bundesarbeitsgemeinschaft Mehr Sicherheit für Kinder e.V.)

# Sonnenbrand

Ein Sonnenbrand ist eine Verbrennung ersten Grades. Betroffen sind die obersten Hautschichten. Die Haut ist rot und heiß, sie spannt oder schmerzt. Bei schweren Sonnenbränden bilden sich Blasen.

## Hintergrund

UV-Strahlen im Sonnenlicht können der Haut schaden. Und wiederholte Sonnenbrände beschleunigen die Hautalterung. Außerdem steigt mit jedem Sonnenbrand das Risiko, an Hautkrebs zu erkranken.

### ÄUSSERLICH

**Kalter Wickel**
Bereiten Sie einen Heilerde- oder Quarkwickel zu. Er kühlt und lindert den Schmerz. Auch kalte Wickel oder Kompressen mit Kamillen-, Ringelblumen- oder Pfefferminztee mehrmals am Tag etwa 10 Minuten lang eignen sich gut.

**Kalt duschen oder baden**
Kühlt die Haut und wirkt der Entzündung entgegen.

**Aloe vera-Gel**
Kühlt, fördert die Heilung und fettet nicht.

**Viel Flüssigkeit**
Haben Sie sich einen Sonnenbrand eingefangen? Trinken Sie viel, um den

---

**Wickel, Aufgüsse und Tees richtig zubereiten**

Wie Sie Hausmittel richtig zubereiten und Heilmethoden korrekt anwenden, lesen Sie detailliert in Kapitel 2 nach: Kopf-Dampfbad (Seite 29), Wickel und Kompressen (Seite 37), Bäder und Güsse (Seite 32), Tees (Seite 51), Tinkturen und ätherische Öle (Seite 53), Homöopathie (Seite 58), Spagyrik (Seite 62).

Feuchtigkeitsverlust von Haut und Körper wieder auszugleichen. Möglichst zwei Liter pro Tag.

### HOMÖOPATHIE

Aus der homöopathischen Hausapotheke (Seite 310):

**Arsenicum album (Weißes Arsenik)**
Die Haut ist trocken wie Pergament, schuppt, brennt wie Feuer oder heiße Nadelstiche. Der Durst ist groß, aber die Betroffenen können nur geringe Mengen Flüssigkeit zu sich nehmen. Besserung durch trockene Wärme.

**Cantharis (Spanische Fliege)**
Blasenstadium nach Verbrennungen. Massiver Sonnenbrand mit Schmerzen, Jucken und Brennen. Kalte Anwendungen und Ruhe bessern das Beschwerdebild, Berührung verschlechtert es.

**SO BEUGEN SIE VOR**

**Den Schatten suchen**

Verbringen Sie die Mittagszeit von 11 bis 16 Uhr im Schatten. Setzen Sie sich nicht zu lange der Sonne aus.

**Creme, Sonnenbrille, Hut**

Schützen Sie Ihre Haut mit Sonnencreme. Der Lichtschutzfaktor der Creme muss Ihrem Hauttyp, Ihrer Sonnengewöhnung und der Intensität der Sonneneinstrahlung angepasst sein. Schützen Sie Ihre Augen mit einer Sonnenbrille und ziehen Sie eine Kopfbedeckung an.

**Stärken Sie Ihr Immunsystem**

So wird Ihre Haut besser mit der Zellschädigung fertig, die ein Sonnenbrand auslöst. Wie das geht, lesen Sie auf Seite 272.

**ZUM ARZT, WENN ...**

> der Sonnenbrand starke Schmerzen verursacht.
> sich mit dem Sonnenbrand ein Krankheitsgefühl mit Übelkeit oder Fieber etc. einstellt.
> sich viele Blasen bilden oder wenn sich aufgeplatzte Blasen entzünden.

**INFO**

> **www.hautkrebs-screening.de** (Gemeinschaftsseiten der Arbeitsgemeinschaft Dermatologische Prävention und der Deutschen Krebshilfe e.V.)
> **www.licht-hautkrebs-praevention.de** (Gesellschaft für Dermopharmazie)
> **www.krebsgesellschaft.de** (Seiten der Deutschen Krebsgesellschaft mit Infos zu den verschiedenen Hauttypen)
> **www.hautkrebs.de** (Verein zur Bekämpfung des Hautkrebses e.V.)
> **www.krebshilfe.de** (Seiten der Deutschen Krebshilfe mit Informationen zum Thema Hautkrebs)

# Verbrennungen

Feuer, heiße Gegenstände oder auch Wasserdampf können Verbrennungen unterschiedlichen Schweregrades hervorrufen. Verbrühungen entstehen meist durch Kontakt mit heißem Wasser oder Fett.

## Symptome

Verbrennungen ersten Grades beschränken sich auf die Oberhaut. Die Haut ist rot, geschwollen und schmerzt. Verbrennungen zweiten Grades reichen tiefer, sie schmerzen stark, die Haut nässt eventuell, und es bilden

## Verhalten im Notfall: Brand, Verbrennung

1. **Wenn Kleider brennen,** sofort mit kaltem Wasser übergießen oder die Flammen mit Decken und Tüchern ersticken oder den Brennenden am Boden wälzen, um das Feuer zu ersticken.
2. **Rettungsdienst (Tel. 112)** alarmieren, wenn die verbrannte Hautfläche groß oder das Gesicht betroffen ist.
3. **Bei Bewusstlosigkeit:** Erste Hilfe leisten (Seite 250).
4. **Die Haut kühlen.** Halten Sie die betroffenen Hautpartien für mindestens 15 Minuten unter den kalten Wasserhahn beziehungsweise duschen Sie kalt oder machen Sie Umschläge, die Sie häufig wechseln. Arme oder Beine halten Sie am besten für 10 bis 20 Minuten in ein kühles Tauchbad. Anschließend weiter kühlen bis zur Schmerzlinderung. Zwischendurch pausieren.
5. **Keimfreies Verbandstuch.** Decken Sie die Brandwunde mit einem keimfreien Verbandstuch ab. Keine Sprays, Salben oder Puder verwenden!

sich Brandblasen. Verbrennungen dritten Grades zerstören die Haut komplett, samt Nervenenden. Deshalb halten sich die Schmerzen in Grenzen, der Untergrund der Wunde ist weiß, die Haut hart. Es drohen Schock und Organversagen.

Bei Verbrennungen ab dem zweiten Grad besteht neben dem eigentlichen Hautschaden durch die große Hitze das Risiko, dass sich die Wunde infiziert.

### ERSTE MASSNAHMEN

#### Kühlen!

Verbrennungen ersten Grades und kleine Verbrennungen zweiten Grades (z. B. Blase am Finger): mindestens 15 Minuten lang unter dem Wasserhahn kühlen (evtl. mit Pausen). Danach kalte Quark- oder Heilerdewickel (siehe Seite 37). Brandblasen nie selbst öffnen!

### HOMÖOPATHIE

Aus der homöopathischen Hausapotheke (Seite 310):

#### Arsenicum album (Weißes Arsenik)

Passend, wenn die Haut trocken wie Pergament ist, schuppt und brennt wie Feuer oder heiße Nadelstiche. Der Durst ist groß, aber die Betroffenen können nur geringe Mengen Flüssigkeit zu sich nehmen. Besserung durch trockene Wärme.

Weitere Mittel:

#### Cantharis (Spanische Fliege)

Blasenstadium nach Verbrennungen. Die Blasen jucken und schmerzen. Nach kalten Anwendungen entzündet sich die Haut (nach anfänglicher Besserung).

**Kindersicherer Haushalt**

Sichern Sie Ihren Haushalt so, dass sich Kinder nicht verbrennen können. Das betrifft zum Beispiel Wärmflaschen, Bügeleisen, den Herd, heiße Töpfe und Pfannen, Kerzen, heiße Wasserhähne usw.

**ZUM ARZT, WENN ...**

> eine größere Hautfläche von einer Verbrennung zweiten Grades betroffen ist, also wenn sich großflächig Blasen bilden.

**DEN NOTARZT 112 RUFEN, WENN ...**

> Teile des Gesichts oder des Halses verbrannt oder verbrüht wurden.
> bei Erwachsenen eine Hautfläche von etwa zehn Prozent der Körperoberfläche beschädigt wurde – das entspricht etwa einem Arm, einem Unterschenkel, der Bauch- oder Brustfläche.
> eine Verbrennung dritten Grades passiert ist.

**INFO**

> **www.cicatrix.de** (Gemeinschaft für Menschen mit Verbrennungen und Narben)

> **www.paulinchen.de** (Initiative für brandverletzte Kinder)

# Vergiftungen

Im Haushalt drohen zum Beispiel Vergiftungen mit Medikamenten, Haushaltsreinigern, Tabak, Giftpflanzen, Schädlingsbekämpfungsmitteln, Benzin, Fotochemikalien, Farben, Lösungsmitteln, Körperpflegeprodukten oder Kosmetika. Entweder durch das Verschlucken oder Einatmen von Substanzen oder beim Kontakt mit der Haut oder Schleimhaut.

**ERSTE MASSNAHMEN**

**Bei Bewusstlosigkeit**

1. Rettungsdienst (Tel. 112) alarmieren
2. Erste Hilfe leisten (Seite 250)

**Vergiftungen ohne Bewusstlosigkeit**

Rufen Sie die Giftnotruf-Nummer Ihrer Region an: Bonn 0228/19240, Freiburg 0761/19240, Göttingen (f. Bremen, Hamburg, Niedersachsen, Schleswig-Holstein) 0551/19240, Homburg 06841/19240, Mainz 06131/19240, München 089/19240, Erfurt (f. Mecklenburg-Vorpommern, Sachsen, Sachsen-Anhalt, Thüringen) 0361/730730, Nürnberg 0911/3982451 Vorsicht: Geben Sie ohne konkrete Anweisung der Fachleute am Giftnotruf-Telefon nichts zu trinken und bringen

Sie den Betroffenen auch nicht dazu, zu erbrechen. Halten Sie folgende Informationen bereit:

> **Wer?** Alter, Geschlecht, Gewicht, Telefonnummer für Rückruf
> **Was?** Alles, was über das Mittel/die Substanz bekannt ist (Produktname, Verpackung)
> **Wann?** Zeit seit dem Vorfall abschätzen
> **Wie viel?** Schätzen Sie die maximal mögliche aufgenommene Menge ab
> **Weiteres?** Erste beobachtete Symptome

### SO BEUGEN SIE VOR

**Kindersicher**
Bewahren Sie alle Chemikalien und Medikamente nur in der Originalverpackung auf und schließen Sie sie für Kinder unerreichbar weg. Wählen Sie sowohl für drinnen in Haus und Wohnung als auch für draußen im Garten oder auf dem Balkon ungiftige Pflanzen.

### ZUM ARZT, WENN ...

> der Experte des Giftnotruf-Telefons dazu rät .

### DEN RETTUNGSDIENST 112 RUFEN, WENN ...

> der Betroffene bewusstlos ist oder der Experte des Giftnotruf-Telefons dazu rät.

### INFO

> **www.gizbonn.de** (Informationszentrale gegen Vergiftungen)
> **www.dgk.de** (Deutsches Grünes Kreuz mit Liste der Giftinformationszentren)
> **www.giftnotruf.de** (Giftnotruf Berlin)

# Verstauchungen

Meist sind Sportverletzungen, bei denen Gelenke (Hand, Fuß, Ellbogen, Knie) überdreht werden, die Ursache. Oder bei den Fußgelenken auch ein abruptes Umknicken auf einem rutschenden Teppich. Bei einer Verstauchung werden Bänder oder Gelenkkapseln überdehnt. Als Folge kommt es oft zu einem Bluterguss.

### Symptome
Starke, rasche Schwellung im betroffenen Gelenk, Schmerzen, Bewegungseinschränkung, später Verfärbung der Haut.

### ERSTE MASSNAHMEN

**Im Notfall zuerst kühlen ...**
Das Gelenk muss sofort und möglichst einige Minuten lang (maximal 30, bei Fingern und Zehen maximal 5 Minuten) gekühlt werden. Prozedur einige Male wiederholen, und zwar am besten mit Tüchern, die vorher in Eiswasser getränkt wurden. Das hemmt das Fortschreiten der

Entzündung und lindert den Schmerz. Achtung: Eiswürfel nicht direkt auf die Haut legen (siehe auch Kühlende Wickel Seite 37). Sie können das Gelenk aber auch kalt duschen oder ein kaltes Tauchbad nehmen (siehe Seite 34).

### … dann ruhigstellen

Verstauchte Gelenke brauchen Schonung. Wenn Sie die betroffene Gliedmaße hochlagern, kann außerdem das Gelenk besser abschwellen.

**ÄUSSERLICH**

### Kalter Wickel

Als Zusätze, die die Heilung beschleunigen, eignen sich essigsaure Tonerde, Heilerde (siehe Seite 38) oder verdünnte Arnikatinktur (1 EL auf 250 ml Wasser).

### Hilfe aus dem Garten

Pfarrer Künzle rät, „Salat, zerquetscht und aufgelegt" heile schnell, wenn man sich die Hand oder den Fuß verrenkt oder verstaucht habe. Mehr über den Kräuterpfarrer auf Seite 18.

### Heilende Pflanzensalben

Nach der Kühlung (wichtig: frühestens einige Stunden nach der Verletzung und nie auf offene Wunden) dürfen Sie Beinwellsalbe, Arnikasalbe oder das rote Johanniskrautöl (ein fettes, kein ätherisches Öl) einreiben. Johanniskrautöl können Sie kaufen oder selber herstellen: Schichten Sie fein geschnittene Blüten, Blätter und Stängel in ein sauberes, verschließbares Glas. Dann gießen Sie kaltgepresstes Olivenöl darüber, bis alle Pflanzenteile bedeckt sind. Vier Wochen lang an einem warmen Ort stehen lassen, abfiltern. Vor Licht geschützt aufbewahren.

**INNERLICH**

### Rosskastanie

Entfernt Flüssigkeitsansammlungen, auch in verstauchten Gelenken, und wirkt einer Entzündung entgegen. Es gibt Rosskastanienpräparate als Tinktur oder als Kapseln. Zur Dosierung fragen Sie in der Apotheke.

**HOMÖOPATHIE**

Aus der homöopathischen Hausapotheke (Seite 310):

### Arnica montana (Arnika)

Besonders geeignet, wenn eine leichte Verletzung schon länger besteht.

Weitere Mittel:

### Rhus toxicodendrum (Giftsumach)

Mittel bei Zerrungen und Verstauchungen. Passend, wenn die Schmerzen in Ruhe und bei Bewegungsbeginn stärker sind, sich aber bei fortgesetzter Bewegung bessern. Wärme bessert, während Kälte und Feuchtigkeit verschlechtern.

## SO BEUGEN SIE VOR

### Zeit fürs Aufwärmen

Je besser Sie aufgewärmt sind, desto kleiner ist Ihr Verletzungsrisiko beim Sport. Außerdem: Wie stark Sie sich sportlich verausgaben, sollten Sie nach Ihrer Beweglichkeit, Ausdauer und Trainiertheit richten.

## ZUM ARZT, WENN ...

> Sie starke Schmerzen haben oder eine starke Schwellung auftritt.

## INFO

> **www.dgk.de** (Deutsches Grünes Kreuz für Gesundheit e.V.)
> **www.dguv.de** (Deutsche Gesetzliche Unfallversicherung)

# Wunden, Schürfungen, Splitter

Wunden sind mögliche „Eingänge" für Krankheitserreger. Sie sollten erst gespült, dann mit Jod-Tinktur desinfiziert und anschließend – außer bei Schürfwunden – steril abgedeckt werden. Salbe darf erst aufgetragen werden, wenn sich eine Kruste gebildet hat.

## ERSTE MASSNAHMEN

### Schnitt-, Platzwunde

Wunde kurz bluten lassen, damit eventuelle Krankheitserreger ausgespült werden. Wundspülung, Ränder der Wunde desinfizieren (tupfen/sprayen). Vor dem Aufkleben eines Pflasters können Sie die Wundränder sanft zusammendrücken. Bei klaffender Wunde: ein sogenanntes Klammerpflaster aus der Apotheke anbringen.

### Schürfwunden

Vorsichtig mit Wasser abspülen, Steinchen oder andere Verunreinigungen mit Pinzette entfernen, desinfizieren (tupfen/ sprayen). Wenn Kleider auf Schürfungen reiben: Wunde mit einer sterilen, beschichteten Wundauflage aus der Apotheke schützen. Ansonsten Schürfwunde einfach nach dem Desinfizieren trocknen und verkrusten lassen. Beim Trocknen kann ein Föhn – auf kalte Stufe eingestellt! – helfen. Achtung: Salben, Gel oder Puder gehören nicht auf Schürfwunden!

### Splitter/Fremdkörper

Desinfizieren Sie die Verletzung, entfernen Sie Holzsplitter, Dorn oder Glasscherbe vorsichtig mit einer desinfizierten Pinzette oder Stecknadel. Falls das nicht geht: Weichen Sie die Haut vorher auf, zum

Beispiel in einer Schale mit Seifenwasser. Bei Splittern im Finger dicht am Nagel lohnt es sich, zwei Tage abzuwarten: Meist stößt sich der Splitter nämlich dann mit dem Eiter von alleine heraus. Sie können auch wie bei der Nagelbettentzündung vorgehen: Haut aufweichen und dann einen Verband mit Zugsalbe anlegen (siehe Seite 185). Wenn Splitter absolut nicht rauskommen wollen: Gehen Sie zum Arzt, bevor Ihre Operationsversuche den Schaden noch größer machen.

### ÄUSSERLICH

#### Wundspülung

Als Wundspülung eignet sich Wasser, verdünnte Ringelblumen- oder Bingelkrauttinktur (jeweils 1 TL auf 250 ml Wasser).

#### Tipp vom Kräuterpfarrer

„Salat, zerquetscht und aufgelegt, heilt schnell deine Wunden, wenn du dich geschürft oder geschnitten oder geklemmt hast", schreibt Johann Künzle (mehr über den Kräuterpfarrer siehe Seite 18).

#### Klösterlicher Pflegebalsam

Schwester Theresita aus dem Benediktinerinnenkloster Heiligkreuz in Cham (Schweiz) verrät auf Seite 117 das Rezept ihres beliebten Hautbalsams, der sich zur Nachbehandlung verschiedenster Hautverletzungen eignet.

#### Pflegesalben

In anderen Salben zur Behandlung von heilenden Wunden stecken zum Beispiel Zaubernussextrakte (Hamamelis) oder Ringelblumenblüten.

### HOMÖOPATHIE

Aus der homöopathischen Hausapotheke (Seite 310):

## Arnica montana (Arnika)

Bei allen Wund- und Schwächegefühlen und bei allen Folgen von Verletzungen.

Weitere Mittel:

## Calendula (Ringelblume)

Bestes Mittel bei Abschürfungen, Fleischwunden, zerfetzten, sich nur langsam schließende Wunden und bei allen Verletzungen, die mit infizierten und eiternden Wunden einhergehen. Verhindert extreme Narbenbildung und Wundinfektion.

**SO BEUGEN SIE VOR**

### Lieber stumpf als scharf

Lassen Sie Kinder nie unbeaufsichtigt mit scharfen Messern oder Scheren hantieren. Entfernen Sie aber auch nicht alles, was schneidet, aus deren Umfeld. Sondern lassen Sie sie – ihrem Alter entsprechend – mit weniger gefährlichen Geräten üben, während Sie dabei sind.

**ZUM ARZT, WENN ...**

> die Tetanus-Impfung (Wundstarrkrampf) nicht innerhalb der letzten zehn Jahre aufgefrischt wurde.
> Wunden im Gesicht, über Gelenken, an der Hand oder an den Geschlechtsteilen entstanden sind.
> die Wunde besonders tief oder groß ist oder wenn ihre Ränder klaffen.

> Schürfungen stark bluten oder stark verschmutzt sind.
> es sich um eine Bisswunde handelt (durch Mensch oder Tier).
> sich Wundränder entzünden oder die Wunde nicht abheilt.
> Fieber auftritt oder sich starke Schmerzen beziehungsweise schmerzhaft geschwollene Lymphknoten in der Achselhöhle oder der Leiste bemerkbar machen.
> Sie Anzeichen einer Blutvergiftung bemerken: eine strangartige, rote Verfärbung von der Wunde Richtung Herz. Dann sofort zum Arzt!

**DEN RETTUNGSDIENST 112 RUFEN, WENN ...**

> eine Arterie verletzt wurde und das Blut pulsierend aus der Wunde schießt.

# Erste Hilfe

**Info**

**www.drk.de** (Deutsches Rotes Kreuz)

**www.asb.de** (Arbeiter-Samariter-Bund Deutschland e.V.)

**www.johanniter.de** (Johanniter-Unfall-Hilfe e.V.)

**www.malteser.de** (Malteser in Deutschland)

## Notruf 112

Wählen Sie in einem Notfall die Nummer 112 und bleiben Sie am Telefon, bis die Person am anderen Ende alle erforderlichen Informationen von Ihnen erhalten hat.

### Die 5 W's

**Wo** ist der Notfall? **Was** ist geschehen? **Wieviele** Verletzte? **Welche** Verletzungen? **Warten** auf Rückfragen!

## Bewusstlosigkeit

So prüfen Sie, ob der Betroffene bei Bewusstsein ist:

> Sprechen Sie ihn laut an: „Hallo, hören Sie mich?"

> Berühren Sie ihn (Wangen beklopfen, am Arm rütteln, in den Oberarm kneifen).

> Verletzten in die Seitenlage bringen, überwachen und zudecken. Atmung laufend kontrollieren.

### BLS-AED-Schema

BLS ist die Abkürzung für Basic Life Support (Lebensrettung mit Herz-Lungen-Wiederbelebung), AED steht für automatisierter externer Defibrillator. Die wichtigsten Schritte bei Auffinden einer bewusstlosen Person oder eines reaktionslosen Kindes (ab 1 Monat):

**Atmet die Person? JA**

**1.** Nach Hilfe rufen. – **2.** Seitenlagerung (siehe rechts). – **3.** Rettungsdienst 112 alarmieren

**Atmet die Person? NEIN**

**1.** Nach Hilfe rufen. – **2.** Rettungsdienst 112 alarmieren. – **3.** Herz-Lungen-Wiederbelebung (siehe unten). – **4.** Falls ein AED-Gerät verfügbar und ein zweiter Helfer zur Stelle ist: 1 Defibrillationsstoß. – **5.** Herz-Lungen-Wiederbelebung sofort wieder aufnehmen

### Herz-Lungen-Wiederbelebung

Bei der Brustkorbkompression (Herzdruckmassage) wechseln Herzdruckmassage und Beatmung im Rhythmus 30:2 ab (30 x Herzdruckmassage, 2 x Atemspende). Im Zweifelsfall lassen Sie die Beatmung weg: Erste Priorität hat die Herzdruckmassage. Fahren Sie damit fort, bis der Rettungsdienst eintrifft!

**Frequenz:** mindestens 100 Mal drücken pro Minute

**Druckpunkt:** auf der Mittelachse des Brustbeins, leicht in der unteren Hälfte des Brustbeins (in etwa auf der Höhe der Brustwarze). Zwei Handballen übereinander aufsetzen, mit senkrecht gestreckten Armen den Brustkorb komprimieren.

**Drucktiefe:** bei Erwachsenen mindestens 5 cm, bei Kindern und Säuglingen ein Drittel des Brustkorbdurchmessers

**Beatmung:** Für die Beatmungsstöße den Nacken des Betroffenen gestreckt halten, der Unterkiefer wird leicht angehoben.

> Mund zu Nase: Mund zuhalten, dann vorsichtig Luft in die Nase blasen
> Mund zu Mund (wenn der Mundweg frei ist und der Betroffene kein Gebiss trägt): Nase zuhalten, durch den Mund Luft einblasen

**Defibrillator:** Auch wenn ein Gerät greifbar ist, kommt es nur zum Einsatz, wenn Sie sich selbst oder weitere Helfer sich um die korrekte Handhabung kümmern können: Verabreichen Sie 1 Stromstoß laut Anleitung, und fahren Sie sofort weiter mit der Herzdruckmassage.

## Stabile Seitenlagerung

In die stabile Seitenlage bringt man Bewusstlose oder Menschen mit Krampfanfällen, die selbst atmen können. So gehen Sie vor:

**1.** Knien Sie neben den auf dem Rücken liegenden Patienten. – **2.** Entfernen Sie Brille und harte Gegenstände (Handy, Schlüsselbund), ohne den Patienten unnötig zu bewegen. – **3.** Legen Sie den nahen Arm angewinkelt neben den Kopf – **4.** Fassen Sie die gegenüberliegende Hand des Betroffenen, ziehen Sie sie über die Brust so zu sich, dass sie an einer Wange/Schulter liegt. – **5.** Halten Sie die Hand in dieser Position und fassen Sie das gegenüberliegende Bein oberhalb des Kniegelenkes und ziehen Sie es zu sich. Dabei dreht sich der Bewusstlose auf die Seite. Achten Sie darauf, dass er nicht in Bauchlage gerät. – **6.** Damit die Atemwege frei sind, müssen Sie den Kopf erdwärts drehen und darauf achten, dass der Mund geöffnet ist und die Hand flach unterlegen. So können Blut, Schleim oder Erbrochenes abfließen. **7.** Decken Sie den Verletzen mit einer Rettungsdecke zu und beobachten Sie ihn und seine Atmung.

### Helfen bei Herzinfarkt oder Schlaganfall

> Notfallnummer 112 anrufen
> den Betroffenen bei Bewusstsein auf ein Sofa oder auf den Boden setzen (Kopf und Rücken mit Kissen stützen)
> Gegebenenfalls lebensrettende Maßnahmen einleiten: Seitenlagerung und Herz-Lungen-Wiederbelebung. Betroffene Person nicht alleine lassen, sondern seelisch betreuen und über die erste Hilfe informieren

---

Fachliche Beratung: Christoph Müller, Erste Hilfe-Experte vom Deutschen Roten Kreuz; Kursangebote zur Ersten Hilfe und weitere Tipps unter www.drk.de/Erste Hilfe

# 3.13 Verdauungstrakt

## Blähungen

Blähungen äußern sich durch den häufigen Abgang von Darmgasen und einen geblähten Bauch. Ursachen können blähende und schwerverdauliche Speisen sein (Kohl, Linsen, Zwiebeln, Lauch). Auch nervöses Luftschlucken, hektisches Essen, Krankheiten des Verdauungstraktes (mangelnde Produktion von Verdauungssäften) oder Verkrampfungen. Medikamente können ebenfalls Blähungen verursachen.

### ÄUSSERLICH

### Bauchmassage

Machen Sie eine kreisende, sanfte Massage vom rechten Unterbauch nach oben bis zu den Rippen und hinunter bis zum linken Unterbauch. Als Massageöl eignen sich käufliche Ölmischungen, die aus Pflanzenölen (Olivenöl, Mandelöl, Erdnussöl) sowie ätherischem Melissen- oder Kümmelöl bestehen.

### Heiße Bauchkompresse

Legen Sie sich ins Bett und packen Sie eine heiße Kompresse auf den Bauch (siehe Wärmende Wickel, Seite 40). Decken Sie sich leicht zu. Die feuchte Wärme wirkt krampflösend und durchblutungsfördernd. Als Kompressen-Einlage eignen sich Kamillenblütenköpfe.

### INNERLICH

### Der Klassiker

Teemischungen mit Anis, Kümmel, Fenchel, Kamille, Pfefferminze oder Melisse helfen bei geblähtem Bauch, am besten schon vorbeugend. Kümmel eignet sich auch als Gewürz zum Kohl oder zu den Bohnen.

### Schafgarbentee

Durch seinen hohen Gehalt an Gerb- und Bitterstoffen ist Schafgarbentee aus den weißen oder rosa Dolden besonders wirksam.

## Heilerde

Lösen Sie einen Teelöffel Heilerde (für den innerlichen Gebrauch!) in Wasser oder kaltem Tee auf und trinken Sie die Mischung. Oder nehmen Sie Heilerde-Tabletten ein (Packungsbeilage beachten). Heilerde bindet Gase.

## Ingwer

Kauen Sie eine Ingwerwurzel. Oder trinken Sie Ingwertee: Sie können getrocknete Ingwerwurzel fertig kaufen. Oder bereiten Sie einen Tee aus einem Stück geschälter, frisch geriebener Wurzel: mit kochendem Wasser übergießen und 15 Minuten ziehen lassen, dann absieben.

## Artischocke, Mariendistel

Die beiden Heilpflanzen unterstützen Leber und Galle und helfen so indirekt auch dem überforderten Darm. Sie sind als Tinktur oder Kapseln erhältlich. Artischocken können Sie zudem als Gemüse verzehren oder als Saft (Reformhaus) trinken.

## Gesundheitstipp aus dem Kloster

Schwester Theresita aus dem Benediktinerinnenkloster Heiligkreuz in Cham (Schweiz) empfiehlt, getrocknete oder frische Blüten von Sommermajoran (Origanum majorana) zu zerreiben und einzuatmen. Weitere klösterliche Gesundheitsrezepte: siehe Seite 117.

---

### Wickel, Aufgüsse und Tees richtig zubereiten

Wie Sie Hausmittel richtig zubereiten und Heilmethoden korrekt anwenden, lesen Sie detailliert in Kapitel 2 nach: Kopf-Dampfbad (Seite 29), Wickel und Kompressen (Seite 37), Bäder und Güsse (Seite 32), Tees (Seite 51), Tinkturen und ätherische Öle (Seite 53), Homöopathie (Seite 58), Spagyrik (Seite 62).

---

### HOMÖOPATHIE

Aus der homöopathischen Hausapotheke (Seite 310):

### Chamomilla (Kamille)

Bei drückenden, brennenden Magenschmerzen, die durch Ärger oder Erregung ausgelöst werden. Koliken, von denen man befreit werden möchte.

Weitere Mittel:

### Carbo vegetabilis (Holzkohle)

Die Betroffenen verspüren ein Völlegefühl und Auftreibungen im Oberbauch ab ca. 30 Minuten nach dem Essen. Es besteht ein Widerwille gegen Milch, Fleisch und fette Speisen. Verbesserung der Beschwerden durch Hinlegen, zeitweise Erleichterung durch Aufstoßen.

### Lycopodium (Bärlapp)

Auftreibung und Völlegefühl direkt nach dem Essen. Die Blähungen sind vor allem im Unterbauch. Der Patient hat eine Abneigung gegen Milchspeisen. Frische Luft verbessert den Zustand, abends und nachts verstärken sich die Symptome.

---

**SO HELFEN SIE SICH SELBST**

### Keine Eile am Tisch

Gehen Sie das Essen geruhsam an: nicht schlingen, sondern gut kauen und kleine Portionen schlucken. So verhindern Sie auch, dass Sie zu viel Luft schlucken. Verteilen Sie Ihre tägliche Nahrung auf etwa fünf Mahlzeiten.

### Bewegung

Sport und Bewegung im Alltag unterstützen die Darmbewegungen. Wieso nicht regelmäßig einen Verdauungsspaziergang machen?

---

**ZUM ARZT, WENN …**

> die Blähungen von starken Bauchschmerzen begleitet sind.
> Sie häufig unter Blähungen leiden.
> kein Stuhlgang oder Abgang von Winden mehr möglich ist – es besteht Verdacht auf einen Darmverschluss.
> Sie ein Medikament als Ursache vermuten.

# Durchfall

Bei Durchfall ist die Darmschleimhaut gereizt oder entzündet. Das führt zu folgenden Symptomen: dünnflüssiger Stuhl, häufiger Stuhlgang, Bauchschmerzen, eventuell gleichzeitig mit Übelkeit und Erbrechen.

## Hintergrund

Durchfall kann ausgelöst werden durch verdorbenes Essen, Stress, Aufregung, Nikotin- oder Alkoholmissbrauch, Medikamente, Allergien und Darmentzündungen. Krankheitserreger, die zu Durchfall führen, sind beispielsweise Kolibakterien, Salmonellen, Cholera-Bakterien oder Noroviren – letztere sind die Auslöser einer stark ansteckenden Magen-Darm-Grippe.

---

**ÄUSSERLICH**

### Wärmflasche

Wärme auf dem Bauch entkrampft den Darm und lindert die Schmerzen (siehe auch unter Wärmende Wickel, Seite 40).

---

**INNERLICH**

### Heidelbeeren

Getrocknete Heidelbeeren sind ein altes Hausmittel gegen Durchfall: Der Farbstoff Myrtillin ist ein natürliches Antibiotikum und hilft, bakterielle Erreger in Schach zu

halten. Gleichzeitig dichtet die Heidelbeere die Darmschleimhaut ab. Kauen
und schlucken Sie 1 bis 2 Beeren. Oder
kochen Sie 4 EL getrocknete Beeren
10 Minuten lang in 400 ml Wasser und
trinken Sie mehrmals täglich eine Tasse
dieses Suds.

### Brombeer-, Erdbeerblättertee

Brombeerblättertee hilft durch seine
Gerbstoffe bei leichtem Durchfall.
Genauso Erdbeerblättertee: Pfarrer Künzle
riet, bei leichtem Durchfall das ganze
Kraut von Wald- oder Gartenerdbeeren
(mit den Wurzeln) kurz aufzukochen
und einen Tee daraus zuzubereiten. Mehr
über den berühmten Schweizer Kräuter-
papst lesen Sie auf Seite 18.

### Oolong-, Grün- oder Schwarztee

Auch diese Tees tun gut: Die darin
enthaltenen Gerbstoffe dichten
die Darmschleimhaut ab und wirken
antibakteriell (Tee mindestens
10 Minuten lang ziehen lassen).

### Blutwurz

Der Wurzelstock des kleinen, gelb
blühenden Rosengewächses mit dem
botanischen Namen Tormentilla
(oder auch Potentilla) hilft als Tee oder
Tinktur. Die darin enthaltenen Wirkstoffe dichten die Schleimhaut ab und
wirken gegen Mikroben und Viren.
Anwendung höchstens drei Tage lang.
Tinktur: 2- bis 3-mal täglich 10 Tropfen

in einem halben Glas Wasser einnehmen.
Tee: 1–2 TL Wurzeln mit 150 ml kochendem Wasser übergießen, ziehen lassen wie
auf der Verpackung angegeben.

### Heilerde

Nehmen Sie zweimal täglich einen
Teelöffel Heilerde für den innerlichen
Gebrauch ein, in Wasser oder kaltem
Tee aufgelöst. Oder schlucken Sie
ein Tablettenpräparat (Packungsbeilage
beachten).

---

**HOMÖOPATHIE**

Aus der homöopathischen Hausapotheke
(Seite 310):

### Arsenicum album (Weißes Arsenik)

Bei Durchfall nach dem Essen und
Trinken, mit übelriechendem Stuhl. Die
Betroffenen empfinden Schwäche
nach dem Stuhlgang. Durchfall auch
nach kalten Getränken.

Weitere Mittel:

### Veratrum album (Weißer Germer)

Bei Magen-Darm-Grippe im Sommer und
Herbst. Reichlich wässrige Durchfälle,
auch mit Schleim. Typisch ist, dass der
Kreislauf in Mitleidenschaft gezogen
wird. Besserung erfahren die Betroffenen
durch Liegen und Wärme.

### Elektrolyte ausgleichen

Die verlorene Flüssigkeit muss schnell ersetzt werden – entweder durch käufliche Elektrolytlösungen oder selbstgemachte: 7 TL pulverförmiger Traubenzucker oder Zucker, 1 TL Kochsalz, nach Belieben ein Glas Fruchtsaft dazugeben, mit abgekochtem Wasser bis auf 1 Liter auffüllen, verrühren. Oder Brühe abwechselnd mit verdünnten Fruchtsäften oder gesüßtem Tee genießen.

### Schonkost

Schaffen Sie erleichterte Bedingungen für den Darm mit gekochten Möhren, geriebenem Apfel, Bananenbrei, Hafersuppe, Reis, gekochten Kartoffeln, Zwieback. Verzichten Sie komplett auf Alkohol, Kaffee, Zigaretten und Milch.

### Boil it, cook it, peel it or forget it

Siede es, koche es, schäle es oder vergiss es: Beherzigen Sie dieses geflügelte Wort auf Reisen in Länder mit nicht optimalen Hygienebedingungen. Gemüse und Obst also nur geschält oder gekocht verzehren, Mineralwasser oder abgekochtes Wasser trinken.

> ungewöhnlich starke oder anhaltende Bauchschmerzen auftreten.
> Blut oder Schleim im Stuhl sichtbar sind.
> hohes Fieber auftritt.
> der Durchfall sich am dritten Tag nicht legt.
> wiederholt Durchfall auftritt.
> Sie ein Medikament als Ursache vermuten.

→ Zum Thema Durchfall und Brechdurchfall bei Kindern siehe Kinderkapitel (ab Seite 279).

# Hämorrhoiden

Ähnlich wie bei Krampfadern in den Beinen (Seite 209) können sich auch Venen im Enddarm erweitern. Diese Gefäßerweiterungen am After werden Hämorrhoiden genannt. Hämorrhoiden sind häufig und meist harmlos. Es kann aber zu sehr schmerzhaften Venenthrombosen kommen.

## Symptome

Im Bereich des Afters innerlich oder äußerlich vergrößerte Gefäßpolster (Schwellungen, Knoten), hellrote Blutspuren, Schleim, Juckreiz, Brennen, Entzündungen der Analschleimhaut.

# Hintergrund

Der häufigste Grund von Hämorrhoiden ist chronische Verstopfung und eine vorwiegend sitzende Lebensweise. Dadurch bleibt der Kot zu lange im Darm, und auf der Toilette muss gepresst werden. Das Blut staut sich, und das Gewebe schwillt an. Außerdem kann auch eine Neigung zu Krampfadern oder eine Bindegewebsschwäche eine Rolle spielen. Schwangere Frauen haben häufig Hämorrhoiden, weil Schwangerschaftshormone das Bindegewebe lockern und sich der Druck im Bauchraum verstärkt.

## ÄUSSERLICH

### Sitzbäder

Etwa 38 Grad warme Sitzbäder mit Kamille, Zaubernuss (Hamamelis) oder Eichenrinde beschleunigen die Heilung. Kamille oder Hamamelis:
3 EL Pflanzenteile mit kochend heißem Wasser übergießen, etwa 7 Minuten ziehen lassen, dann zum Badewasser geben. So bereiten Sie ein Eichenrindenbad zu: Lassen Sie 2 EL Rinde 10 Minuten lang köcheln und geben Sie den abgesiebten Absud zum Badewasser. Achtung: Eichenrinde macht Flecken auf Textilien. Reinigen Sie auch die Badewanne gleich nach dem Baden!

### Pflanzensalbe

Zwei Salben, die sich bei Hämorrhoiden bewährt haben: Ringelblumen- und Hamamelissalbe.

## HOMÖOPATHIE

Aus der homöopathischen Hausapotheke (Seite 310):

### Nux vomica (Brechnuss)

Wenn die Hämorrhoiden eine Folge der sitzenden Lebensweise sind. Die Hämorrhoiden sind oft innerlich, geschwollen und schmerzen beim Zusammenziehen der Muskeln. Die Schmerzen sind nach jedem Stuhlgang besser. Häufiger Stuhldrang.

Weitere Mittel:

### Acidum nitricum (Salpetersäure)

Die Hämorrhoiden bluten leicht. Heftige schneidende Schmerzen nach dem Stuhlgang, die stundenlang andauern. Man hat das Gefühl, als ob das Rektum gerissen wäre. Verschlechterung durch Wärme und Kälte. Besserung beim Fahren im Wagen.

## SO HELFEN SIE SICH SELBST

### Beckenbodentraining

Trainieren Sie regelmäßig Ihren Beckenboden. Übungen dazu können Sie in entsprechenden Kursen oder auch mithilfe praktischer Anleitungen in Büchern erlernen. Übungen, Literatur und weitere Tipps finden Sie unter Harninkontinenz (Seite 98).

### Bewegung

Besonders, wenn Sie einen „sitzenden Beruf" haben, sollten Sie für Ausgleich in Form von körperlicher Aktivität sorgen. Geeignete Sportarten, die den Beckenboden sanft beanspruchen, sind: Radfahren, Walken, Schwimmen, Gymnastik.

### Muße beim Geschäft

Nehmen Sie sich Zeit auf dem stillen Örtchen. Vermeiden Sie es, zu stark zu pressen. Beugen Sie der Verstopfung vor (mehr dazu auf Seite 269).

### Hygiene

Analhygiene: Nach dem Stuhlgang am besten mit lauwarmem Wasser und Wattebausch (ohne Seife), anschließend sanft trockentupfen.

---

**ZUM ARZT, WENN ...**

> Blut im Stuhl oder auf dem Toilettenpapier zu sehen ist. Lassen Sie sich in diesem Fall immer ärztlich untersuchen, um eine ernste Magen-Darm-Erkrankung auszuschließen.

# Leberbeschwerden

Die Leber ist zentrales Organ des Stoffwechsels, eine ihrer wichtigsten Funktionen ist die Entgiftung des Körpers. Eine Leberstö-

---

### Wickel, Aufgüsse und Tees richtig zubereiten

Wie Sie Hausmittel richtig zubereiten und Heilmethoden korrekt anwenden, lesen Sie detailliert in Kapitel 2 nach: Kopf-Dampfbad (Seite 29), Wickel und Kompressen (Seite 37), Bäder und Güsse (Seite 32), Tees (Seite 51), Tinkturen und ätherische Öle (Seite 53), Homöopathie (Seite 58), Spagyrik (Seite 62).

---

rung gehört immer in ärztliche Behandlung, Hausmittel dürfen nur zur Unterstützung angewendet werden.

### Symptome

Druckgefühl im rechten Oberbauch, Gelbfärbung von Augen und Haut (Gelbsucht), Antriebslosigkeit und Vitalitätsverlust, regelmäßiges nächtliches Erwachen.

### Hintergrund

Häufigste Ursachen für Leberstörungen sind Alkoholmissbrauch, eine Schädigung der Leber durch Medikamente, Infektionen mit Hepatitis-Viren oder anderen Krankheitserregern. Eine starke Überlastung des Organs durch Alkohol- und Tablettenmissbrauch oder durch Leberentzündungen (Hepatitis-Viren) können zu bleibenden schweren Leberschäden (Leberzirrhose) führen.

## Wärmende Leberkompresse

Legen Sie eine Dampf-Kompresse auf den rechten Oberbauch – das steigert die Durchblutung, löst eventuelle Krämpfe und unterstützt die Leber. Wie es geht, lesen Sie auf Seite 40.

## Leber-Gallen-Tee

Fertige Mischungen gibt es in jedem Reformhaus oder in der Apotheke. Meist enthalten die Mischungen Artischocke, Löwenzahn und Mariendistel.

## Mariendistel

Die Leberpflanze. Wirkstoffe in den Früchten der Mariendistel – als Kapseln, Tabletten oder Tinktur eingenommen – schützen die Leber vor giftigen Substanzen und unterstützen die Regeneration des Organs.

Auch die ganz ähnlich aussehende, ebenfalls rosa-violett blühende Artischocke tut der Leber gut: Teezubereitungen aus Artischockenblättern werden bei funktionellen Leber-Gallen-Störungen eingesetzt. Artischocke können Sie auch als Saft aus dem Reformhaus, als Gemüse oder als Tinktur zu sich nehmen (Richten Sie sich jeweils nach der angegebenen Dosierung, die auf der Verpackung oder dem Beipackzettel angegeben ist).

## Löwenzahntee

Auch ein Tee aus den Wurzeln der Pusteblume kurbelt den Stoffwechsel an und ist Balsam für die Leber. In purem Löwenzahntee sind meist getrocknete Wurzeln enthalten, in Teemischungen Löwenzahnblätter. Die frische Wurzel müssen Sie schälen, dann klein schneiden oder raspeln, kalt ansetzen und ungefähr 10 Minuten lang auskochen. Sie können auch käufliche Tinktur verwenden oder im Frühling öfter mal Löwenzahnblätter unter den Salat mischen.

## Rote Beete

Das rote Gemüse enthält Wirkstoffe, die der Leber beim Gesundwerden helfen. Essen Sie Rote Beete als Salat oder als Gemüse. Oder versuchen Sie es mit russischem Borschtsch – einer (roten!) Suppe aus Rote Beete, Zwiebeln, Kohl, Speckwürfel. Rote Beete-Saft gibt es im Drogeriemarkt oder im Reformhaus.

## Sauerkraut

Auch Sauerkraut ist ein altes Hausmittel zur Stärkung der Leber. Essen Sie öfter rohes Sauerkraut oder trinken Sie Sauerkrautsaft aus Reformhaus oder Apotheke. Vorsicht: Sauerkraut hat eine abführende Wirkung!

## HOMÖOPATHIE

Aus der homöopathischen Hausapotheke (Seite 310):

### Nux vomica (Brechnuss)

Geeignet bei Schwellungen der Leber, Reizbarkeit und bei Leberstörungen. Bei Beschwerden, die als Folge von Zorn oder von Arzneimittel-, Kaffee-, Tabak- und Alkoholmissbrauch entstehen.

Weitere Mittel:

### Lycopodium (Bärlapp)

Wenn die Lebergegend sehr empfindlich auf Druck ist. Der Schmerz wandert von rechts nach links. Besserung durch warme Nahrung und Getränke und durch Bewegung. Verschlechterung durch warme Umgebung.

## SO HELFEN SIE SICH SELBST

### Weniger Alkohol und Medikamente

Reduzieren Sie Ihren Alkoholkonsum und vermeiden Sie eine Belastung der Leber durch Medikamente.

### Überflüssige Kilos loswerden

Ihre Leber wird es Ihnen danken, wenn Sie Ihr Übergewicht einschränken. Tipps zum Abnehmen und zu einer ausgewogenen Ernährung finden Sie auf Seite 72.

### Gesund essen

Verteilen Sie Ihre tägliche Nahrung auf fünf bis sechs kleine Mahlzeiten. Achten Sie auf fett- und kohlenhydratarme Kost mit vielen Vitaminen. Essen Sie öfter Bitteres wie Endivien oder Chicorée.

## ZUM ARZT, WENN ...

> Sie eine Lebererkrankung vermuten. Vor allem wenn sich Haut oder Augen gelb färben oder wenn Stuhl und Urin eine andere Farbe annehmen als gewöhnlich.

# Magenschleimhaut-Entzündung (Gastritis)

Es gibt sowohl akute als auch chronische Formen von Magenschleimhaut-Entzündungen. Chronische machen sich nicht immer mit auffälligen Symptomen bemerkbar.

## Symptome

Zu den Anzeichen für eine Magenschleimhaut-Entzündung gehören Völlegefühl, Sodbrennen (siehe Seite 264), Schmerzen im Oberbauch, Magenkrämpfe, Appetitlosigkeit.

## Hintergrund

Häufigste Ursachen sind Infektionen mit dem Bakterium Helicobacter pylori, zu schnelles Essen, zu fette Nahrung, übermäßiger Alkohol-, Nikotin- oder Koffeinkonsum, gewisse Medikamente, Stress.

## Kamillen-Bauchwickel

Legen Sie sich mit einem heißen Kamillenwickel (siehe Seite 41) um den Bauch ins Bett, das entkrampft und tut gut. Falls Sie eine Allergie gegen Kamille haben, können Sie den Wickel auch als einfache Dampfkompresse zubereiten, das heißt ohne Pflanzenzusatz (siehe Seite 41).

## Heilerde

Zweimal täglich einen Teelöffel Heilerde für den innerlichen Gebrauch einnehmen, in Wasser oder kaltem Tee aufgelöst. Heilerde schützt die Magenschleimhaut und neutralisiert die Magensäure. Beachten Sie die Packungsbeilage.

## Leinsamen-Wasser

Geben Sie zwei Hände voll Leinsamen in einen halben Liter kaltes Wasser. Warten Sie drei bis vier Stunden, sieben Sie die Samen heraus und trinken Sie über den Tag verteilt immer wieder einen Schluck von der Flüssigkeit. Die Schleimstoffe der Leinsamen bilden im Magen einen Schutzfilm.

## Magenbitter, alkoholfrei

Teesorten mit leichtem Bitterstoff- und Schleimgehalt eignen sich hervorragend bei Gastritis, zum Beispiel Schafgarbe, Malve, Engelwurz und Kalmuswurzel. Engelwurz und Kalmuswurzel müssen kalt angesetzt und kurz aufgekocht werden. Die Wurzel der Sumpfpflanze Kalmus ist ein aromatisches Bittermittel. Sie können sie auch direkt verwenden: Kauen Sie zwei, drei Stückchen getrocknete Wurzel (Reste ausspucken).

## Weitere Tees

Auch der Allerweltstee Pfefferminz ist ein Magentröster. Er wirkt krampflösend und entzündungshemmend. Alternativen sind Melissen-, Kamillen- oder Lavendeltee. Auch schwarzer Tee schlägt nicht auf den Magen, sondern beruhigt ihn.

Aus der homöopathischen Hausapotheke (Seite 310):

## Arsenicum album (Weißes Arsenik)

Das Mittel gegen Magenschmerzen nach dem Essen, die sich durch warme Getränke bessern. Man verspürt großen Durst nach kalten Getränken, hat aber gleichzeitig Angst zu trinken, weil die kalten Getränke nicht vertragen werden. Die Betroffenen können es nicht ertragen, Essen zu riechen oder zu sehen. Heftiges Erbrechen nach dem Essen und nach dem

Trinken. Man verlangt Saures, Essig, Branntwein. Der Mund ist bitter.

### Nux vomica (Brechnuss)

Die Magengegend ist sehr druckempfindlich. Der Oberbauch ist aufgebläht, selbst mehrere Stunden nach dem Essen. Saurer Geschmack im Mund und morgendliche Übelkeit. Bauchschmerzen, die durch Stuhlgang vorübergehend erleichtert werden.

### Bryonia alba (Zaunrübe)

Der Magen ist berührungsempfindlich. Nach dem Essen verspürt man einen Druck wie von einem Stein. Die Beschwerden sind schlimmer am Morgen und bei Bewegung. Sie kommen vor allem bei warmem Wetter vor.

## SO HELFEN SIE SICH SELBST

### Ruhe

Gönnen Sie sich eine Auszeit und kurieren Sie Ihr Magenleiden, damit sich daraus keine chronische Magenerkrankung entwickelt.

### Genuss- und Suchtmittelverzicht

Verzichten Sie während der Entzündung auf Alkohol, Kaffee und Zigaretten. Und reduzieren Sie den Konsum auch in gesunden Tagen – zur Vorbeugung.

### Das freut den Magen

Essen Sie langsam, nehmen Sie sich Zeit für jede Mahlzeit. Verteilen Sie Ihre Nahrung auf fünf bis sechs kleine Mahlzeiten. Meiden Sie sehr Scharfes, Heißes, Eiskaltes und Fettes.

### Entspannen Sie sich

Hat sich bei Ihnen eine hektische Lebensweise breitgemacht? Überdenken Sie diese. Auch Entspannungsübungen können Abhilfe schaffen (mehr dazu auf Seite 66).

## ZUM ARZT, WENN ...

> Sie bei sich eine Gastritis vermuten. Dann sollten Sie sich in jedem Fall vom Arzt untersuchen lassen. Vor allem, wenn die Magenbeschwerden chronisch sind oder wenn Blut im Erbrochenen oder im Stuhl auftritt. Hausmittel dürfen zur Unterstützung angewendet werden.

# Nahrungsmittelallergie

Lebensmittelallergien sind im Vergleich zu anderen Allergien selten. Die Betroffenen reagieren am häufigsten auf Kuhmilch, Hühnerei, Nüsse, Sesam, Sojabohnen, Schalentiere, Fisch oder Fleisch, Senf, Erdbeeren, Äpfel, Kiwi, Zitrusfrüchte, Sellerie, Karotten oder Getreide. Auch Konservierungsmittel oder Geschmacksverstärker können allergische Reaktionen auslösen.

## Symptome

Eine Nahrungsmittelallergie kann sich auf verschiedene Arten äußern:

> Juckreiz oder Schwellung im Mund, Durchfall, Übelkeit, Bauchschmerzen
> Nesselfieber (mit Hautrötung, Jucken, Schwellung)
> Atemnot, Asthmaanfall

## Hintergrund

Bei einer Nahrungsmittelallergie reagiert das Immunsystem auf bestimmte Stoffe, die in der Nahrung enthalten sind. Oft sind Kreuzallergien im Spiel. Das bedeutet, dass die ursprüngliche Sensibilisierung der Betroffenen sich nicht gegen das Lebensmittel richtet, sondern zum Beispiel gegen ein Allergen, das eingeatmet wird. Birkenpollen-Allergiker beispielsweise vertragen häufig keine Nüsse und kein Kernobst.

### INNERLICH

**Nachtkerzen- und Borretschöl**
Die regelmäßige Einnahme von Nachtkerzen- oder Borretschöl kann allergische Erkrankungen mildern. Verantwortlich für den Effekt scheinen mehrfach ungesättigte Fettsäuren in den Pflanzen zu sein, vor allem Gamma-Linolensäuren. Sie können Sie als Kapseln oder reines Öl

kaufen. Zu Dosierung und Einnahme fragen Sie Ihren Arzt oder Apotheker.

**Schwarzkümmelöl**
Das Gewürz unterdrückt die Aktivität von Substanzen, die Entzündungen auslösen. Es wird mit Erfolg vorbeugend und heilend gegen allergische Erkrankungen eingesetzt. Schwarzkümmelöl wird aus den kleinen schwarzen Samen des Schwarzkümmels gewonnen. Sie können Schwarzkümmel als Gewürz verwenden – zum Beispiel in Currys oder Tomatensaucen – oder als reines Öl oder als Kapseln aus der Apotheke/Reformhaus (Packungsbeilage beachten).

### HOMÖOPATHIE

Aus der homöopathischen Hausapotheke (Seite 310):

**Nux vomica (Brechnuss)**
Bei Verdauungsstörungen nach dem Essen als Folge von scharf gewürzten Speisen. Alle Reiz- und Genussmittel verschlimmern die Beschwerden, obwohl ein starkes Verlangen nach ihnen besteht.

Weitere Mittel:

**Okoubaka**
Man nimmt dieses Mittel bei Nahrungsmittelunverträglichkeit und Reaktionen mit Übelkeit. Okoubaka wirkt auch entgiftend, z. B. nach einer Chemotherapie.

### Allergie oder Intoleranz?

Neben echten Nahrungsmittelallergien gibt es auch Intoleranzen, also Unverträglichkeiten bei bestimmten Lebensmitteln. Die Ursachen einer **Nahrungsmittel-Intoleranz** sind vielfältig, oft ist es ein Enzymmangel. Dadurch können bestimmte Nahrungsbestandteile nicht richtig verdaut werden. Ein Beispiel ist die **Laktose-Intoleranz,** Betroffene vertragen keinen Milchzucker.

Bei **Histamin-Intoleranz** sollten Sie stark histaminhaltige Nahrungsmittel auf dem Speiseplan reduzieren. Dazu gehören Käse, Fisch, Rotwein, Champagner, Schokolade, Tomaten, Gepökeltes.

Weitere Infos finden Sie unter Medizin spezial: Allergien (Seite 194) und unter den Stichworten Neurodermitis (Seite 186), Heuschnupfen (Seite 150), Hausstaubmilben-Allergie (Seite 146).

Weitere Infos finden Sie unter Medizin spezial: Allergien (Seite 194) und unter den Stichworten Neurodermitis (Seite 186), Heuschnupfen (Seite 150), Hausstaubmilben-Allergie (Seite 146).

#### SO HELFEN SIE SICH SELBST

#### Tagebuch

Zuerst ist es wichtig herauszufinden, worauf Sie allergisch reagieren. Dafür ist ein Essenstagebuch hilfreich, in das man auch die Symptome notiert. Bei Verdacht lassen Sie das betreffende Nahrungsmittel über eine längere Zeit weg und machen dann mit einer einmaligen Einnahme einen Beweisversuch – solange die Allergiesymptome nicht gefährlich sind.

#### Vermeidung

Verzichten Sie auf das allergieauslösende Nahrungsmittel und verzehren Sie möglichst nichts, was die Substanz enthalten könnte.

#### ZUM ARZT, WENN …

> Sie bei sich eine Nahrungsmittelallergie vermuten. Allergien gehören immer in ärztliche Behandlung.

# Sodbrennen

Sodbrennen entsteht, wenn die sauren Magensäfte zurück nach oben in die Speiseröhre fließen (sogenannter Reflux). Symptome sind ein brennendes Gefühl in der Speiseröhre, saures Aufstoßen, Völlegefühl.

## Hintergrund

Ursachen für den Reflux sind meist zu üppige Mahlzeiten. Andere Auslöser sind Stress oder Magen-Darm-Krankheiten.

## Rohes Sauerkraut

Akutes Sodbrennen können Sie mit
Sauerkraut „löschen". Einige Wacholder-
beeren in gekochtem Sauerkraut sollen
saures Aufstoßen zusätzlich lindern.

## Spitzwegerich, Schafgarbe, Malve

Alle drei Heilpflanzen wirken als Tee gut
gegen Sodbrennen, dank ihres Schleim-
und Gerbstoffgehalts und ihrer entzündungshemmenden Eigenschaften.

## Kalmuswurzel

Kauen Sie zwei, drei Stückchen der
aromatischen Wurzel (Reste ausspucken)
oder bereiten Sie daraus einen Absud
(kurz aufkochen und 10 Minuten lang
ziehen lassen).

## Leinsamen

Geben Sie zwei Handvoll Leinsamen in
einen halben Liter kaltes Wasser. Warten
Sie drei Stunden, sieben Sie die Samen ab
und trinken Sie immer wieder einen
Schluck von der Flüssigkeit. Die Schleimstoffe der Leinsamen bilden im Magen
einen Schutzfilm.

## Heilerde

Zweimal täglich (einige Tage lang) einen
Teelöffel Heilerde für den innerlichen
Gebrauch einnehmen, in Wasser oder
kaltem Tee aufgelöst (Packungsbeilage
beachten).

## Wickel, Aufgüsse und Tees richtig zubereiten

Wie Sie Hausmittel richtig zubereiten
und Heilmethoden korrekt anwenden,
lesen Sie detailliert in Kapitel 2 nach:
Kopf-Dampfbad (Seite 29), Wickel und
Kompressen (Seite 37), Bäder und Güsse
(Seite 32), Tees (Seite 51), Tinkturen und
ätherische Öle (Seite 53), Homöopathie
(Seite 58), Spagyrik (Seite 62).

Aus der homöopathischen Hausapotheke
(Seite 310):

## Nux vomica (Brechnuss)

Bei Sodbrennen und Übelkeit, die nach
dem Essen – besonders ein bis zwei
Stunden danach – einsetzt. Das Aufstoßen
ist sauer und bitter. Die Betroffenen
müssen die Kleider lockern.

Weitere Mittel:

## Calcium carbonicum (Austernschale)

Hier beobachtet man häufiges saures
Aufstoßen, saures Erbrechen, Sodbrennen
und lautes Aufstoßen. Der Patient verlangt
nach kalten Getränken. Druck verschlechtert das Befinden.

### Kaugummi kauen

30 Minuten lang nach den Mahlzeiten. Das Kauen bringt die Speichelproduktion in Gang und regt den Darm an, sich zu bewegen. Auch dem Reflux wirken Sie so entgegen: Der Säuregehalt in der Speiseröhre wird stark reduziert, wie eine Londoner Studie gezeigt hat.

### Doppeltes Kissen

Manchmal hilft es, mit leicht erhöhtem Oberkörper zu schlafen, zum Beispiel indem Sie den Kopf auf zwei Kissen betten.

### Genuss- und Suchtmittelverzicht

Verzichten Sie möglichst auf Kaffee, schwarzen Tee, Alkohol, Schokolade und auf das Rauchen. Diese Stoffe reizen die Muskeln zwischen Speiseröhre und Magen und schwächen die Magenschleimhaut.

### Magenfreundliche Ernährung

Meiden Sie kohlensäurehaltige Getränke oder eiskaltes Essen und Trinken. Bevorzugen Sie pflanzliche Nahrungsmittel, essen Sie nicht zu salzig, zu scharf oder zu fett. Verteilen Sie Ihre Nahrung auf fünf bis sechs kleinere Mahlzeiten. Bei akuten Beschwerden hilft oft ein Glas kühle Milch. Oder etwas herumlaufen.

### Übergewicht reduzieren

Bringen Sie zu viele Kilos auf die Waage? Treiben Sie Sport und überprüfen Sie Ihr Essverhalten (siehe Seite 72).

**ZUM ARZT, WENN ...**

> das Sodbrennen trotz Selbstbehandlung und veränderten Essgewohnheiten immer wieder auftritt. Erstens äußern sich verschiedene Magen-Darm-Krankheiten als Sodbrennen, zweitens kann der Reflux bleibende Schäden an den Zähnen, an der Speiseröhre und im Atemtrakt verursachen.

# Übelkeit, Erbrechen

Brechreiz und Übelkeit sind Vorboten von Erbrechen, einer eigentlich „gesunden" Reaktion des Körpers, um Giftiges oder Unverträgliches loszuwerden. Auch Irritationen des Gleichgewichtssinns oder starke psychische Erregung können das Brechzentrum im Gehirn aktivieren.

## Symptome

Zu den Anzeichen gehören ein flaues Gefühl im Magen, Schwindelgefühle, Blässe im Gesicht, Brechreiz sowie Blutdruckabfall. Beim Erbrechen wird saurer Mageninhalt über die Speiseröhre nach außen befördert.

# Hintergrund

Übelkeit wird durch Infektionskrankheiten (siehe auch unter Durchfall, Seite 254) oder durch verdorbene Nahrung, Gifte, Medikamenten- oder Suchtmittelmissbrauch verursacht. Weitere Auslöser sind Migräne, ein Sonnenstich, Gleichgewichtsprobleme (Karussell, Reisekrankheit in Auto, Bahn, Bus, Flugzeug oder auf dem Schiff) oder auch Erkrankungen der Verdauungsorgane, des Herzens und des Gehirns sowie Stoffwechselstörungen.

## ÄUSSERLICH

### Heißer Pulswickel mit Arnika

Dieser Doppelwickel mit Arnikatinktur (1 EL Tropfen auf 250 ml heißes Wasser) an den Handgelenken kann den Kreislauf beruhigen und wieder ins Gleichgewicht bringen. Den Wickel mit je einem Außentuch umwickeln (siehe Wärmende Wickel, Seite 40).

## INNERLICH

### Artischocke

Der Gemüsesaft oder eine verdünnte (alkoholhaltige) Tinktur aus dem Kraut der Artischocke hilft gegen Übelkeit und Brechreiz. Dosierung: 2- bis 3-mal täglich 10 Tropfen in einem halben Glas Wasser.

### Ingwerwurzel

Die Wirkung von Ingwer bei Übelkeit ist durch Studien belegt, zum Beispiel hilft die Wurzel gegen Reiseübelkeit. Kauen Sie eine Ingwerwurzel, trinken Sie fertigen Ingwertee aus getrockneten Wurzeln oder bereiten Sie einen Tee aus einer frisch geriebenen Wurzel zu: mit kochendem Wasser übergießen, 15 Minuten ziehen lassen, absieben.

### Zitronenschale

Kauen Sie eine frische, unbehandelte Zitronenschale. Das sorgt nicht nur für einen frischen Geschmack im Mund, sondern wirkt leicht belebend auf die Schleimhaut, was den Brechreiz lindert.

### Kamille, Schafgarbe und Wermut

Tee aus diesen Pflanzen lindert Übelkeit. Wermut können Sie auch in Form von Tinktur einnehmen (Dosierung nach Anleitung auf der Verpackung).

### Cola und Salzstangen

Ein Hausmittel, dem so gar nicht der Stempel „bittere Medizin" anhaftet – und das nicht nur Teenagern schmeckt! Lassen Sie die Kohlensäure vorher entweichen, indem Sie die Flasche schütteln.

### Vitamin C

Das Vitamin soll laut neuerer Forschung vorbeugend gegen Reisekrankheit wirken. Früchte und Gemüse mit reichlich Vitamin C: Sanddornbeeren, schwarze Johannisbeeren, Grünkohl, Rosenkohl, Paprika, Brokkoli, Spinat, Kiwi, Erdbeeren, Orangen, Zitronen.

### HOMÖOPATHIE

Aus der homöopathischen Hausapotheke (Seite 310):

**Nux vomica (Brechnuss)**

Bei Druckgefühl, Sodbrennen und Übelkeit, die nach dem Essen einsetzt, besonders ein bis zwei Stunden danach. Bei Verdauungsbeschwerden, die nach Arzneimittelmissbrauch auftauchen oder als Folge von Kaffeegenuss oder Konsum von Tabak oder Alkohol. Dabei fühlt man ein Zittern und Beben im Magen und enge Kleider stören.

**Chamomilla (Kamille)**

Drückende, brennende Magenschmerzen mit fauligem Aufstoßen und galligem Erbrechen. Dieser Zustand wird vielfach durch Erregung oder durch zu viel Kaffee ausgelöst.

### SPAGYRISCHE ESSENZEN

Gegen Übelkeit werden Sprays mit folgenden Essenzen angewendet: **Ingwer** gegen Übelkeit und Magenschwäche; **Melisse** beruhigt den Magen, wirkt krampf- und blähungswidrig; **Brechnuss** ist hilfreich bei Übelkeit oder Erbrechen infolge verdorbener Nahrung, übertriebener Nahrungsaufnahme oder infolge Stress und hektischer Lebensweise. Brechnuss

wirkt unter anderem entgiftend. **Kokkelskörner**-Essenz ist sinnvoll bei Übelkeit durch Bewegungsänderungen (Reisekrankheit).
Näheres zur Spagyrik ab Seite 62.

### SO HELFEN SIE SICH SELBST

**Schonkost**

Schonen Sie Ihren Magen! Erlaubt sind Miniportionen von Haferschleimsuppe, Kartoffelbrei oder Gemüsesuppe.

**Flüssigkeitsverlust ausgleichen**

Trinken Sie unbedingt reichlich, zum Beispiel gezuckerten Tee, verdünnte Fruchtsäfte oder Suppen (siehe auch Durchfall, Seite 254).

### ZUM ARZT, WENN ...

> die Übelkeit nach zwei Tagen nicht abklingt.
> andere Symptome hinzukommen.
> es sich um starkes Schwangerschaftserbrechen handelt.
> Sie keine Flüssigkeit zu sich nehmen. In diesem Fall schon nach einem Tag zum Arzt!

# Verstopfung

Etwa drei Millionen Menschen in Deutschland leiden unter Verstopfung.

## Symptome

Seltene Darmentleerung, harter Stuhl, Beschwerden beim Stuhlgang, Völlegefühl, Blähungen, erhöhtes Risiko für Hämorrhoiden (Seite 256). Ab wann der Stuhl zu selten kommt, ist individuell sehr verschieden. Seltener als alle drei Tage gilt jedoch immer als Verstopfung.

## Hintergrund

Die drei Hauptursachen der Darmträgheit sind: falsche Ernährung, zu geringe Flüssigkeitszufuhr und mangelnde Bewegung. Verstopfung kann auch durch Medikamente, Hormonstörungen oder Darmerkrankungen verursacht werden.

### ÄUSSERLICH

#### Bauchmassage

Massieren Sie im Kreis: zuerst den rechten Unterbauch (dem Darmverlauf entlang) nach oben bis zu den Rippen, dann wieder hinunter bis zum linken Unterbauch. Als Massageöl eignen sich die gleichen Öle wie bei Blähungen (Seite 252).

#### Kalter Lendenwickel

Umwickeln Sie die Lenden mit einem Baumwolltuch, das Sie vorher in kaltes (nicht eiskaltes) Wasser getaucht haben. Als zweite Schicht kommt ein größeres Tuch aus Frottee oder Wolle darum. Legen Sie sich ins Bett und decken Sie sich leicht zu. Einwirkzeit: 10 bis 45 Minuten, je nachdem, wie lange es Ihnen angenehm ist. Der kalte Lendenwickel wirkt verdauungsfördernd, entkrampfend und entspannend (siehe auch unter Kühlende Wickel, Seite 37). Nicht anwenden bei gleichzeitiger Menstruation oder Harnwegsinfekten.

#### Feuchtheiße Bauchauflage

Falls Ihnen Wärme besser gefällt: Auch eine warme Kompresse mit Kamillenblüten- (siehe Seite 41) oder Schafgarbentee hat bei Verstopfung Tradition.

#### Senfmehl-Fußbad

Dieses Fußbad hat's in sich: Senfmehl enthält Stoffe, die die Haut reizen. Dadurch wird unter anderem der Körper durchwärmt und der Stoffwechsel angeregt. Anleitung siehe Seite 34. Bitte auch die Sicherheitshinweise (Seite 43) beachten!

### INNERLICH

#### Weizenkleie, Leinsamen, Indische Flohsamenschalen

Drei typische Darm-Durchpuster: Dazu müssen Sie allerdings viel trinken, sonst kann sich die Verstopfung verschlimmern!

Die Dosis langsam steigern: von 1 TL auf 2 EL pro Tag.

### Sauerkraut, Sauermilch, Joghurt

Täglich eine kleine Portion Sauerkraut essen oder Sauerkrautsaft trinken, das beugt der Verstopfung vor. Wenn Sie jeden Tag einen Joghurt essen oder ein Glas Sauermilch trinken, macht das Ihrem Darm ebenfalls Beine.

### Bittergemüse

Bitterstoffe in Gemüse und Salaten wie Artischocke, Endivie, Chicoree und Löwenzahn regen die Produktion von Magensäure, Gallen- und Bauchspeicheldrüsesekreten an und stimulieren die Darmbewegungen. Löwenzahntee wird nicht aus den gelben Blüten zubereitet, sondern aus der Wurzel und den Blättern. Sie müssen dazu die frischen Wurzeln zuerst gut waschen und schälen. Dann zerhacken, kalt ansetzen und ungefähr 10 Minuten lang auskochen. Sie können auch fertigen Tee aus getrockneten Pflanzenteilen kaufen oder Tinktur verwenden. Oder mischen Sie im Frühling öfter mal Löwenzahnblätter unter den Salat.

### Kräutertee

Geeignet sind Tees aus den Heilpflanzen Wegwarte, Schafgarbe, Kümmel, Pfefferminze und Melisse.

### Rizinusöl im Notfall

1 bis 2 EL schlucken, das bringt meist nach etwa zwei Stunden Erleichterung.

**HOMÖOPATHIE**

Aus der homöopathischen Hausapotheke (Seite 310):

### Nux vomica (Brechnuss)

Bei Verstopfung mit vergeblichem Stuhldrang. Nach Arzneimittelmissbrauch oder durch eine sitzende Lebensweise. Oder wenn sich Verstopfung und Durchfall abwechseln.

### Silicea (Kieselsäure)

Der Kot rutscht nach langem Pressen wieder in den Mastdarm zurück. Es handelt sich um eine Schwäche des unteren Darmabschnittes. Bei Frauen findet man dieses Symptom häufig vor oder während der Menstruation.

**SO HELFEN SIE SICH SELBST**

### Genug trinken

Sie sollten etwa 10 Trinkgläser oder Teetassen am Tag zu sich nehmen, insgesamt also etwa zwei Liter. Idealerweise in Form von Frucht- und Gemüsesäften, Tee, Mineralwasser oder Buttermilch. Fangen Sie schon vor dem Frühstück mit einem Glas warmem Wasser an.

## Ballaststoffe

Essen Sie Vollkornprodukte statt Weißbrot. Und packen Sie fünf Früchte-
und Gemüseportionen in Ihren Speiseplan
(siehe Seite 72).

## Slow Food

Nehmen Sie sich Zeit für das Essen
und genießen Sie es. Kauen Sie gut und
schlucken Sie häufig. Je mehr Arbeit
der Mund leistet, desto besser ist die
Verdauung.

## Bewegung

Bauen Sie Sport und Bewegung
in Ihren Alltag ein. Bewegungen, die
Bauchmuskeln und Beckenboden
mobilisieren, wirken vorbeugend gegen
Verstopfung (siehe auch Seite 70).

## Regelmäßigkeit

Nehmen Sie sich Zeit für Ihr Geschäft
auf dem stillen Örtchen. Und gewöhnen
Sie Ihren Organismus an regelmäßige
Sitzungen.

**ZUM ARZT, WENN ...**

> die Verstopfung ungewohnt ist
> oder die Bauchschmerzen sehr stark
> sind.
> Blut oder Schleim im Stuhl zu sehen
> sind.
> Fieber oder Übelkeit auftreten oder
> wenn Sie den Darm länger als vier Tage
> nicht entleeren können.

> der Verdacht auf einen Darmverschluss
> besteht.

→ Zu Verstopfung bei Kindern siehe Seite 299.

# So stärken Sie Ihre Abwehr

Wir sind alle ständig von einer Vielzahl von Bakterien, Viren, Pilzen und Parasiten umgeben. Dem körpereigenen Abwehrsystem – dem Immunsystem – ist es zu verdanken, dass es nur den wenigsten Krankheitserregern gelingt, sich in unserem Körper breitzumachen.

### Die Streitkräfte des Körpers

Das Immunsystem ist aber nicht nur dazu da, Krankheitserreger abzuwehren. Es ist auch ständig damit beschäftigt, körpereigene Zellen, die aus dem Ruder laufen oder ihre Funktion nicht mehr erfüllen, unschädlich zu machen, zum Beispiel Krebszellen. Wer die körperlichen Abwehrkräfte stärkt, wappnet sich demnach nicht nur besser gegen Infektionen, sondern auch gegen chronische Erkrankungen und Krebs.

### Das Immunsystem vergisst nicht

Das Immunsystem befindet sich hauptsächlich im sogenannten Lymphsystem (mit Milz, Mandeln, Lymphknoten und Thymus) sowie in der Haut und im Darm. Die wichtigsten „Streitkräfte" des Körpers sind Antikörper, Lymphozyten, Immunbotenstoffe sowie Fress- und Killerzellen. Diese körpereigenen Zellen und Stoffe erkennen in einer kunstvollen Teamarbeit körperfremde Strukturen, vernichten Unerwünschtes und Krankmachendes. Außerdem sorgen sie – nach überstandenem Kontakt mit Bazillen – auch für ein „Immungedächtnis", das beim nächsten Bazillenalarm die Abwehr (noch) besser koordiniert und beschleunigt.

### Entspannung ...

Wie schlagkräftig das Immunsystem ist, entscheidet auch die Psyche mit. Wer sein seelisches Gleichgewicht pflegt, stärkt zugleich das Immunsystem. Das Stresshormon Kortisol bremst die Abwehr. Und wer hektisch lebt, bildet weniger Immunzellen. Dass Entspannungstechniken dagegen das Immunsystem unterstützen, ist wissenschaftlich abgesichert: So erhöhen beispielsweise regelmäßige Qi-Gong-Übungen die Anzahl gewisser Immunzellen im Körper.

### ... und Bewegung

Wer sich regelmäßig und moderat bewegt, ist ebenfalls besser vor Infekten und anderen Krankheiten geschützt: Die Atmung wird in-

tensiviert, der Körper nimmt mehr Sauerstoff auf und die Muskeln produzieren zudem Botenstoffe, die das Immunsystem
ankurbeln.

### Lebensfreude

Tun Sie, worauf Sie Lust haben. Pflegen
Sie Freundschaften und familiäre Bezie-
hungen.

### Entspannung

Schlafen Sie genug. Bauen Sie tagsüber
immer wieder Ruhephasen ein. Fällt Ihnen
das Abschalten schwer, erlernen Sie
Entspannungstechniken (siehe Seite 66).

### Bewegung

Wählen Sie am besten eine Ausdauersportart, bei der Sie leicht ins Schwitzen
oder aus der Puste kommen. Zum
Beispiel Walking, Radfahren, Inline-Skaten,
Schwimmen, Rudern.

### Ausgewogen essen

Ihr Immunsystem wünscht sich fünf
Portionen Obst und Gemüse. Sowie ein bis
zwei Liter Flüssigkeit täglich, damit die
Schleimhäute nicht austrocknen – ansonsten werden sie anfällig für Infektionen. Um
die Darmflora zu stärken: Sauerkraut und
andere sauer vergorene Lebensmittel wie
Joghurt, Kefir oder Quark (siehe auch Seite
72).

### Abhärtung

Gehen Sie täglich und bei jedem Wetter
ins Freie, schwitzen Sie in der Sauna
oder machen Sie zu Hause heißkalte
Wechselduschen, wechselwarme Fußbäder oder trockene Bürstenmassagen:
Solche Reiztherapien bringen Durchblutung und Abwehr auf Trab (siehe auch
Seite 32).

### Phytotherapie

Folgenden Pflanzen wird eine immun-
stärkende Wirkung zugeschrieben,
insbesondere zur Vorbeugung von
Infekten: Sonnenhut (Echinacea), Kapuzinerkresse, Kapland-Pelargonie,
Schwarzkümmel, Taigawurzel, Zistrose.

### Hände waschen

Banal, aber wahr: Wer sich regelmäßig
die Hände mit Seife wäscht, ist vor
Infektionskrankheiten besser geschützt.

### Erkältungssituationen meiden

Sorgen Sie für warme Füße, gehen
Sie möglichst nicht mit nassen Haaren
oder verschwitzt und in zu dünner
Kleidung ins Freie und meiden Sie Zugluft.

### Weniger Suchtmittel

Schränken Sie Ihren Tabak- und Alkoholkonsum ein. Diese Stoffe lassen im Körper
freie Radikale entstehen, die Immunzellen
angreifen.

# 4. DAS KRANKE KIND

Krankheiten gehören zum Kinderalltag: Sie sind Teil der Entwicklung. Das kindliche Abwehrsystem lernt und reift bei der Bekanntschaft mit Viren, Bakterien & Co. Lesen Sie in diesem Kapitel, wie Sie Ihr Kind in kranken Tagen am besten unterstützen.

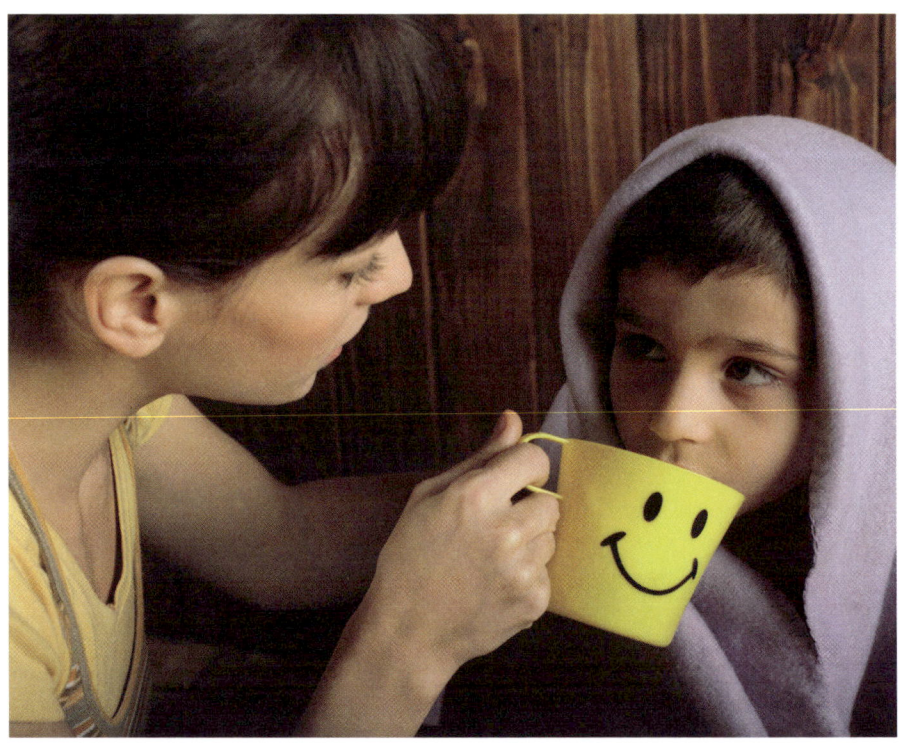

# 4.1 Zuwendung heilt

Die Empfehlungen auf den folgenden Seiten können Eltern helfen, zu entscheiden, in welchen Situationen sie ihr Kind selbst behandeln können und welche Hausmittel sich eignen. Die alleinige Selbstmedikation stößt bei manchen Erkrankungen wie Keuchhusten, Masern, Mumps, Scharlach und Co. allerdings an ihre Grenzen – es könnten Komplikationen auftreten.

## Oder doch zum Arzt?

„Diagnosen" gestalten sich bei Säuglingen nicht einfach. Und auch Kleinkinder können meist noch nicht genau sagen, wo der Schuh drückt. Wichtig zu wissen: Kinder sind nicht einfach kleine Erwachsene. Sie reagieren empfindlicher auf Austrocknung, haben eine dünnere Haut als Erwachsene, und die Ausscheidung von Giften funktioniert anders, da Nieren und Leber noch nicht ausgereift sind. Die Entscheidung, wann ein krankes Kind dem Arzt gezeigt oder wann sogar der Rettungsdienst gerufen werden sollte, kann Ih-

nen dieser Ratgeber nicht abnehmen. Neben den Empfehlungen auf den folgenden Seiten dürfen, ja, müssen Sie sich auf Ihr Gefühl verlassen. Denn Sie kennen und verstehen Ihr Kind am besten. Im Zweifel gilt: lieber einmal mehr zum Arzt als einmal zu wenig!

## Tipps für die Pflege

Zuwendung ist für kranke Kinder ebenso wichtig wie die richtige medizinische Behandlung – manchmal gar noch wichtiger. Mit diesen Empfehlungen klappt es:

### Zeit, Zeit, Zeit

Eine der wichtigsten Voraussetzungen: Nehmen Sie sich viel Zeit für Ihr krankes Kind, verschieben Sie andere Verpflichtungen. Übrigens: Vom Gesetz her sind Arbeitgeber verpflichtet, Eltern für die Betreuung des kranken Kindes (unter 12 Jahren) Sonderurlaub zu gewähren (ärztliches Attest nötig). Eine einheitliche Regelung gibt es dafür nicht. Üblich sind meist 5 Tage pro Jahr.

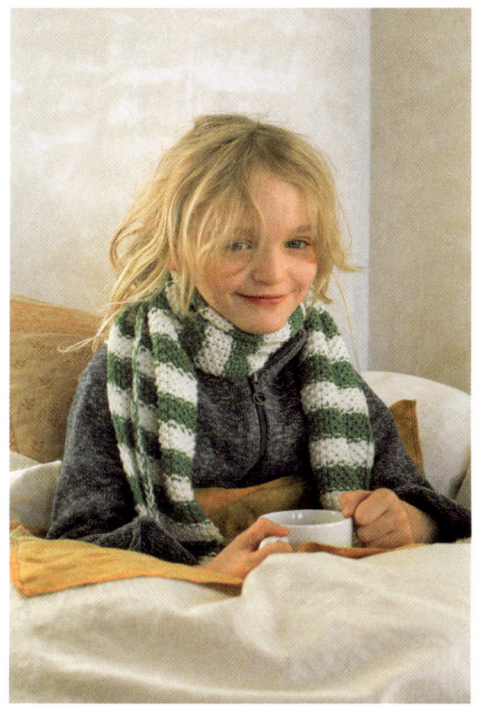

oder sich bei Gelegenheit Eichenrinde oder Stiefmütterchen in der Natur anschauen.

## Spiel und Spaß

Hausmittel sollen Spaß machen: Kneipp bietet Gelegenheiten zum Planschen. Und wenn auch der Lieblingsbär einen Zwiebelwickel verpasst bekommt, ist das geteilte Leid gleich nur noch halb so groß.

## Trinken ist wichtig

Kranke Kinder sollten genügend trinken. Gesunde Kinder zwischen einem und vier Jahren benötigen einen Liter Flüssigkeit am Tag. Kranke Kinder, die fiebern, erbrechen oder Durchfall haben, entsprechend mehr.

Generell sollten kleine Patienten ungesüßten Tee trinken, denn Zucker kann das Immunsystem schwächen. Bei Durchfall oder Erbrechen allerdings oder wenn das kranke Kind das Trinken verweigert, dürfen Sie den Tee mit pulverförmigem Traubenzucker süßen. Vorsicht: Babys unter zwölf Monaten keinen Honig geben! Denn der kann Botulinum-Bakterien enthalten, die für Babys gesundheitsschädlich sind.

## Einen Gang zurückschalten

Während ein Kind fiebert, sollte es sich schonen. Das fördert die Heilung. Bettruhe ist aber nicht zwingend nötig. Auch ein Krankenlager in Ihrer Nähe – zum Beispiel im Wohnzimmer – kann Wunder wirken.

## Auf Wünsche eingehen

Achten Sie auf eine sanfte Therapie: Getränke und Wickel dürfen nicht zu heiß oder zu kalt sein. Beziehen Sie die Wünsche des Kindes mit ein, respektieren Sie auch seinen Widerwillen. Größeren Kindern können Sie Heilmittel „schmackhaft" machen, indem Sie einen Wickel gemeinsam zubereiten, Heilkräuter im Bestimmungsbuch nachschlagen

## Vorsicht, ungeeignet

Verwenden Sie bei Babys und Kleinkindern keine ätherischen Öle (mehr Informationen dazu auf Seite 54).

# 4.2 Kinderbeschwerden von A–Z

**Hinweis**

In diesem Kapitel finden Sie Hinweise und Tipps zur Behandlung von alltäglichen, nicht akut bedrohlichen Krankheiten bei Kindern. Die Empfehlungen gelten – solange nicht anders erwähnt – für Kinder ab zwei Jahren. Alle anderen Hinweise im Buch sind ausschließlich (!) für Erwachsene gedacht.

## Dellwarzen

Diese Warzen befallen vorwiegend Kinder und junge Erwachsene, sie werden von Viren verursacht und sind ungefährlich. Die Warzen sind ansteckend. Kinder mit Neurodermitis (siehe Seite 292) sind besonders anfällig dafür.

### Symptome

Dellwarzen (auch Flugwarzen genannt) tauchen meist an den Extremitäten auf. Sie können aber auch an anderen Körperstellen entstehen, entweder vereinzelt oder in Herden. Es sind glänzende Bläschen mit einer charakteristischen Delle in der Mitte. Sie heilen manchmal innerhalb einiger Monate von selbst wieder ab. Vermehren sie sich stark, kann der Arzt die Warzen (nach Auftragen einer betäubenden Creme) mit einem scharfen Löffel abtragen.

### ÄUSSERLICH

**Thuja**
Bepinseln Sie die Warzen mit unverdünnter Tinktur (20%ig) des Thuja-Baumes. Vorsicht: nicht im Gesicht oder im Schleimhautbereich anwenden.

### HOMÖOPATHIE

**Thuja**
Bei unkontrolliertem Gewebewachstum, Warzen, vor allem Dellwarzen. Man gibt das Mittel in einer tiefen Verdünnung, zum Beispiel D3.

### Causticum (Ätzkalk)

Geeignet, wenn häufig kleine Warzen über den ganzen Körper verteilt sind oder bei größeren Warzen an den Fingern. Die Narben sind hart und empfindlich.

Bei Kleinkindern werden folgende Essenzen in die Armbeugen sowie zusätzlich auf die betroffenen Stellen gesprüht: **Herzsamen (Cardiospermum)** gegen Entzündung, Juckreiz, Allergie; **Wassernabel** gegen Hautjucken und „entgleistes" Zellwachstum; **Pelargonium** regt das Immunsystem an; **Thuja** (Lebensbaum) entgiftet und hat sich gegen Warzen bewährt. Dosierung nach Angaben im Fachgeschäft. Näheres über Spagyrik siehe Seite 62.

#### Eigenes Handtuch

Das Handtuch wegen der Ansteckungsgefahr nicht mit anderen teilen.

#### Nicht kratzen oder drücken

Das Sekret, das aus aufgekratzten Warzen heraustritt, kann andere Kinder anstecken oder zu weiteren Warzen führen. Außerdem: nach dem Berühren der Warzen die Hände waschen.

### Hautpflege

Cremen Sie Körper und Gesicht des Kindes regelmäßig ein. Baden Sie das Kind nicht öfter als zweimal in der Woche und fetten Sie seine Haut nach dem Baden oder Duschen ein.

# Durchfall, Brechdurchfall

Durchfall (eventuell zusammen mit Erbrechen) ist oft Zeichen einer Infektion mit Viren oder Bakterien, die der Körper des Kindes rasch loszuwerden versucht. Bei Säuglingen und kleinen Kindern gehört jedes wiederholte Erbrechen und jeder Durchfall in ärztliche Behandlung, weil Kinder relativ schnell lebensbedrohlich austrocknen können.

## Hintergrund

Verdorbenes Essen, verschiedene Magen-Darm-Erkrankungen, Nahrungsmittelunverträglichkeiten oder -allergien, aber auch eine Infektion mit Noroviren kann dahinterstecken.

### Kinderspezifische Anwendungen beachten

Wie Sie Hausmittel richtig zubereiten und Heilmethoden korrekt anwenden, lesen Sie detailliert in Kapitel 2 nach (ab Seite 26). Halten Sie sich bei Dosierungen und Anwendungszeiten jedoch an die Empfehlungen in diesem Kapitel. Sie sind speziell auf die Bedürfnisse von Kindern zugeschnitten.

### ÄUSSERLICH

### Wärme

Eine Wärmflasche oder die wärmende Hand eines Erwachsenen auf dem Bauch entkrampft den Darm und entschärft die Schmerzen.

### Warmer Bauchwickel

Wie Sie warme Wickel zubereiten, steht auf Seite 40. Als Zusätze eignen sich Ringelblumen-, Schafgarben-, Lavendel- oder Kamillentee (jeweils 1 TL mit 250 ml kochendem Wasser übergießen, 10 Minuten ziehen lassen). Der Wickel sollte gut sitzen, aber nicht einengen. Prüfen Sie unbedingt die Temperatur: Das Kind darf entscheiden, wie warm der Wickel sein soll. Liegedauer (im warmen Bett): etwa 20 Minuten. Oder nehmen Sie das Kind während der Wickelzeit auf den Schoß,

kuscheln Sie sich gemeinsam in eine Decke, schauen Sie zusammen ein Bilderbuch an oder erzählen Sie ein Märchen. Ab 12 Monaten

### INNERLICH

### Erdbeer-, Brombeer-, Himbeerblätter

Übergießen Sie 1 TL Pflanzenteile mit 250 ml kochendem Wasser, lassen Sie den Tee etwa 5–10 Minuten ziehen.

### Oolong-, Schwarz- oder Grüntee

Übergießen Sie 1 TL Teeblätter mit 250 ml kochendem Wasser, lassen Sie den Tee 10 – 15 Minuten ziehen (so lösen sich die Gerbstoffe und der Tee verliert seine anregende Wirkung). Verdünnen Sie ihn anschließend mit der gleichen Menge abgekochten Wassers.

### Heidelbeertee

1 knapper EL getrocknete Heidelbeeren (Apotheke) in 150 ml kaltem Wasser ansetzen und 10 Minuten kochen lassen, absieben und abkühlen lassen. Täglich maximal eine Tasse davon zu trinken geben. Der Tee wirkt antibakteriell, stopfend und zieht die Schleimhäute zusammen.

### Cola und Salzstangen

Glückliche Kinderseelen sind Ihnen sicher! Schütteln Sie vorher die Kohlensäure aus der Cola heraus.

Aus der homöopathischen Hausapotheke (Seite 310):

### Arsenicum album (Weißes Arsenik)

Bei Durchfall nach dem Essen und Trinken, mit übel riechendem Stuhl. Die Kinder fühlen sich schwach nach dem Stuhlgang. Erbrechen und Durchfall auch nach kalten Getränken. Der After ist rot, wund und brennt.

Weitere Mittel:

### Veratrum album (Weißer Germer)

Bei plötzlichem und heftigem Erbrechen, mit ausgeprägter Schwäche sowie kaltem Stirnschweiß und Frösteln. Häufig Erbrechen und Durchfall gleichzeitig. Die Kinder haben trotz Übelkeit Hunger und Durst auf eiskaltes Wasser, das aber sofort wieder erbrochen wird.

### Viel trinken!

Das Wichtigste bei Durchfall und Erbrechen: Bieten Sie dem kranken Kind alle paar Minuten zu trinken an. Wenn es nicht aus einem Becher oder einer Babyflasche trinken mag, probieren Sie es löffelweise oder tropfenweise mithilfe einer kleinen Plastikspritze. Am besten trinkt das Kind abwechselnd salzig, süß und dann wieder salzig: Brühe und Teesorten wie Linden-blüten- und Holunderblütentee (oder die oben genannten), gesüßt mit puderförmigem Traubenzucker. Anstelle dieses Wechsels von salzig und süß können Sie dem Kind auch fertige Elektrolytlösungen aus der Apotheke zu trinken geben. Oder stellen Sie eine sogenannte Drittelmischung selber her: Sie besteht aus 1/3 Orangensaft, 1/3 Salzwasser (5 TL auf einen halben Liter Wasser), 1/3 schwarzem Tee (lange ziehen lassen), 1–2 TL pulverförmigem Traubenzucker. Im Kühlschrank lagern.

### Schonkost

Babys erhalten Reisschleimsuppe (weißen Reis verkochen und mit abgekochtem Wasser zu einem Brei pürieren) oder Karottensuppe (in 1 l Wasser ein halbes Kilo Möhren weichkochen, pürieren, leicht salzen). Wenn Kleinkinder wieder Appetit haben, dürfen sie geriebenen Apfel essen, eine zerdrückte Banane oder einen Brei aus gekochten Karotten mit wenig Salz und Zucker. Auch Reis- oder Haferschleim eignet sich als erste Minimahlzeit. In den ersten Tagen nach dem Durchfall keine Milch oder Milchprodukte geben.

### Hygiene

Waschen Sie Ihrem Kind und sich selbst oft die Hände – besonders nach dem Wickeln und nach dem Erbrechen.

## Vorsorge am Popo

Bei Durchfall sollten Sie einer Windeldermatitis vorbeugen: Wickeln Sie das Kind so
oft wie möglich, und ölen Sie das Gesäß
vorbeugend mit Ringelblumenöl, Olivenöl
oder Mandelöl. Sie können aber auch eine
Zinkcreme dünn auftragen.

---

**ZUM ARZT, WENN ...**

> Babys Durchfall haben oder erbrechen.
> kleinere Kinder mehrere Stunden lang
  brechen und Durchfall haben.
> das Kind zusätzlich Fieber hat.
> weitere Krankheitssymptome hinzu-
  kommen oder wenn das Kind schwach
  und mitgenommen wirkt.
> das Kind nicht genügend trinkt.
> das Kind immer wieder an Durchfall
  leidet.

---

**DEN RETTUNGSDIENST 112 RUFEN, WENN ...**

> das Kind apathisch wird.

---

**INFO**

> **www.bzga.de** (Bundeszentrale für
  gesundheitliche Aufklärung)
> **www.onmeda.de** (Internetportal für
  Medizin und Gesundheit)

# Fieber

Fieber ist eine Heilreaktion des kindlichen
Körpers (siehe auch Seite 90). Meist tritt es
mit einer Erkältung auf. Anhaltendes oder
sehr hohes Fieber kann aber auch ein Signal
dafür sein, dass der kindliche Organismus
mit einer Krankheit nicht allein zurecht-
kommt – deshalb im Zweifelsfall zum Arzt!

---

**ÄUSSERLICH**

**Bei Einsetzen des Fiebers**

Wenn das Kind friert und die Temperatur
noch nicht hoch ist: Bereiten Sie ihm ein
ansteigendes Bad (siehe Seite 32) mit
Zusatz von Kamillen- und Thymiantee.
Übergießen Sie dafür 1 TL Pflanzenteile mit
kochendem Wasser und lassen Sie den Tee
5 Minuten ziehen, sieben Sie ihn ab und
geben Sie den Aufguss zum Badewasser.
Prüfen Sie die Temperatur mit einem
Babythermometer und lassen Sie das Kind
behutsam ins Bad steigen. Vorsicht beim
Zuschütten des heißen Wassers! Anschließend: schnell abtrocknen und warm
eingepackt ab ins Bettchen,
das Sie am besten schon mit einer
Wärmflasche vorgeheizt haben!

**Bei hohem Fieber**

Wenn das Kind hohes Fieber hat und
schwitzt: Nehmen Sie Bettdecken vom
Bett, lassen Sie kühlere Luft ins Zimmer,

geben Sie kühlende (nicht eiskalte) Getränke zu trinken. Bei warmen Füßchen und Händchen dürfen Sie kalte Wadenwickel oder Essigsocken machen (siehe Seite 39). Ab 6 Monaten
Oder waschen Sie den Oberkörper des Kindes mit Pfefferminztee ab.
Bei einem Baby, das nicht allzu hohes Fieber hat, waschen Sie am besten mit einem feuchten Waschlappen beide Ärmchen ab und lassen die Feuchtigkeit dann verdunsten.

### HOMÖOPATHIE

Aus der homöopathischen Hausapotheke (Seite 310):

**Aconitum napellus (Blauer Eisenhut)**
Wenn hohes Fieber plötzlich auftritt, die Haut rot und heiß ist und das Kind großen Durst verspürt.

**Belladonna (Tollkirsche)**
Das Kind hat hohes Fieber, einen hochroten Kopf, gerötete Augen und fantasiert.

Typisch sind die kalten Hände und Füße. Trotz des Fiebers hat das Kind keinen Durst. Die Kinder sind übererregt und wütend.

Weitere Mittel:

**Ferrum phosphoricum (Eisenphosphat)**
Die Symptome sind ähnlich wie bei Aconitum napellus und Belladonna, jedoch in abgeschwächter Form.
Das Fieber beträgt maximal 39 Grad. Das Kind scheint wenig beeinträchtigt. Die Backen sind rot, nicht der ganze Kopf. Der Zustand bessert sich bei langsamer Bewegung. Verschlechterung nachts und in Ruhe.

### SO HELFEN SIE IHREM KIND

**Viel trinken!**
Ganz wichtig bei Fieber: Bieten Sie regelmäßig zu trinken an. Wenn Ihr Kind nicht trinken mag, probieren Sie es löffel- oder tropfenweise mithilfe einer kleinen Plastikspritze oder mit der

Babyflasche. Geeignet sind Lindenblüten- und Holunderblütentee oder verdünnte Fruchtsäfte.

> ein fieberndes Kind schwach und mitgenommen wirkt oder weitere Krankheitssymptome (Bauch- schmerzen, Kopfschmerzen, Nacken- steifigkeit, Erbrechen, Apathie) auf eine schwere Erkrankung hindeuten. In diesem Fall: Sofort zum Arzt!
> ein wenige Monate altes Kind Fieber hat.
> das Fieber 38,5 Grad bei älteren Babys beziehungsweise 40 Grad bei Klein- kindern überschreitet.
> das Kind nicht genügend trinkt.
> das Kind eine Neigung zu Fieber- krämpfen hat.
> eine fiebrige Erkrankung ohne Schwächung des Kindes nach zwei, drei Tagen nicht abklingt.

> ein Fieberkrampf auftritt.

# Halsschmerzen

Gewöhnliche Halsschmerzen im Rahmen einer Erkältung dürfen Sie – solange sie das Kind nicht stark plagen – zwei bis drei Tage mit Hausmitteln behandeln. Normales Halsweh ist meist durch einen Virus ausgelöst. Bei einer Mandelentzündung mit Fieber (Angina) hingegen sind oft Bakterien mit im Spiel: ein Fall für den Haus- oder Kinderarzt!

## Symptome

Die Kinder haben Halsschmerzen, Schluckbeschwerden und eventuell auch geschwollene Lymphknoten am Hals.

### Heilerde-Halswickel

Das Kind darf selbst entscheiden, ob ein wärmender oder ein kühlender Wickel angenehmer ist. Wie Sie einen Heilerde-Wickel zubereiten, lesen Sie unter Wärmende Wickel, Seite 40, beziehungsweise unter Kühlende Wickel, Seite 37).

Wichtig beim Halswickel: Die Wirbelsäule aussparen, nur das Außentuch geht rund um den Hals herum. Weitere mögliche Wickelzusätze: Kartoffeln oder Zwiebeln für den heißen Wickel, Quark für einen kühlenden Wickel.

Ab 3 Jahren

### Kamillen-, Malven-, Salbei- oder Thymiantee

Für diese Heiltees jeweils 1 TL Pflanzenteile mit 250 ml kochendem Wasser übergießen, 5 Minuten ziehen und abkühlen lassen.

Aus der homöopathischen Hausapotheke (Seite 310):

### Belladonna (Tollkirsche)

Wenn die Halsschmerzen plötzlich beginnen und eher rechts lokalisiert sind. Das Schlucken ist sehr schmerzhaft und die Stimmbänder können mitbetroffen sein, was zu Heiserkeit führt. Das Kind hat keinen Durst.

Weitere Mittel:

### Phytolacca (Kermesbeeren)

Wenn der Hals dunkelrot ist mit brennenden Schmerzen, Wundheits- und Trockenheitsgefühl. Die Schmerzen ziehen beim Schlucken bis in die Ohren. Die Zunge ist hinten dick gelb belegt. Kalte Getränke bessern die Halsschmerzen.

### Viel trinken

Bieten Sie dem kranken Kind löffelweise oder mit der Babyflasche zu trinken an, zum Beispiel Lindenblütentee. Auch eine warme Milch mit Honig kann gut tun (Honig erst ab 12 Monaten!). Obstsäfte sind nicht geeignet.

### Feuchtigkeit

Sorgen Sie für genug Luftfeuchtigkeit (ideal sind 30 – 50 Prozent relative Luftfeuchtigkeit): Benutzen Sie bei trockener Raumluft einen Luftbefeuchter oder hängen Sie feuchte Tücher im Zimmer auf.

### Weiches Essen

Bei Schluckbeschwerden sind kleine Mahlzeiten aus weichen Breien oder nicht allzu warmen, vielleicht sogar kühlen Suppen die ideale Krankenverpflegung.

### Kissen im Rücken

Lagern Sie den Oberkörper des Kindes hoch.

> nach zwei, drei Tagen keine Besserung des Halswehs eintritt.
> das Schlucken oder der Hals stark schmerzt.
> hohes Fieber oder ein verschlechtertes Allgemeinbefinden dazukommt.
> das Kind zusätzlich Hautausschläge hat.
> Sie eitrige Beläge im Rachen sehen.
> Verdacht auf Angina oder Scharlach besteht.

# Husten

Ein gewöhnlicher Husten, der meist in der kalten Jahreszeit auftaucht, kann gut mit Hausmitteln behandelt werden.

## Symptome

Kommen hohes Fieber, eine allgemeine Schwäche oder Schwierigkeiten beim Atmen hinzu oder dauert ein Husten (ohne andere Symptome) länger als eine Woche, sollten Sie mit Ihrem Kind den Kinderarzt aufsuchen. Auch Asthma, Bronchitis oder Pseudokrupp sind ein klarer Fall für die ärztliche Praxis.

### ÄUSSERLICH

### Warmer Brustwickel

Wenn es dem Kind angenehm ist, können Sie seine Brust warm umwickeln – am besten von den Achselhöhlen bis knapp zum Bauchnabel. Ein warmer Brustwickel entkrampft die Bronchien und fördert den Auswurf. Als Zusätze eignen sich zum Beispiel Thymiantee oder heiße Kartoffeln (Anleitung siehe Seite 40). Der Wickel sollte gut sitzen, aber nicht einengen. Prüfen Sie unbedingt vor Anlegen des Wickels die Temperatur: Das Kind darf entscheiden, wie warm der Wickel sein soll. Liegedauer (im warmen Bett): etwa 20 Minuten. Oder nehmen Sie das Kind auf den Schoß, wickeln Sie

sich gemeinsam in eine warme Decke und lesen Sie Geschichten vor oder schauen Sie zusammen Bilderbücher an. Ab 12 Monaten

### Dampfzelt

Lassen Sie Ihr Kind rund dreimal täglich mit Salzwasser, Thymian- oder Kamillentee inhalieren. Das befeuchtet die Atemwege, löst den Schleim und wirkt abschwellend. Wie es geht, lesen Sie auf Seite 29. Wichtig: Ein Erwachsener muss das Inhalieren überwachen, damit sich das Kind nicht verbrennt. Setzen Sie sich neben Ihr Kind oder nehmen Sie es auf den Schoß. Stecken Sie Ihren Kopf mit unter das Tuch und zeigen Sie, wie es geht: durch die Nase ein-, durch den Mund ausatmen. Wieso nicht während des Inhalierens gemeinsam eine Geschichte ausspinnen?
Treffen Sie zusätzlich folgende Vorsichtsmaßnahmen: Lassen Sie das Gesicht des Kindes nicht zu nahe an die Flüssigkeit und den heißen Dampf heran. Wählen Sie ein standsicheres Gefäß mit Griff, das Sie während des Inhalierens festhalten können. Und achten Sie darauf, dass das Kind möglichst keine abrupten Bewegungen macht. Hinterher soll es sich für einige Minuten ins vorgewärmte Bett kuscheln, damit es sich nicht verkühlt. Ab 3–4 Jahren

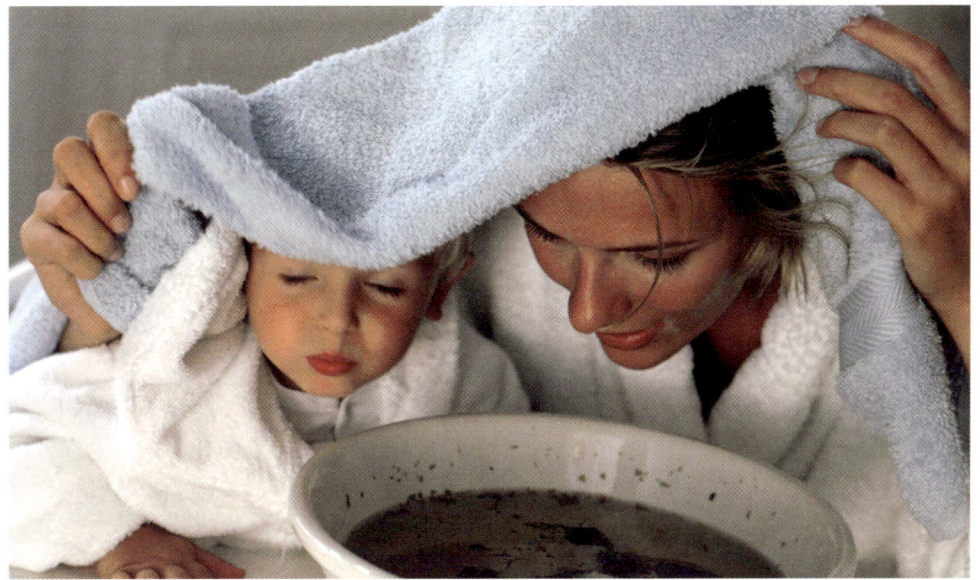

### Hustensirup

Geeignet ist zum Beispiel Thymian-,
Spitzwegerich-, Efeu- oder Tannenspitzen-
sirup aus dem Reformhaus oder der
Apotheke (Dosierung siehe Beipackzettel).

### Heiße Honigmilch

Das Hausmittel hilft schon seit Generationen! Ab 12 Monaten

### Holunderbeerensaft

Verdünnen Sie den Saft mit Wasser. Löst
den Husten und enthält viel Vitamin C.
Ab 6 Monaten

### Malve, Isländisch Moos

Diese Tees helfen bei Reizhusten. 1 TL
Pflanzenteile mit 250 ml kochendem
Wasser übergießen, 5 Minuten ziehen
lassen. Es gibt auch Lutschbonbons mit
Isländisch Moos zu kaufen.

### Schlüsselblume

Einen Tee aus getrockneten Blüten
bereiten Sie so zu: 1 TL Pflanzenteile
mit 250 ml kochendem Wasser übergießen, 10 Minuten ziehen lassen,
absieben. Bei produktivem, schleimigem
Husten.

Aus der homöopathischen Hausapotheke
(Seite 310):

### Belladonna (Tollkirsche)

Wenn der Husten trocken und bellend
oder krampfartig ist.

### Bryonia alba (Zaunrübe)

Der Husten schmerzt in Kopf und Brust. Das Kind muss die Brust mit beiden Händen halten. Die Schleimhäute sind trocken. Das Kind hat großen Durst.

Weitere Mittel:

### Drosera (Sonnentau)

Die Hustenanfälle folgen schnell aufeinander. Das Kind kann kaum atmen. Der Husten wird schlimmer durch Liegen und in der Nacht. Das Kind verspürt starke Schmerzen in der Brust. Der Husten verschlimmert sich durch Sprechen und durch Trinken, wird besser durch Druck auf die Magengrube.

**SO HELFEN SIE IHREM KIND**

### Viel trinken

Bieten Sie Ihrem Kind immer wieder zu trinken an, zum Beispiel Tee und verdünnte Fruchtsäfte.

→ Siehe auch Tipps für Kinder mit Fieber (Seite 282), Grippe (Seite 156), Schnupfen (Seite 297).

**ZUM ARZT, WENN …**

> die Atmung des Kindes verändert ist.
> das Kind Atemnot hat (siehe unten).
> der Husten Begleitgeräusche macht.
> hohes Fieber dazukommt.
> der Allgemeinzustand des Kindes schlecht ist.
> Verdacht besteht auf Asthma, Bronchitis oder Pseudokrupp (Kehlkopfdeckel-Entzündung, die zu bellendem Husten und Atemnotattacken führt).
> ein banaler Husten (bei gutem Allgemeinbefinden) nach ein bis zwei Wochen nicht deutlich abklingt.

**DEN RETTUNGSDIENST 112 RUFEN, WENN …**

> das Kind akute Atemnot hat. Beruhigen Sie es währenddessen, gehen Sie mit ihm ins Badezimmer und lassen Sie die Dusche laufen, damit die Luft feucht wird. Falls es sich um Pseudokrupp handelt, lindert das die Symptome.
> das Kind etwas verschluckt hat und der Husten sich nicht legt.

# Kopfläuse

Läuse sind unangenehm, aber harmlos. Sie machen es sich im menschlichen Haar gemütlich und saugen Blut aus der Kopfhaut.

Die ausgewachsenen Tiere sind etwa drei Millimeter lang und hellgrau. Auffällig sind ihre Eier, die Nissen. Diese sind weiß und tropfenförmig und kleben gewinkelt am Haar, vor allem hinter den Ohren und im Nacken. Im Gegensatz zu Schuppen, die lose sitzen, kleben Nissen fest am Haar. Läuse jucken. Wenn stark gekratzt wird, kann sich die Kopfhaut entzünden.

## Hintergrund

Wichtig zu wissen: Ein Läusebefall hat nichts mit mangelnder Hygiene zu tun. Normales Kämmen, Duschen und Haarewaschen vertreibt die Parasiten nicht. Kopfläuse kursieren regelmäßig in Krippen, Kindergärten und Schulen. Sie können nicht hüpfen, sondern werden übertragen, wenn Spielkameraden ihre Köpfe zusammenstecken, wenn Mützen oder Kämme getauscht werden oder im Schwimmbad.

### ÄUSSERLICH

**Öl ins Haar**

Es gibt eine wirksame Alternative zu Produkten mit Insektengift: Präparate auf Kokosöl- oder Silikonölbasis. Die wirken mechanisch, indem sie die Atemwege der Insekten so verkleben, dass diese ersticken. Wissenschaftliche Studien bescheinigen die Wirksamkeit solcher Präparate, außerdem sind sie gut verträglich (Packungsbeilage beachten!). Ebenfalls erfolgversprechend: pures Olivenöl oder Kokosfett auf Kopfhaut und im Haar

**Wenn Sie Kopfläuse entdecken**

Von der Radikalkur „Haare ab" sieht man heutzutage glücklicherweise ab. Rücken Sie den Tierchen mit Lausen auf den Leib, so wie die Affen im Zoo: Suchen Sie den befallenen Kopf konsequent immer wieder auf Nissen und Läuse ab und entfernen Sie sie. Am besten geht das zweimal wöchentlich mit einem Läusekamm (siehe Kasten auf Seite 290). Mit dem Lausen, so zeigen Studien, wird man die Krabbeltiere sogar eher los als mit den (bedenklichen) Bekämpfungsmitteln wie etwa Pyrethrum oder Lindan. Denn zum einen sind bereits viele Läuse gegen die Gifte resistent, und zum anderen werden mit den Giftshampoos die Nissen oft verschont.

verteilen, einwirken lassen, danach Haare (eventuell mehrmals) waschen.

**Neembaumöl-Shampoo**

Das Neembaumöl (vom Neembaum oder Niembaum) stammt aus der ayurvedischen Medizin. Es vermiest den Läusen die Fortpflanzung. Das Shampoo wird mehrmals im Abstand von einigen Tagen angewendet (Packungsbeilage beachten!). Ab 3 Jahren

## Kontrolle mit dem Läusekamm

So geht's: Kaufen Sie in der Apotheke einen feinzinkigen Kamm für die Läusekontrolle. Waschen Sie die Haare des Kindes und verteilen Sie einen Haarpflegebalsam im Haar. Untersuchen Sie nun den Kopf bei gutem Licht: Kämmen Sie das nasse Haar und scheiteln Sie es vom Nacken bis zur Stirn im Abstand von etwa zwei Zentimetern. Achten Sie besonders auf den Haaransatz und beginnen Sie dicht an der Kopfhaut. Streifen Sie hängengebliebene Nissen oder Läuse mit einem Stück Haushaltspapier regelmäßig vom Kamm oder spülen Sie den Kamm. Die am Haar klebenden Nissen können Sie auch mit den Fingernägeln abziehen.

### HOMÖOPATHIE

Aus der homöopathischen Hausapotheke (Seite 310):

### Sulfur (Schwefelblüte)

Schwefel wird vor allem für die Folgen der Kopfläuse, wie Juckreiz und Hautrötungen durch Kratzen, eingesetzt.

### Ledum palustre (Sumpfporst)

Dieses Mittel wird nach Bissen und Stichen eingesetzt. Bei Kopflausbefall kann es den Juckreiz mindern. Die Beschwerden verschlimmern sich nachts und durch Bettwärme. Die Betroffenen frieren, aber Wärme verschlechtert die Symptome. Kühle lindert.

### SO HELFEN SIE IHREM KIND

### Läuse in der Umgebung oder Familie

Alle Familienmitglieder sollten auf Kopflausbefall untersucht werden. Falls in der Spielgruppe oder Klasse Ihrer Sprösslinge Läuse vorkommen: Inspizieren Sie zweimal wöchentlich den Haarschopf Ihres Kindes, am besten mit dem Läusekamm (siehe Kasten). Führen Sie keine vorbeugende Behandlung mit chemischen Mitteln durch! Das würde die Betroffenen unnötig mit Giftstoffen belasten. So schützen Sie sich vor Ansteckung: Binden Sie Ihre Haare zusammen oder tragen Sie eine Kopfbedeckung.

### Wenn Sie nur Nissen finden

Nissen allein machen keine Behandlung mit Giftshampoos nötig! Entfernen Sie die Nissen zweimal wöchentlich mit einem speziellen Kamm (siehe Kasten).

**Lausfreie Wohnung**

Dieses Ziel erreichen Sie am schnellsten, indem Sie Sofas, Teppiche, Matratzen und Decken staubsaugen und die Bettwäsche bei mindestens 60 Grad waschen. Kleider der Lausopfer, Schmusetiere und Ähnliches können Sie auch über Nacht in die Kühltruhe legen oder für zwei Wochen in einen verschnürten Plastiksack packen. Allerdings: Die indirekte Lausübertragung ist im Vergleich zu der von Kopf zu Kopf eher unwahrscheinlich. Machen Sie sich also nicht verrückt mit der Sanierung der Wohnung!

**Reden ist Gold**

Statt Läuse verschämt zu verheimlichen, informieren Sie möglichst schnell alle Kontaktpersonen des Kindes und besonders die Kindergärtnerin oder den Lehrer. So können weitere mögliche Lausträger informiert werden und schnell reagieren. Denn: Je eher die Läuse entdeckt werden, desto leichter ist das Beseitigen der Parasiten.

**ZUM ARZT, WENN …**

> Sie die Läuse nicht loswerden.
> sich aufgekratzte Haut oder Kopfhaut entzündet.

**INFO**

> **www.pediculosis-gesellschaft.de** (Informationsseite zu Kopfläusen der Deutschen Pediculosis Gesellschaft e.V.)
> **www.rki.de** (Robert Koch-Institut)
> **www.kindergesundheit-info.de**
> **www.bzga.de** (Bundeszentrale für gesundheitliche Aufklärung)
> **www.onmeda.de** (Internetportal für Medizin und Gesundheit)

# Milchschorf
## (Säuglingsekzem)

Milchschorf ist meist auf das Säuglings- und Kleinkindalter beschränkt.

## Symptome

Die behaarte Kopfhaut ist gelblich krustig, ähnelt übergekochter, eingetrockneter Milch. Oft gibt es auch schuppende, gelbliche Stellen hinter den Ohren oder in Hautfalten.

## Hintergrund

Milchschorf tritt entweder bei Veranlagung zu fettiger Haut auf oder ist ein Zeichen von Neurodermitis (Seite 292). Aus medizinischen Gründen besteht keine Notwendigkeit, Milchschorf auf der Kopfhaut zu entfernen.

**ÄUSSERLICH**

**Oliven- oder Ringelblumenöl**
Ölen Sie die Kopfhaut zwei Stunden vor dem Haarewaschen ein. So weichen Sie

den Schorf auf, und er lässt sich anschließend beim Kämmen teilweise (sanft und vorsichtig!) entfernen. Maximal einmal wöchentlich einölen. Ab 6 Monaten

### Stiefmütterchentee

Tupfen Sie zweimal wöchentlich zimmerwarmen Tee auf die betroffenen Stellen: 1 TL Kraut mit 250 ml kochenden Wasser übergießen, 15 Minuten lang ziehen lassen, absieben, abkühlen lassen. Ab 6 Monaten

---

**SO HELFEN SIE IHREM KIND**

### Kopfmassage

Mit einer sehr weichen Bürste oder auch von Hand dürfen Sie die Kopfhaut des Babys regelmäßig massieren.

---

**ZUM ARZT, WENN …**

> Milchschorf juckt.
> die betroffenen Hautstellen gerötet sind.

# Neurodermitis

Erste Symptome einer Neurodermitis treten oft schon bei Säuglingen auf. Die entzündliche Hautkrankheit ist chronisch und verläuft schubweise. Viele Kinder mit Neurodermitis leiden gleichzeitig oder später auch an Allergien oder Asthma.

## Symptome

Die Haut des Kindes ist generell trocken und sehr empfindlich. Erste Symptome bei Babys sind Milchschorf (siehe Seite 291) und ein nässender, juckender Ausschlag auf den Wangen oder hinter den Ohren. Später zeigen sich rote Ekzeme an den Händen, den Handgelenken und den Unterarmen oder in Armbeugen und Kniekehlen. Bei älteren Kindern sind Neurodermitis-Ekzeme meist trocken und schuppig. Wenn die Haut stark juckt, kann das zu einem Juckreiz-Kratz-Zirkel führen: einem Teufelskreis, bei dem sich juckende Haut, die stark gekratzt wird, entzündet und dann noch mehr juckt.

## Hintergrund

Verschiedenste Faktoren kommen als Ursache in Frage: Vererbung, Allergien gegen Kuhmilch, Nüsse, Hausstaubmilben, Schimmelpilze und anderes, Hautreizungen durch Wolle oder grobe Stoffe, Schwitzen, Chlorwasser, Tabakrauch oder trockene Luft.

---

**ÄUSSERLICH**

### Kalte Hamamelis- oder Stiefmütterchenkompresse

Lindert den Juckreiz und wirkt entzündungshemmend: Übergießen Sie 1 TL Zaubernussrinde (Hamamelis) oder 1 TL Stiefmütterchenkraut mit 250 ml kochendem Wasser, lassen Sie den Sud nach Angaben auf der Verpackung ziehen und auskühlen. Tränken Sie ein Baumwolltuch in dem kalten Tee, wringen Sie es aus und legen Sie es für maximal 20 Minuten an. Die Haut anschließend eincremen. Den Tee aus dem schönen Gartenblümchen Stiefmütterchen darf das Kind übrigens auch trinken. Er wirkt sowohl innerlich als auch äußerlich entzündungshemmend.

### Teekompresse

Gute und einfache Alternativen sind kalte Kompressen mit Pfefferminztee oder schwarzem Tee.

### Haferstrohbad

Lebe glücklich, lebe froh, wie die Maus im Haferstroh! Geben Sie 2 Handvoll Haferstroh in 2 l kaltes Wasser, kochen Sie die Mischung 10 Minuten lang, absieben, abkühlen lassen – und ab damit zur frohen Maus ins lauwarme Badewasser! Badedauer: maximal 10 Minuten. Nicht öfter als zweimal wöchentlich. Haferstroh stillt den Juckreiz, sorgt dafür, dass sich die Haut zusammenzieht, und wirkt Entzündungen entgegen. Die Haut anschließend eincremen.

### INNERLICH

### Borretsch- und Nachtkerzenöl

Ab dem Alter von einigen Monaten dürfen Sie Ihrem Kind Borretsch- und Nachtkerzenöl ins Essen mischen. Die darin enthaltene Gamma-Linolensäure

kann Neurodermitis lindern. Sie erhalten Öl oder Kapseln. Kapseln nicht zum Schlucken geben, sondern aufschneiden. Halten Sie sich dabei an die auf der Verpackung angegebene Dosierung oder fragen Sie Arzt oder Apotheker.

### HOMÖOPATHIE

Aus der homöopathischen Hausapotheke (Seite 310):

### Arsenicum album (Weißes Arsenik)

Die Haut ist trocken, schuppt und ist kalt, bläulich, unfähig zu schwitzen oder mit kaltem, klebrigem Schweiß bedeckt. Der Hautausschlag ist brennend und nässend, teilweise blutig; er juckt. Die Haut wirkt unsauber. Verschlimmerung des Zustands durch Entkleiden. Die Kinder sind unruhig.

### Silicea (Kieselsäure)

Die Haut sieht ungesund aus, wirkt spröde, und jede kleine Verletzung eitert. Die Haut ist rau, körnig, und es zeigen sich Schwielen an den Fußsohlen oder Handinnenflächen. Empfindung, als ob sich etwas Scharfkörniges in der Haut befände.

Weitere Mittel:

### Calcium carbonicum (Austernschale)

Die Kinder haben ein feuchtes, stark juckendes Ekzem. Oder einen trockenen,

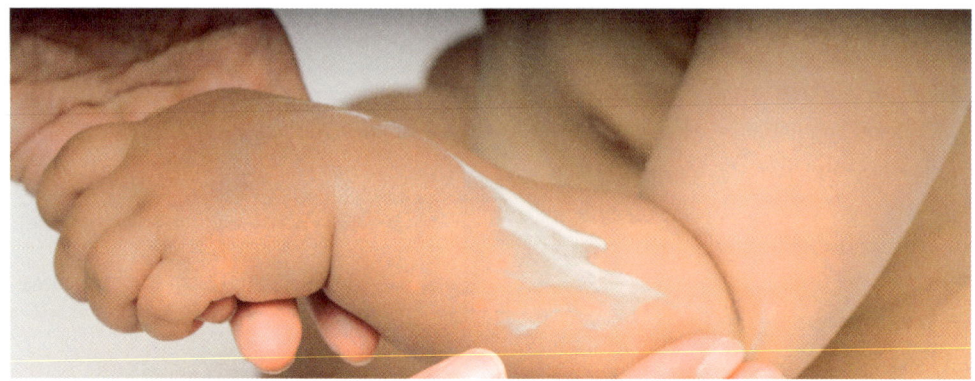

krustigen Hautausschlag, der sich im Winter und bei nasskaltem Wetter verschlechtert. Ekzemschübe beim Zahnen. Vollmond und kalte Anwendungen verschlechtern den Zustand. Der Ausschlag wird besser durch Ruhe und Wärme.

**SO HELFEN SIE IHREM KIND**

### Hautpflege

Regelmäßig Körper und Gesicht mit der vom Kinderarzt verordneten Lotion eincremen, besonders im Winter. Fragen Sie auch nach geeigneten (parfümfreien) Badezusätzen. Und baden Sie Ihr Kind nicht öfter als zweimal in der Woche. Nach dem Baden oder Duschen die Haut trockentupfen und rückfetten.

### Keine Wolle, kein Schweiß

Meiden Sie bei Kinderkleidern und -decken Wolle direkt auf der Haut. Ziehen Sie Ihr Kind luftig an. Die Kleider sollten nicht einengen und das Kind sollte möglichst nicht wegen zu warmer Kleidung oder Bettdecken schwitzen.

### Waschmittel

Benutzen Sie Ihrem Kind zuliebe spezielle Waschmittel ohne Duftstoffe (sensitiv), die sich für Menschen mit Allergieneigung eignen. Benutzen Sie keinen Weichspüler.

### Kein Chlorwasser

Meiden Sie Hallenbäder, so gut es geht.

### Kurze Fingernägel

Wenn sich das Kind häufig kratzen muss, lohnt es sich, die Nägel kurz zu schneiden, um die Haut möglichst zu schonen.

### Kein Kratzverbot

Verbieten Sie dem Kind das Kratzen nicht, sonst kann es Schuldgefühle entwickeln. Ermuntern Sie es stattdessen, die Haut zu kneifen, zu reiben, zu kneten oder um die juckende Stelle herum zu kratzen. Eine beliebte Alternative ist es auch, etwas anderes zu kratzen, zum Beispiel den Teddybären. Ablenkung wirkt manchmal ebenfalls. Oder: Das Kind darf, wenn es juckt, zum Beispiel in ein Kissen boxen oder auf den Boden stampfen.

**Trostpflaster**

Neurodermitisschübe flackern oft in Stresssituationen auf: Vermeiden Sie deshalb psychische Überlastungen des Kindes. Bauen Sie immer wieder Wohlfühl-Inseln in den Tag ein: Sich wiegen lassen, Massagen oder Einschlafrituale tun Kindern, die von Neurodermitis betroffen sind, besonders gut.

→ Zur Prävention von Allergien siehe Seite 194.

---

**ZUM ARZT, WENN …**

> Sie Symptome einer Neurodermitis bei Ihrem Kind entdecken.

---

**INFO**

> **www.daab.de** (Deutscher Allergie- und Asthmabund)

---

# Ohrenschmerzen

Ohrentzündungen, speziell Mittelohrentzündungen, sind häufig bei Babys und Kleinkindern. Denn ihre sogenannte Eustachische Röhre ist noch relativ kurz. Diese Röhre verbindet Rachenraum und Ohr und lässt Erkältungskeime auf dem inneren Weg ins Ohr dringen. Bei manchen Kindern ist die Eustachische Röhre anlagebedingt schmaler als bei anderen. Diese Kinder erkranken besonders häufig an Mittelohrentzündungen. Ein Trost: Spätestens im Schulalter weitet sich die Röhre.

Mittelohrentzündungen treten meist nach Erkältungen auf.

## Symptome

Einseitiger Ohrenschmerz, das Kind fasst sich immer wieder ans Ohr, lehnt das Ohr an die Schulter des Erwachsenen. Bei Babys und Kleinkindern, die noch nicht sprechen können, sollten Sie auch bei unerklärlichem Weinen oder bei Aufschrecken aus dem Schlaf an eine Mittelohrentzündung denken. Diese muss vom Arzt diagnostiziert werden, weil es schwerwiegende Komplikationen geben kann.

---

**ÄUSSERLICH**

**Wärme heilt**

Probieren Sie aus, was dem Kind am angenehmsten ist: Bettwärme, Kopftuch, Stirnband oder ein warmer Wickel am Ohr (siehe Seite 296).

## Kinderspezifische Anwendungen beachten

Wie Sie Hausmittel richtig zubereiten und Heilmethoden korrekt anwenden, lesen Sie detailliert in Kapitel 2 nach (ab Seite 26). Halten Sie sich bei Dosierungen und Anwendungszeiten jedoch an die Empfehlungen in diesem Kapitel. Sie sind speziell auf die Bedürfnisse von Kindern zugeschnitten.

### Warmer Zwiebelwickel

Das Hausmittel bei Mittelohrentzündungen für Groß und Klein – schon unsere Großmütter kannten und nutzten es. Die Zwiebel besitzt entzündungshemmende und antiseptisch wirkende Inhaltsstoffe. Wie Sie den Wickel richtig zubereiten, steht auf Seite 40. Vorsicht: Nicht anwenden bei geplatztem Trommelfell!
Ab 6 Monaten

### Warmer Kamillenwickel

Anstelle der Zwiebeln können Sie auch mit kochendem Wasser übergossene Kamillenblüten als Einlage in den Wickel verwenden (mehr dazu auf Seite 41).
Ab 6 Monaten

**HOMÖOPATHIE**

Aus der homöopathischen Hausapotheke (Seite 310):

### Belladonna (Tollkirsche)

Die Kinder klagen plötzlich über heftige, klopfende Ohrenschmerzen, häufig rechts, mit Halsschmerzen und hohem Fieber.

### Chamomilla (Kamille)

Bei stechenden, reißenden Schmerzen, die durch Wärme besser werden. Die Kinder sind äußerst schmerzempfindlich. Herumgetragenwerden lindert.

**SO HELFEN SIE IHREM KIND**

### Schnupfen-Tipps

Eine verstopfte Nase kann die Belüftung im Mittelohr beeinträchtigen. Sorgen Sie deshalb für eine freie Nase, wenn Ihr Kind erkältet ist (siehe Seite 297).

### Doppeltes Kissen

Geben Sie dem Kind ein zweites Kissen ins Bett, so liegt der Kopf höher und der Schleim kann besser abfließen. Das Kissen sollte allerdings nicht aus Daunen, sondern aus Wolle sein. Denn nachts darf sich keine Stauwärme am Ohr bilden! Falls Sie kein Wollkissen haben, helfen Sie sich mit einem zusammengelegten Wollpullover, den Sie in einen Kissenbezug füllen.

### Ohrwärmer

Vorbeugend, aber auch in der Genesungsphase, gilt: Warme Ohren braucht das Kind! Packen Sie die Ohren Ihres Sprösslings deshalb unter Mütze, Kapuze oder Stirnband.

**ZUM ARZT, WENN ...**

> das Kind Schmerzen hat (bis zum Arztbesuch geeignetes Kinder-Schmerzmittel geben).
> das Kind Fieber bekommt oder das Allgemeinbefinden stark beeinträchtigt ist.
> leichte Ohrenschmerzen nicht nach zwei, drei Tagen abklingen.
> Flüssigkeit aus dem Ohr ausläuft.
> Verdacht auf eine Mittelohrentzündung besteht.

# Schnupfen

Kinder machen in ihren ersten Jahren unzählige Schnupfen durch. Die an sich harmlose Infektionskrankheit kann allerdings manchmal eine Ohrentzündung oder eine Bronchitis nach sich ziehen.

## Symptome

Bei Virus-Erregern läuft aus der Nase wässriges Sekret. Später – meist wenn Bakterien mit im Spiel sind – nimmt das Sekret eine schleimige Konsistenz und manchmal eine weiße bis gelbgrüne Färbung an. Das Kind hat wegen der verstopften Nase mitunter Mühe zu atmen. Und es mag meist auch nicht trinken oder essen. Kleine Kinder wachen nachts öfter auf.

**ÄUSSERLICH**

### Der Zwiebeltrick

Legen Sie ein Schälchen gehackte Zwiebeln unters Kinderbettchen oder hängen Sie ein Zwiebelsäckchen in den Betthimmel. Halten Sie bei Babys einen Abstand von einem Meter ein.

### Nasenspray

Isotonische Kochsalzlösung (siehe auch Seite 31) eignet sich vorzüglich, um die Nase abschwellen zu lassen und das Sekret flüssig zu halten. Praktisch sind fertige Salzwasser-Nasensprays aus dem Reformhaus , dem Drogeriemarkt oder der Apotheke. Kinder ab etwa zwei Jahren können Sie vielleicht (mehrmals am Tag) dazu motivieren, selbst einen Sprühstoß in jedes Nasenloch zu geben. Bei Babys und kleineren Kindern geben Sie in jedes Nasenloch einige Tropfen isotonische Kochsalzlösung aus einer sterilen Mini-Ampulle. Wichtig: Nasensprays dürfen nicht mit anderen Kindern oder Erwachsenen geteilt werden.

### Olivenöl

Benetzen Sie ein Wattestäbchen mit wenig Öl und tragen Sie es rund um den

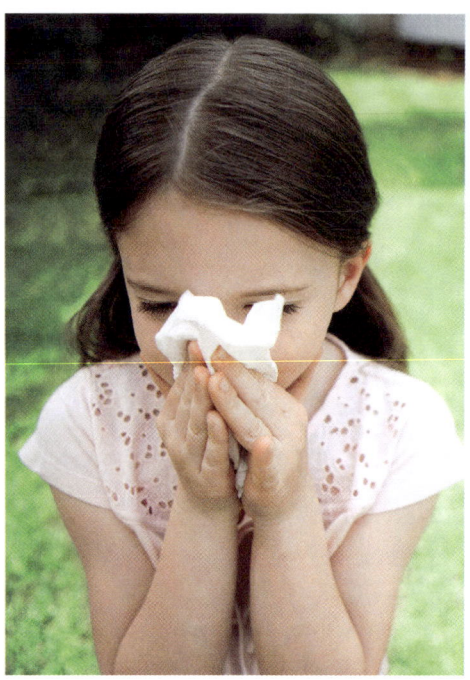

Naseneingang auf – das hilft bei trockenen Schleimhäuten.

### Dampfbad im Zelt

Lassen Sie Ihr Kind maximal dreimal täglich unter einem Tuch inhalieren. Zum Beispiel mit Kamillentee, Majorantee, heißer isotonischer Salzlösung (1 TL Salz auf 500 ml Wasser) oder etwas gehackter Zwiebel, die Sie kurz aufkochen. Das befeuchtet die Nase, wirkt abschwellend und erleichtert das Atmen. Wie es geht, lesen Sie unter Husten bei Kindern (Seite 286) und unter Kopf-Dampfbad (Seite 29). Ab drei bis vier Jahren

Aus der homöopathischen Hausapotheke (Seite 310):

### Arsenicum album (Weißes Arsenik)

Geeignet, wenn die Absonderungen scharf und übelriechend sind. Sie können blutig bis eitrig sein und machen die Nasenlöcher wund. Die Kinder haben eine geschwollene, brennende Nase. Auch der Hals brennt. Feuchtwarme Anwendungen helfen.

Weitere Mittel:

### Allium cepa (Zwiebel)

Bei Fließschnupfen, der die Nase wund macht, besonders links, mit Augentränen. Heftiges Niesen mit Besserung durch frische Luft und Kälte. Häufig kratzt auch der Hals.

### Sambucus (Holunder)

Ein wichtiges Mittel bei Säuglingsschnupfen und Schwellung der Nasenschleimhäute. Verstopfte Nase mit Problemen beim Trinken. Das Kind atmet nur durch den Mund.

### Viel trinken!

Bieten Sie Ihrem Kind immer wieder (andere) Getränke an. Das gleicht den Flüssigkeitsverlust aus und hilft, das Nasensekret zu verflüssigen. Teesorten, die sich bei Kindern mit Schnupfen eignen: Thymian, Lindenblüten oder Malven.

### Warme Füße

Warme Socken und Hausschuhe sind ein Muss – zumindest bei Schnupfen im Winter. Wollen die Füßlein einfach nicht warm werden, tut vielleicht auch ein warmes Fußbad gut (siehe Seite 32).

### Feuchtigkeit

Mit einem Luftbefeuchter oder einigen nassen Tüchern über den Heizkörpern können Sie die Luftfeuchtigkeit erhöhen. Mit einem Hygrometer kontrollieren Sie die Feuchtigkeit: Sie sollte etwa 30–50 Prozent betragen.

### Lieber nicht schnäuzen

Wenn Kinder die Nase putzen, sollten sie dabei ein Loch zuhalten. Noch besser ist es, das Sekret hochzuziehen! Wieso das so ist, steht im Kasten auf Seite 169. Machen Sie es Ihrem Kind vor. Babys mit Schnupfen können ihren „Schnodder" noch nicht selber hochziehen oder rausschnäuzen. Benutzen Sie bei den Kleinsten einen speziellen Schleimabsauger aus dem Drogeriemarkt/Apotheke.

> der Schnupfen länger als zehn Tage andauert.
> Ohrenschmerzen, Kopfschmerzen, Gesichtsschmerzen oder hohes Fieber dazukommen.
> Verdacht auf allergischen Schnupfen besteht.

# Verstopfung

Laut Schätzungen leidet jedes zehnte Kind phasenweise an Verstopfung – Anzeichen sind seltener Stuhlgang und harter Stuhl. Die Kinder klagen vor oder auch während der Darmentleerung über Schmerzen. Manchmal drücken sie vergeblich.

### Bauchmassage

Massieren Sie in kleinen Kreisen zuerst den rechten Unterbauch (dem Darmverlauf entlang) nach oben bis zu den Rippen und dann wieder hinunter bis zum linken Unterbauch. Also im Uhrzeigersinn, wenn das Kind vor Ihnen auf dem Rücken liegt. Als Massageöl eignen sich käufliche Ölmischungen, die aus Pflanzenölen (Olivenöl, Mandelöl, Erdnussöl) sowie einem kleinen Anteil ätherischem Melissen- oder Kümmelöl bestehen. Dieses Massageöl können Sie sanft „einstreicheln". Bei Massagen ganz wichtig: das Kind vorher um Erlaubnis fragen.

### Feuchtwarme Bauchauflage

Eine warme Kompresse (siehe Seite 41) mit Kamillenblüten oder Schafgarbentee (1 TL Pflanzenteile mit 250 ml kochendem Wasser übergießen, absieben, abkühlen lassen) hilft dem verstopften Darm manchmal auf die Sprünge.

### Ansteigendes Fußbad

Neben der Bauchauflage eignet sich auch eine zweite Kneipp-Methode: das ansteigende Fußbad. Wie Sie es richtig machen, lesen Sie auf Seite 32.

### Hautpflege

Falls nötig können Sie zusätzlich die Haut um den After mit Hamamelis- oder Calendulasalbe eincremen.

### INNERLICH

### „Erste Hilfe"-Joghurt

Mischen Sie in einen Naturjoghurt Leinsamen und frische Himbeeren. Dazu viel trinken!

### Kümmel-, Fenchel-, Anistee

Lassen Sie 1 TL Samen 10 Minuten in 250 ml Wasser kochen. Absieben und schluckweise zu trinken geben.

### Kamillen- oder Goldmelissentee

Übergießen Sie 1 TL getrocknete Blüten mit 250 ml kochendem Wasser, lassen Sie den Tee 5 Minuten ziehen.

### Orangen- oder Apfelsaft

Lassen Sie Ihr Kind jeden Tag ein Glas Fruchtsaft trinken. Oder bieten Sie gleich nach dem Aufstehen ein Glas Wasser (Zimmertemperatur) an.

### HOMÖOPATHIE

Aus der homöopathischen Hausapotheke (Seite 310):

### Nux vomica (Brechnuss)

Bei Verstopfung bei Säuglingen mit häufigem vergeblichem Stuhldrang. Auch bei Verstopfung während des Zahnens.

### Silicea (Kieselsäure)

Für Kinder mit mühsamem Stuhlgang, das Pressen ermüdet sie. Der Kot rutscht nach langem Pressen wieder in den Mastdarm zurück.

### SO HELFEN SIE IHREM KIND

### Ballaststoffreiche Nahrung

Achten Sie darauf, dass Ihr Kind ballaststoffreiche Nahrung zu sich nimmt: Vollkornbrot statt Weißbrot, fünf Portionen Obst und Gemüse pro Tag. So bringen Sie die berühmten „Fünf am Tag" im Menüplan des Kindes unter: zu jeder Mahlzeit eine Früchte- oder Gemüseportion, also zum Frühstück, zum 2. Frühstück, zum Mittagessen, zum Nachmittags-Snack und zum Abendbrot.

### Ausreichend trinken

Kinder, die zu Verstopfung neigen, sollten sich angewöhnen, viel zu trinken. Eine Flasche mit Wasser oder ungesüßtem Früchte- oder Kräutertee in Reichweite kann helfen. Manche Kinder müssen auch immer wieder zum Trinken aufgefordert werden.

### Bewegung

Körperlich aktive Kinder leiden seltener an Verstopfung. Jugendliche sollten sich mindestens eine Stunde am Tag austoben können, jüngere Kinder etwa zwei Stunden!

**ZUM ARZT, WENN …**

> das Kind starke Schmerzen hat.
> weitere Krankheitssymptome hinzukommen oder das Kind schwach und mitgenommen wirkt.
> Kinder immer wieder über Bauchschmerzen klagen beziehungsweise wenn Sie hinter einem Weinen Bauchschmerzen vermuten.
> ein Kind länger als zwei Tage keinen Stuhlgang hatte. Ausnahme: Bei

gestillten Babys sind bis zu zehn Tage ohne Stuhlgang normal.
> Verdacht auf eine Nahrungsmittelallergie besteht.

**DEN NOTARZT 112 RUFEN, WENN …**

> der Verdacht auf einen Darmverschluss besteht. Vor allem, wenn das Kind ergebnislos drückt, wenn es zusätzlich erbricht oder starke Bauchschmerzen oder einen gespannten Bauch hat, nicht trinken und essen mag. Oder wenn der Stuhl blutig ist.

# Windeldermatitis, Mundsoor

Die Windeldermatitis (auch Windelekzem genannt) ist eine Hautentzündung dort, wo feuchte Windeln zu lange auf der Haut liegen. Manchmal ist der Windelbereich auch mit dem Hefepilz Candida albicans befallen. Vorher hat der meist Mund- und Darmschleimhaut befallen und breitet sich dann auch im Windelbereich aus.

## Symptome

Die Haut am Popo und um die Geschlechtsteile ist rot und wund. Bei Soor mit scharf abgegrenztem Wundrand zum Teil mit Schüppchen und Pusteln.
Soorinfektionen am Gesäß tauchen oft nach einer Besiedelung der Mundhöhle auf – die Pilze wandern dabei vom Mund durch den

Darm bis zum After. Mundsoor erkennen Sie an weißlichen Belägen auf den Lippen, der Wangenschleimhaut und der Zunge.

## Hintergrund

Urin und Stuhl können die zarte Haut des Kinderpopos angreifen. Und die angegriffene Haut kann dann von Bakterien oder Soor besiedelt werden.

### ÄUSSERLICH

#### Was tun bei wundem Popo?

Baden Sie das Gesäß, tupfen Sie die geröteten Stellen trocken und schützen Sie die Haut anschließend mit dünn aufgetragener Zinkcreme, mit Hamamelissalbe oder Ringelblumencreme.

#### Sitzbad

Als Badezusatz eignet sich Ringelblumen-, Salbei- oder Stiefmütterchentee. 3 EL Kraut mit kochendem Wasser übergießen, wie auf der Verpackung angegeben ziehen lassen und zum Badewasser geben. Zusätzlich können Sie auch eine Kanne schwarzen Tee (aus biologischem Anbau) ins Badewasser geben.

#### Mundsoor

Eine Pilzinfektion im Mund Ihres Säuglings können Sie mehrmals täglich mit starkem Salbei- und/oder schwarzem Tee betupfen. Vergessen Sie nicht, Schnuller und Babyflaschen gut auszukochen. Wenn Sie Ihr Baby stillen, müssen Sie Ihre Brustwarzen mitbehandeln. Fragen Sie Kinderarzt oder Hebamme nach geeigneten Maßnahmen zur Vorbeugung.

### HOMÖOPATHIE

Aus der homöopathischen Hausapotheke (Seite 310):

#### Arsenicum album (Weißer Arsenik)

Geeignet bei rötlicher, brennender Entzündung der Geschlechtsteile. Nässender und juckender Hautausschlag.

#### Silicea (Kieselsäure)

Die Mundschleimhaut ist weiß, die Kinder haben manchmal das Gefühl, als ob vorne auf der Zunge ein Haar läge.

Weitere Mittel:

#### Borax (Natriumborat)

Ein gutes Mittel bei Mundsoor ist außerdem Borax. Die Kinder haben Blähungen und weniger Appetit. Man beobachtet eine weiß belegte Zunge, häufig auch einen Befall des Windelbereiches. Der Säugling schreit viel: beim Trinken, vor dem Stuhlgang, vor dem Urinieren oder wenn er hingelegt wird.

**Luft an den Popo!**

Lassen Sie Ihr Kind öfter mal nackt herumstrampeln. Wickeln Sie es häufig, nach dem Stuhlgang möglichst schnell, und verwenden Sie atmungsaktive Windeln.

**Kein Parfüm**

Verwenden Sie keine parfümierten Feuchttücher, um den Popo Ihres Sprösslings zu reinigen. Sondern besser (reißfeste) Wegwerftücher, die Sie mit Wasser anfeuchten.

**ZUM ARZT, WENN ...**

> die Entzündung das Kind stark schmerzt oder es beeinträchtigt.
> das Windelekzem (beziehungsweise der Mundsoor) nach zwei Tagen Selbstbehandlung nicht abklingt.

# Zahnen

Kommen die Milchzähne ans Tageslicht, können Blutgefäße verletzt werden, was zu schmerzhaften Schwellungen am Zahnfleisch führt. In der Folge können sich auch rote „Zahnungsbäckchen" zeigen.

**ÄUSSERLICH**

**Etwas zum Kauen anbieten**

Geben Sie dem Baby etwas Festes zu kauen: ein (nicht verschluckbares) Stück Karotte, Fenchel oder Brotrinde – am besten direkt aus dem Kühlschrank, so kühlen die „Kauwerkzeuge" optimal. Auch ein nasskalter Waschlappen gefällt manchen Kindern (öfters am Tag auswechseln!).

**Veilchenwurzel oder Kirschholz**

Auch ein Stückchen Veilchenwurzel (aus der Apotheke) oder ein Stück Kirschholz eignet sich, um darauf herumzubeißen.

**Salbei oder Kamille**

Betupfen Sie das Zahnfleisch mit Salbei- oder Kamillentee.

**SO HELFEN SIE IHREM KIND**

**Beruhigendes Fußbad**

Kinder, denen das Zahnen Beschwerden bereitet, kann ein warmes oder ein ansteigendes Fußbad besänftigen. Beachten Sie die Hinweise auf Seite 32.

**Bernsteinkette**

Dem Schmuck wird eine lindernde Wirkung bei Zahnungsschmerzen zugeschrieben. Ziehen Sie dem Kind aber lieber keine Halskette (Erstickungsgefahr!), sondern eine fürs Handgelenk an.

## HOMÖOPATHIE

Aus der homöopathischen Hausapotheke
(Seite 310):

### Chamomilla (Kamille)

Beim Zahnen ist es das Mittel. Geeignet,
wenn die Kinder Zahnschmerzen
empfinden, nachdem sie etwas Warmes in
den Mund genommen haben, oder
auch nach dem Kauen. Die Kinder sind
schlecht gelaunt, es scheint, als könne
man ihnen nichts recht machen.

Weitere Mittel:

### Magnesium phosphoricum (Phosphorsalz)

Wenn das Zahnen zu langsam geht und
die Zahnschmerzen heftig sind. Das
Kind ist schmerzempfindlich und nervös.
Wärme und fester Druck bessern, Kälte
oder leichte Berührungen verschlechtern
das Befinden.

## INFO

> Jahn, Ruth: *So werden Kinder natürlich
gesund. Kinderkrankheiten sanft und
wirksam behandeln.* Ratgeber Edition
der BILD am SONNTAG (2013)
In diesem Ratgeber gibt es ausführliche Informationen über wirksame natürliche Heilmittel für Babys, Klein- und Schulkinder.

## Kinderspezifische Anwendungen beachten

Wie Sie Hausmittel richtig zubereiten
und Heilmethoden korrekt anwenden,
lesen Sie detailliert in Kapitel 2 nach
(ab Seite 26). Halten Sie sich bei Dosierungen und Anwendungszeiten jedoch
an die Empfehlungen in diesem Kapitel.
Sie sind speziell auf die Bedürfnisse
von Kindern zugeschnitten.

# CHECKLISTE: IHRE HAUSAPOTHEKE

Halten Sie die in der Checkliste aufgeführten Haus- und Heilmittel immer vorrätig – so sind Sie gut gerüstet, wenn ein Krankheitsfall eintritt. Bei den **Hausmitteln aus der Küche** handelt es sich vor allem um Lebensmittel, die Sie zu Heilzwecken verwenden können. Bei den **Heilmitteln der Natur** um verschiedene pflanzliche Produkte. Setzen Sie Haus- und Heilmittel für die innerlichen und äußerlichen Anwendungen ein, die in diesem Ratgeber empfohlen sind. Prüfen Sie regelmäßig die Ablaufdaten! Zusätzlich brauchen Sie ein paar **Hilfsmittel aus der Apotheke, dem Drogeriemarkt oder dem Reformhaus** – beispielsweise um Wickel richtig anzulegen.

## HAUSMITTEL AUS DER KÜCHE

| | |
|---|---|
| Heilerde für innerlichen und äußerlichen Gebrauch | Für kalte und warme Wickel bei Rheuma, Verstauchungen, Sonnenbrand, Halsschmerzen, Akne etc. Oder innerlich bei Durchfall, Magenentzündung oder Sodbrennen u.a. |
| Leinsamen | Hilft innerlich gegen Verstopfung, in kaltes Wasser eingelegt bei Magenentzündung oder Sodbrennen. Als heißer Wickel u.a. ideal bei Gerstenkorn, Nasennebenhöhlenentzündung, Hexenschuss, Tennisarm, Golferellbogen. |
| Meerrettich | Für hautreizende Wickel bei Kopfschmerzen, Migräne, beginnender Nasennebenhöhlenentzündung oder Blasenentzündung. Innerlich bei Erkältungskrankheiten. |
| Traubenzucker in Pulverform | Für die Herstellung einer Elektrolytlösung bei Wasserverlust, z. B. aufgrund von Schwitzen, Fieber, Durchfall und Erbrechen oder Verbrennungen und Sonnenbrand. Oder um Tee für kranke Babys und Kleinkinder zu süßen. |

| Salz | Für isotonische Kochsalzlösung (Augenspülwasser, Nasenspülwasser) sowie für die Elektrolytlösung bei Wasserverlust. |
|---|---|
| Honig, Ingwer, Kartoffeln, Quark, Zitrone | Für diverse innerliche und äußerliche Anwendungen. |

## HEILMITTEL DER NATUR

| Ackerschachtelhalmtee (Zinnkraut) | Ein Allrounder: innerlich als Tee oder äußerlich in Bädern, Wickeln oder Waschungen. Hilft u.a. bei Gicht, Akne, Fußpilz, Neurodermitis, Kontaktdermatitis, Haarausfall, Venenproblemen, Blasenentzündung, Harninkontinenz. |
|---|---|
| Heidelbeersaft, Heidelbeeren, getrocknete | Schnelle Hilfe bei Durchfall oder Zahnfleischentzündungen. Der Saft kann bei Harnsteinen oder Blutarmut unterstützen. |
| Kamillentee | Als Kopf-Dampfbad bei diversen Erkältungskrankheiten. Innerlich bei Problemen im Mund oder im Magen-Darm-Trakt und zur Beruhigung. Äußerlich lindert Kamillentee Entzündungen. Entspannend und entkrampfend. |
| Kapuzinerkresse-Tinktur | Innerlich bei diversen Entzündungen: Angina, Blasenentzündung, Nasennebenhöhlenentzündung, Scheidenentzündung etc. |
| Lindenblütentee | Der wichtigste Erkältungstee, auch als Alltagsgetränk. |

| Löwenzahntee | Unterstützt Leber und Galle. Hilft auch bei Akne, Verstopfung, Harnsteinen, Arthrose und Schlafproblemen etc. |
|---|---|
| Malventee (Käsepappel) | Hilft bei trockenem Husten, Halsweh, Schnupfen. |
| Orangenblütentee | Sofort wirkender Tee bei Unruhe oder Schlafstörungen. |
| Preiselbeersaft<br>Preiselbeeren, getrocknete | Hilft bei Blasenentzündung, Harnsteinen. |
| Ringelblumentee | Hilft u.a. bei Entzündungen am Auge, schlecht heilenden Wunden, Ausschlägen. |
| Schlüsselblumentee | Verflüssigt Schleim und eignet sich u.a. bei produktivem Husten, Ohrenentzündungen, Nasennebenhöhlen-entzündung, Halsweh, Heiserkeit oder auch bei Migräne und Kopfschmerzen sowie nervöser Unruhe. |
| Beinwellsalbe (Wallwurz) | Bei Sehnenscheidenentzündung, Golferellbogen oder Tennisarm, Prellungen, Verstauchungen. |

## HILFSMITTEL AUS DER APOTHEKE ODER DROGERIE

| Kühlpack | Eventuell selbstgemacht, siehe Seite 39. |
|---|---|
| Elastikbinden | |
| Fieberthermometer | |
| Hygrometer | Für die Kontrolle der Luftfeuchtigkeit. |

| | |
|---|---|
| Kompressen | Sollten steril und beschichtet sein. |
| Nasenspray | Entweder fertig mit isotonischer Kochsalzlösung oder als nachfüllbarer leerer Nasenspraybehälter für isotonische Kochsalzlösung. Bei Schnupfen, Heuschnupfen, Nasennebenhöhlenentzündung, Ohrenentzündung. |
| Pflaster | |
| Pflasterrolle, Verbandklammern, Sicherheitsnadeln | Für die Befestigung von Wickeln oder Verbänden. |
| Pinzette | |
| PVP-Jod, standardisiert | Zur Desinfektion. |
| Wärmflasche | |
| Wickeltücher (Innen- und Außentuch) | Innentuch: Baumwolle; Außentuch: Baumwolle oder Wolle. |

# HOMÖOPATHISCHE HAUSAPOTHEKE

Mit dieser Auswahl von zwölf Mitteln lässt sich eine breite Reihe von Beschwerden abdecken. Halten Sie diese Mittel vorrätig und setzen Sie sie entsprechend den Empfehlungen in diesem Ratgeber ein. Mit Modalitäten sind Begleitumstände gemeint, die eine Krankheit verschlimmern oder verbessern. Mehr über Homöopathie lesen Sie ab Seite 58.

## ACONITUM NAPELLUS

Blauer Eisenhut, Sturmhut (Familie der Ranunculaceae)

Der Eisenhut ist eine in ganz Europa wild wachsende, giftige Pflanze. Aconitum wird in der Homöopathie in erster Linie als Akutmittel im Anfangsstadium eingesetzt; typischerweise bei einem stürmischen Beginn der Symptome und bei ängstlicher Unruhe. Das Mittel wird außerdem eingesetzt, wenn eine Krankheit durch Folgen von Schreck oder kaltem Wind ausgelöst wird. Der Aconitum-Patient wird beim Aufsitzen blass.

### Modalitäten

*Verschlimmerung:* durch kalten, trockenen Wind, ein warmes Zimmer, Angst, Erregung, nachts, um Mitternacht
*Besserung:* im Freien, in Ruhe, nach warmem Schweißausbruch

### Anwendung

– Bindehautentzündung
– Blasenentzündung
– Erkältung (Schnupfen, Halsschmerzen, Husten)
– Erste-Hilfe-Mittel (bei psychischem Schock oder akuten Krisen wie Asthmaanfall, Bluthochdruck)
– Fieber
– Heiserkeit
– Nasenbluten
– Nervöse Herzbeschwerden
– Prüfungsangst

## APIS MELLIFICA

Honigbiene

Die Honigbiene kommt in Europa, Asien, Nord- und Mittelamerika vor. Die charakteristischen Folgen eines Bienenstiches deuten auf die Hauptindikationen von Apis, auch wenn nicht ein Stich der Auslöser der Symptome ist: Man sieht Schwellungen und Ödeme, die rosafarben, brennend und stechend sind. Wärme wird schlecht vertragen. Die Betroffenen haben meist keinen Durst und sind „unruhig wie eine Biene".

**Modalitäten**
*Verschlimmerung:* durch Bewegung, Druck, durch Liegen, nach Durchnässung, nachts, durch warme Räume
*Besserung:* nach feuchten, kühlen Anwendungen, im Freien, durch Kälte

**Anwendung**
– Blasenentzündung
– Gerstenkorn
– Scheidenentzündung/Scheidenausfluss
– Sehnenscheidenentzündung
– Tennisarm/Golferellbogen

## ARNICA MONTANA
Arnika, Bergwohlverleih (Familie der Asteraceae)

Die Arnikapflanze wächst auf mageren Bergwiesen. Sie steht unter Schutz und ist sowohl in der Phytotherapie sowie auch in der Homöopathie ein wichtiges Mittel. Bei fast jeder Verletzung eignet sich Arnika als erstes Arzneimittel, besonders bei den Folgen von Stößen, Schlägen oder Quetschungen. Der Arnika-Patient ist schmerzempfindlich, häufig hat er das Gefühl, sein Bett sei zu hart.

**Modalitäten**
*Verschlimmerung:* durch Berührung, Bewegung, Ruhe, durch feuchte Kälte
*Besserung:* Liegen kann bessern, die Betroffenen haben ein konstantes Bedürfnis, sich zu bewegen und eine weichere Stelle zu suchen. Die Kopftieflage verschafft Linderung.
*Die Modalitäten sind bei diesem Mittel gegensätzlich:* Berührung und Bewegung verschlimmern, können aber auch bessern. Ruhe und Liegen können verbessern, aber auch verschlimmern. Der Kranke fühlt sich zerschlagen und will Ruhe, aber er muss sich ständig bewegen.

**Anwendung**
– Arterienverkalkung
– Arthritis
– Arthrose
– Gehirnerschütterung
– Krampfadern
– Prellungen
– Verletzungen
– Verstauchungen

## ARSENICUM ALBUM
Weißes Arsenik, Arsenige Säure

Die Arsenige Säure wird durch Rösten von arsenhaltigen Kobalt- oder Nickelerzen gewonnen. Es ist ein weißes, kristallines, giftiges Pulver, das nach Knoblauch riecht. Arsenicum album ist ein Mittel, das in der Homöopathie häufig bei Erschöpfung, Schwäche und ängstlicher Ruhelosigkeit eingesetzt wird. Es hat eine Beziehung zu Haut, Schleimhaut und Atmung. Typisch für Arsen sind brennende Schmerzen, die durch Wärme gebessert werden. Alle Ausscheidungen haben einen fauligen Geruch. Der Patient hat großen Durst, trinkt aber nur kleine Schlucke. Das Mittel wird bei gewissenhaften, ängstlichen Personen eingesetzt, die ein untadeliges Äußeres aufweisen.

## Modalitäten
*Verschlimmerung:* durch Kälte in jeder Form, durch körperliche Anstrengung, durch Liegen, nach Mitternacht
*Besserung:* durch Wärme in jeder Form, durch Aufrichten, Aufsitzen, durch Herumgehen, durch Gesellschaft

## Anwendung
– Aphthen
– Asthma (allergisch und nichtallergisch)
– Blutdruck, niedriger
– Durchfall
– Fußpilz
– Heuschnupfen
– Lippenherpes/Fieberblasen
– Magenschleimhaut-Entzündung
– Neurodermitis
– Schlafstörungen
– Schnupfen
– Sonnenbrand
– Windeldermatitis

## BELLADONNA
Atropa belladonna (Familie der Solanaceae)

Belladonna ist eine wildwachsende Staude, die in ganz Europa vorkommt. Ihre Giftigkeit ist auf verschiedene Alkaloide zurückzuführen. Belladonna eignet sich bei plötzlich auftretenden Symptomen. Häufig handelt es sich hierbei um akute Entzündungen mit starken, pulsierenden Schmerzen. Im Gegensatz zu Aconitum schwitzt der Belladonna-Patient. Er hat einen heißen Kopf und kalte Extremitäten, keinen starken Durst, und sein Gesicht ist hochrot (noch röter beim Aufsitzen).

## Modalitäten
*Verschlimmerung:* durch geringste äußere Einflüsse wie Licht, Geräusche, Berührung, durch Getränke, Bewegung, nachmittags nach 15 Uhr, nachts nach 23 Uhr
*Besserung:* durch Ruhe, durch aufrechtes Sitzen mit geradem Rücken, durch Wärme

## Anwendung
– Bauchschmerzen
– Blasenschwäche/Inkontinenz
– Erkältung (Schnupfen, Halsschmerzen, Husten)
– Fieber
– Kopfschmerzen
– Mandelentzündung (Angina)
– Migräne
– Mittelohrentzündung
– Ohrenschmerzen

- Schlafstörungen
- Tinnitus/Ohrensausen
- Tränendes Auge

## BRYONIA ALBA
Zaunrübe (Familie der Cucurbitaceae)

Die Zaunrübe kommt in Europa und Kleinasien vor und ist eine rankende Kletterpflanze mit rübenartig verdickter Wurzel. Bryonia passt in der Homöopathie für reizbare Patienten, deren Symptome durch Bewegung verschlechtert werden. Der Patient hat wegen seiner trockenen Schleimhäute ein Verlangen nach kalten Getränken. Die typischen Bryonia-Schmerzen sind stechend.

### Modalitäten
*Verschlimmerung:* durch Bewegung, Anstrengung
*Besserung:* durch Ruhe, Druck, durch Liegen, besonders auf der schmerzhaften Seite

### Anwendung
- Arthritis, Arthrose
- Durchfall
- Hexenschuss
- Husten
- Magenschleimhaut-Entzündung
- Sehnenscheidenentzündung
- Tennisarm/Golferellbogen

## CHAMOMILLA
Echte Kamille (Familie der Compositae)

Die Echte Kamille kommt in Europa und Vorderasien häufig vor. Chamomilla-Patienten sind empfindlich, reizbar, heiß und durstig. Das Mittel eignet sich oft für Säuglinge während der Zahnungsperiode. Ihr Weinen ist zornig und unzufrieden. Die Schmerzen sind stark, Herumtragen bessert sie.

### Modalitäten
*Verschlimmerung:* durch Ärger, Zorn, Wärme, Hitze, durch Bettwärme, durch Kaffee
*Besserung:* durch Umhergetragenwerden, warmes, feuchtes Wetter

### Anwendung
- Bauchschmerzen bei Kindern
- Blähungen
- Erbrechen, Übelkeit
- Menstruationsbeschwerden
- Mittelohrentzündung bei Kindern
- Mundgeruch
- Schnarchen
- Wadenkrampf, nächtlicher
- Zahnen
- Zahnschmerzen

## HEPAR SULFURIS
Kalkschwefelleber

Austernkalk und Schwefel werden zusammen zum Glühen gebracht und mit Milchzucker verrieben. Hepar sulfuris ist in der Homöopathie ein Mittel bei eitrigen Verletzungen. Typisch für Hepar sulfuris ist die hochgradige Empfindlichkeit und der Splitterschmerz. Der Patient ist frostig, seine Absonderungen sind scharf, riechen sauer oder wie alter Käse.

### Modalitäten
*Verschlimmerung:* durch kalte Luft, Berührung
*Besserung:* durch Wärme, durch warmes Einhüllen, besonders des Kopfes, durch feuchtes, nasses Wetter

### Anwendung
– Akne
– Bronchitis
– Nagelbettentzündung (Umlauf)
– Nasennebenhöhlenentzündung

## LEDUM PALUSTRE
Sumpfporst, Wilder Rosmarin (Familie der Ericaceae)

Diese Pflanze ist mit den Alpenrosen verwandt. Sie kommt in Nordeuropa, Nord- und Mittelasien, Nordamerika bis Alaska vor und kann als Strauch bis zu 160 cm hoch werden. Ledum ist das Mittel bei Verletzungen durch spitze Gegenstände (Stichverletzungen). Auffällig an der typischen Ledumverletzung ist, dass sich die betroffene Körperstelle kalt anfühlt, die Schmerzen werden durch Kälte gebessert und durch Wärme verschlechtert. Der Kranke fröstelt, aber Kälte tut ihm gut.

### Modalitäten
*Verschlimmerung:* durch Wärme, durch Bewegung, Kratzen, Alkohol
*Besserung:* durch Kälte, durch Baden der Füße im kalten Wasser

### Anwendung
– Gicht
– Insektenstiche
– Kopfläuse
– Zeckenbisse

## NUX VOMICA
Brechnuss (Familie der Longaniaceae)

Es werden die Samen der Früchte des bis zu 13 Metern hohen immergrünen Baumes verwendet, der hauptsächlich in Indien, Sri Lanka, Malaysia und Australien wächst. Nux vomica wird in der Homöopathie als Mittel bei Erregbarkeit eingesetzt. Weiter ist es ein gutes Mittel bei Arzneimittel- und Drogenmissbrauch („Katermittel").

**Modalitäten**

*Verschlimmerung:* durch Ärger, Zorn, durch Überreizung der Sinne, durch Ausschweifungen, durch geistige Anstrengung, durch Licht, Geräusche, Musik, morgens (3–4 Uhr), nach dem Essen, in kalter Luft, durch Luftzug, durch Entblößen, durch Kaffee, Tabak, Alkohol, durch Arzneimittel- oder Drogenmissbrauch

*Besserung:* Wenn der Patient nicht gestört wird, durch Ruhe, beim Hinlegen, durch kurzen Schlaf, abends, durch Wärme, warme Getränke, heiße Speisen, durch Zudecken, durch Lockerung der Kleider, bei feuchtem Wetter

**Anwendung**
– Erbrechen, Übelkeit
– Hämorrhoiden
– Husten
– Konzentrationsstörungen, Nervosität, Unruhe
– Lebensmittelallergie
– Leberbeschwerden
– Magenschleimhaut-Entzündung
– Prämenstruelles Syndrom (PMS)
– Schlafstörungen
– Sodbrennen
– Tabakentwöhnung
– Verstopfung

## SILICEA
Kieselsäure, Quarz, Bergkristall

Die Kieselsäure ist eine sauerstoffhaltige Siliciumverbindung. In der Natur findet man sie in zahlreichen Mineralien. Die homöopathische Arznei wird aus Siliciumdioxid hergestellt, das in Quarz, Feuer- und Sandstein natürlich vorkommt. Silicea ist besonders hilfreich bei chronischen Erkrankungen. Eine bemerkenswerte Eigenschaft von Silicea ist seine Fähigkeit, die Ausscheidung von Fremdkörpern zu fördern; es ist deshalb eines der wichtigsten Eitermittel. Personen mit Implantaten sollten auf dieses Mittel verzichten.

**Modalitäten**

*Verschlimmerung:* durch Kälte, Zugluft, durch nasskaltes Wetter, durch Geräusche, Licht, bei Mondwechsel, durch geistige oder emotionale Anstrengung

*Besserung:* durch Wärme (Einhüllen) und Druck, bei reichlichem Harnabgang

**Anwendung**
– Gerstenkorn
– Haarausfall
– Harnsteine
– Mittelohrentzündung
– Mundschleimhautentzündung
– Nagelbettentzündung
– Nasennebenhöhlenentzündung
– Neurodermitis

- Ohrenschmerzen
- Schwitzen, übermäßiges
- Sehnenscheidenentzündung
- Tennis- und Golferellbogen
- Verstopfung
- Windeldermatitis
- Zahnfleischentzündung

## SULFUR
Schwefel, Schwefelblüte

Schwefel gehört mit Sauerstoff, Selen und
Tellur zur Gruppe der Erzbildner. Auch im
menschlichen Körper befinden sich schwefel-
haltige Verbindungen. Der Schwefel ist
in der Homöopathie ein wichtiges Reaktions-
mittel und hat eine Beziehung zur Haut.
Der Schwefel-Patient ist egozentrisch, als
Sammlertyp findet er häufig Gefallen
an Dingen, die für andere wertlos sind.
Unordnung und Unsauberkeit und der Hang
zu philosophischen und religiösen
Schwärmereien bringen ihm den Ruf des
zerlumpten Philosophen.

### Modalitäten
*Verschlimmerung:* durch Hitze, Bettwärme,
durch Temperaturveränderung, morgens um
11 Uhr, durch Stehen, Waschen, Baden
*Besserung:* durch trockenes, warmes Wetter,
Liegen auf der rechten Seite

### Anwendung
- Akne
- Arthritis
- Asthma
- Fußpilz
- Haarausfall
- Kontaktekzem/Kontaktallergie
- Kopfläuse
- Prostata, vergrößerte
- Schuppenflechte
- Stimmungsschwankungen,
  Niedergeschlagenheit
- Tinnitus, Ohrgeräusche
- Wadenkrampf, nächtlicher
- Warzen

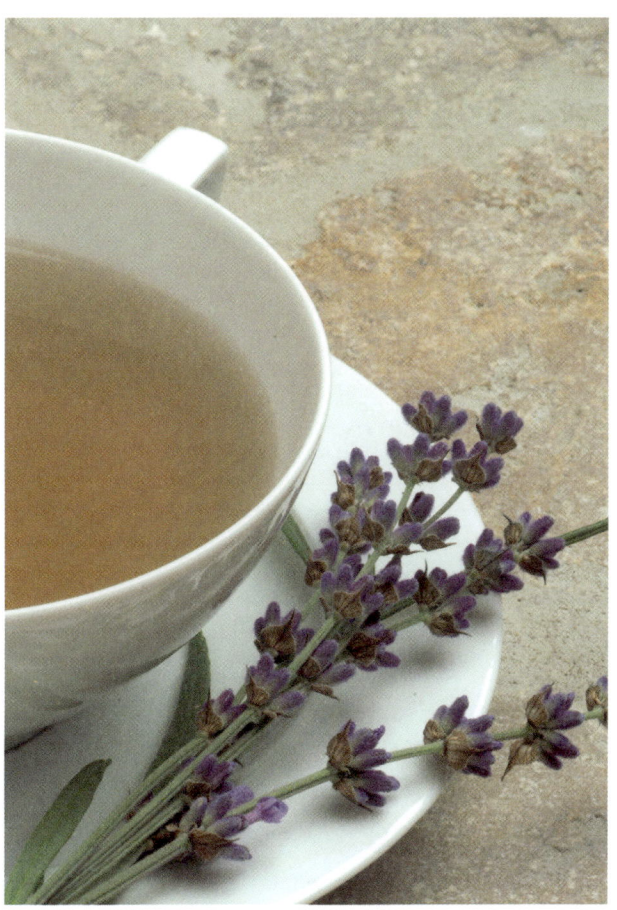

# ANHANG

# Adressen und Links

**www.onmeda.de**
Portal mit zahlreichen Informationen
rund um Medizin und Gesundheit

**www.daab.de**
Deutscher Allergie- und Asthmabund e. V.
Tel. 02161/814940
Alles Wissenswerte über Allergien,
Dienstleistungen wie Broschüren usw.

**www.bzga.de**
Bundeszentrale für gesundheitliche
Aufklärung
Tel. 0221/89920
Portal mit vielen Informationen sowie u.a.
Telefonberatung zu Raucherentwöhnung
und Essstörungen

**www.dzvhae.de**
Deutscher Zentralverein für Homöopathie
Neben vielen Informationen für Patienten
auch Arzt- und Apothekensuche

**www.kneippbund.de**
Bundesverband für Gesundheitsförderung
und Prävention
Informationen rund ums Kneippen, mit
Liste der Kneipp-Vereine, spezialisierter
Kurbetriebe usw.

**www.rki.de**
Robert Koch-Institut: Zentrale Einrichtung
der Bundesregierung, u.a. zuständig für
Krankheitsüberwachung und – vorbeugung.
Tel. 030/187540

**www.drk.de**
**www.asb.de**
**www.johanniter.de**
**www.malteser.de**
Bieten unter anderem bundesweit
Erste-Hilfe-Kurse an, auch zu Notfällen bei
Kleinkindern

www.dge.de
Deutsche Gesellschaft für Ernährung e.V.
Tel. 0228/3776600
Umfassende Informationen zu gesunder
Ernährung, u.a. mit Online-Suchfunktion
nach Ernährungsberatern in Ihrer Nähe

www.phytotherapy.org
Deutsche Gesellschaft für Phytotherapie, mit
Informationen zur Pflanzenheilkunde

www.kindergesundheit-info.de
Informationsseite der Bundeszentrale
für gesundheitliche Aufklärung zu allen
Gesundheitsthemen rund ums Kind

www.tee.org
U.a. Heilpflanzendatenbank im Internet,
von der Forschungsstelle für Gesundheits-
erziehung der Universität Köln und der Bad
Heilbrunner Naturheilmittel GmbH & Co KG

www.giftnotruf.de
Tel. 030/19240
Giftnotruf Berlin, berät 365 Tage im Jahr
24 Stunden. Weitere Giftnotrufstellen
bundesweit: Bonn 0228/19240, Freiburg
0761/19240, Göttingen (f. Bremen,
Hamburg, Niedersachsen, Schleswig-Holstein)
0551/19240, Homburg 06841/19240, Mainz
06131/19240, München 089/19240, Erfurt
(f. Mecklenburg-Vorpommern, Sachsen,
Sachsen-Anhalt, Thüringen) 0361/730730,
Nürnberg 0911/3982451

# Literatur

## BILD am SONNTAG-Ratgeber

Jahn, Ruth
*So werden Kinder natürlich gesund.*
*Kinderkrankheiten sanft und wirksam*
*behandeln.* Ratgeber Edition der
BILD am SONNTAG (2013)
Alles über wirksame, natürliche Heilmittel
für Babys, Klein- und Schulkinder –
ein Nachschlagewerk für jeden Familien-
haushalt

## Eine Auswahl empfehlenswerter Bücher

Bachmann, Sandra; Längler, Alfred
*Hausmittel in der modernen Medizin. Tees,*
*Wickel, Bäder & Co.*
Urban & Fischer in Elsevier, München 2005
Buch mit CD für Pflegende, Ärzte und
Patienten, die es genauer wissen wollen

Bailey, Philip M.
*Psychologische Homöopathie: Die Persönlich-*
*keitsprofile der 35 wichtigsten homöo-*
*pathischen Mittel.* Trias, Stuttgart 2011

Bierbach, Elvira (Hrsg.)
*Naturheilpraxis heute. Lehrbuch und Atlas*
Urban & Fischer in Elsevier, München 2009
1600 Seiten, teuer, aber alles drin: Mittel,
Methoden und Therapiekonzepte der
Naturheilkunde sowie medizinische Hinter-
gründe. Für Naturheilpraktiker – und
Angefressene

Fischer, Wolfgang K.
*Welche Heilpflanze ist das? Über 400 Heil-
pflanzen erkennen und anwenden*
Kosmos-Verlag, Stuttgart 2005
Heilkräuter Mitteleuropas kennenlernen
und selbst bestimmen

Haehl, Richard; Hahnemann, Samuel
*Organon der Heilkunst: Das Standardwerk
der Homöopathie*
Marixverlag , Wiesbaden, 2005

Künzle, Johann
*Das große Kräuterheilbuch*
Bibliographisches Institut, Mannheim 2006
Reich ausgestattetes Standardwerk der
Kräuterheilkunde

Thüler, Maya
*Wohltuende Wickel: Wickel und Kompressen
in der Kranken- und Gesundheitspflege*
Verlag Maya Thüler, Worb (Schweiz) 2003
Die „Wickelkönigin" zeigt, wie's geht.

# LISTE ALLER ERWÄHNTEN HEILPFLANZEN (OHNE SPAGYRIK)

| Heilpflanze | Lateinischer Name | Verwendete Pflanzenteile |
|---|---|---|
| Ackerschachtelhalm (Zinnkraut) | Equisetum arvense | Kraut |
| Aloe vera (Echte Aloe) | Aloe barbadensis (= A. vera) | Gel |
| Anis | Pimpinella anisum | „Samen" (gequetscht) |
| Arnika | Arnica montana | Blüten, Wurzel |
| Artischocke | Cynara scolymus | Blätter |
| Augentrost | Euphrasia officinalis | Kraut |
| Baldrian | Valeriana officinalis | Wurzel |
| Bärentraube | Arctostaphylos uva-ursi | Blätter |
| Beinwell (Wallwurz) | Symphytum officinale | Wurzel |
| Bingelkraut | Mercurialis perennis | Kraut |
| Birke | Betula pendula, B. pubescens | Blätter |
| Bittersüß | Solanum dulcamara | Stängel |
| Blutwurz (Tormentill) | Potentilla erecta (= P. tormentilla) | Wurzelstock |
| Borretsch | Borago officinalis | Öl aus Samen |
| Brennnessel | Urtica dioica, U. urens | Blätter, Wurzel |
| Brombeere | Rubus fruticosus | Blätter |
| Efeu | Hedera helix | Blätter (nichtblühende Pflanze) |
| Eibisch | Althaea officinalis | Wurzel, Blätter, Blüten |
| Eiche | Quercus robur, Q. petraea | Rinde |
| Eisenkraut | Verbena officinalis | Kraut |
| Engelwurz (Angelikawurzel) | Angelica archangelica | Wurzel |
| Erdbeere (Walderdbeere) | Fragaria vesca | Blätter |
| Eukalyptus | Eucalyptus globulus | Blätter |
| Fenchel | Foeniculum vulgare | „Samen" (gequetscht) |
| Fichte | Picea abies | Nadeln, Zapfen, Baumharz |
| Frauenmantel | Alchemilla vulgaris | Kraut |
| Gänsefingerkraut (Anserine) | Potentilla anserina | Kraut |
| Ginkgo | Ginkgo biloba | Blätter |
| Ginseng | Panax ginseng | Wurzel |
| Goldrute | Solidago virgaurea | Kraut |
| Hafer | Avena sativa | Stroh, grünes Kraut |

| Anwendungsbereich | In diesem Ratgeber empfohlene Form der Anwendung |
| --- | --- |
| innerlich, äußerlich | Aufguss, Absud, Tinktur |
| äußerlich | Gel |
| innerlich | Absud |
| äußerlich | Salbe, Gel, Tinktur |
| innerlich | Aufguss, Saft, Tinktur, Kapseln |
| äußerlich | Aufguss |
| innerlich | Aufguss, Tinktur, Dragees, Kapseln |
| innerlich | Absud, Kaltauszug |
| äußerlich | Tinktur, Salbe |
| äußerlich | Aufguss, Salbe |
| innerlich, äußerlich | Aufguss |
| äußerlich | Aufguss |
| innerlich | Absud, Tinktur |
| innerlich, äußerlich | Öl, Ölkapseln |
| innerlich, äußerlich | Aufguss, Tinktur |
| innerlich | Aufguss |
| innerlich | Tinktur, Hustensirup, -tropfen |
| innerlich | Kaltauszug (Wurzel), Aufguss (Blätter, Blüten) |
| äußerlich | Absud |
| innerlich | Aufguss |
| innerlich | Aufguss |
| innerlich | Aufguss |
| äußerlich | Ätherisches Öl |
| innerlich, äußerlich | Absud |
| innerlich, äußerlich | Salbe, Hustensirup |
| innerlich | Aufguss, Tinktur |
| innerlich | Aufguss, Tinktur |
| innerlich | Tinktur, Tabletten, Kapseln |
| innerlich | Aufguss, Pulver, Tinktur, Kapseln |
| innerlich | Aufguss, Tinktur |
| innerlich, äußerlich | Aufguss, Tinktur |

| Heilpflanze | Lateinischer Name | Verwendete Pflanzenteile |
| --- | --- | --- |
| Hamamelis (Zaubernuss) | Hamamelis virginiana | Blätter, Rinde |
| Hauhechel | Ononis spinosa | Wurzel, Kraut |
| Hauswurz | Sempervivum tectorum | Blätter |
| Heidelbeere | Vaccinium myrtillus | Beere |
| Herzgespann | Leonurus cardiaca | Kraut |
| Holunder | Sambucus nigra | Blüten, Beeren |
| Hopfen | Humulus lupulus | weibl. Blüten („Zapfen") |
| Ingwer | Zingiber officinale | Frischer o. getr. Wurzelstock |
| Isländisch Moos | Cetraria islandica | ganzer Thallus |
| Johanniskraut | Hypericum perforatum | Kraut |
| Kalmus | Acorus calamus | Wurzelstock |
| Kamille, Echte | Matricaria recutita | Blüten |
| Kapuzinerkresse | Tropaeolum majus | Blätter, Blüten |
| Kümmel | Carum carvi | „Samen" (gequetscht) |
| Lavendel | Lavandula angustifolia (= L. officinalis) | Blüten |
| Lein | Linum usitatissimum | Samen |
| Linde | Tilia cordata, T. platyphyllos | Blüten |
| Löwenzahn | Taraxacum officinale | Wurzel, Kraut |
| Mädesüß (Spierstaude) | Filipendula ulmaria | Blüten, Kraut |
| Majoran | Origanum majorana | Kraut |
| Malve (Käsepappel) | Malva sylvestris, M. neglecta | Blüten, Blätter |
| Mariendistel | Silybum marianum | Früchte, Kraut |
| Mäusedorn, stechender | Ruscus aculeatus | Wurzelstock |
| Meerrettich | Armoracia rusticana | Wurzel |
| Melisse | Melissa officinalis | Blätter |
| Mönchspfeffer (Keuschlamm) | Vitex agnus-castus | Früchte |
| Mutterkraut | Tanacetum parthenium | Blätter |
| Myrrhe | Commiphora molmol | Baumharz |
| Nachtkerze | Oenothera biennis | Öl aus Samen |
| Neembaum (Niembaum) | Azadirachta indica | Rinde, Blätter, Früchte, Samen |
| Olivenbaum | Olea europaea | Blätter |
| Passionsblume | Passiflora incarnata | Kraut |
| Pelargonie (Kapland-Pelargonie) | Pelargonium sidoides | Wurzel |
| Petersilie | Petroselium crispum | Blätter |

| Anwendungsbereich | In diesem Ratgeber empfohlene Form der Anwendung |
|---|---|
| äußerlich | Aufguss (Blätter), Absud (Rinde), Tinktur |
| innerlich | Aufguss |
| äußerlich | frische Blätter |
| innerlich | Absud, Kauen der getrockneten Beeren |
| innerlich | Aufguss, Tinktur |
| innerlich | Aufguss, Saft |
| innerlich | Aufguss, Tinktur |
| innerlich, äußerlich | Aufguss, geriebene Wurzel |
| innerlich | Aufguss, Tinktur, Bonbon |
| innerlich, äußerlich | Aufguss, Tinktur, Tabletten, Kapseln, Öl |
| innerlich | Absud, Kauen der getrockneten Wurzel |
| innerlich, äußerlich | Aufguss, Tinktur, Extrakt |
| innerlich | Tinktur |
| innerlich | Absud |
| innerlich, äußerlich | Aufguss, Tinktur, ätherisches Öl |
| innerlich, äußerlich | Kaltauszug, Pulver, Öl, Ölkapseln |
| innerlich | Aufguss |
| innerlich | Absud, Tinktur |
| innerlich | Aufguss |
| innerlich, äußerlich | Aufguss, Vaginalzäpfchen |
| innerlich, äußerlich | Aufguss, Extrakt, Salbe |
| innerlich | Aufguss, Tinktur, Kapseln, Tabletten |
| innerlich | Tinktur, Tabletten |
| innerlich, äußerlich | frische Wurzel, Salbe |
| innerlich, äußerlich | Aufguss, Tinktur, Salbe |
| innerlich | getrocknete Früchte, Aufguss, Tinktur, Kapseln |
| innerlich | Aufguss, Kapseln |
| äußerlich | Pulver, Tinktur |
| innerlich, äußerlich | Öl, Ölkapseln |
| äußerlich | Shampoo, Öl |
| innerlich, äußerlich | Aufguss, Tinktur, Kapseln |
| innerlich | Aufguss, Tinktur |
| innerlich | Tinktur |
| äußerlich | frische Blätter |

| Heilpflanze | Lateinischer Name | Verwendete Pflanzenteile |
|---|---|---|
| Pfefferminze | Mentha piperita | Blätter |
| Rhabarber (Rhapontik-Rhabarber) | Rheum rhaponticum | Wurzel |
| Ringelblume | Calendula officinalis | Blüten |
| Rosmarin | Rosmarinus officinalis | Blätter |
| Rosskastanie | Aesculus hippocastanum | Samen, Blüten |
| Sägepalme | Serenoa repens (= Sabal serrulata) | Früchte |
| Salbei | Salvia officinalis | Blätter |
| Schachtelhalm (Zinnkraut) | Equisetum arvense | Kraut |
| Schafgarbe | Achillea millefolium | Blüten, Kraut |
| Schlüsselblume | Primula veris, P. elatior | Wurzel, Blüten |
| Schöllkraut | Chelidonium majus | Stängel |
| Schwarzkümmel | Nigella sativa | Samen |
| Senf, Schwarzer | Brassica nigra | Samen |
| Sonnenhut | Echinacea angustifolia, E. purpurea | Wurzel, Kraut |
| Spitzwegerich | Plantago lanceolata | Blätter |
| Steinklee (Honigklee) | Melilotus officinalis | Kraut |
| Stiefmütterchen | Viola tricolor | Kraut |
| Taigawurzel | Eleutherococcus senticosus | Wurzel |
| Teebaum | Melaleuca alternifolia | Blätter |
| Teufelskralle | Harpagophytum procumbens | Wurzel |
| Thymian | Thymus vulgaris | Kraut, Blätter, Blüten |
| Traubensilberkerze (Cimicifuga) | Cimicifuga racemosa | Wurzelstock |
| Weide (Silberweide) | Salix alba | Rinde |
| Weißdorn | Crataegus species | Blüten, Blätter, Beeren |
| Wermut | Artemisia absinthium | Kraut |
| Zinnkraut (Ackerschachtelhalm) | Equisetum arvense | Kraut |
| Zistrose, Graubehaarte | Cistus incanus | Kraut |
| Zwiebel | Allium cepa | Zwiebel |

Fachliche Beratung: Apotheker Dr. Manfred Fischer, Arzneipflanzenexperte,
Sachverständiger und Referent für Phytotherapie beim Kneipp-Bund und Kneipp-Ärztebund

| Anwendungsbereich | In diesem Ratgeber empfohlene Form der Anwendung |
|---|---|
| innerlich, äußerlich | Aufguss, ätherisches Öl |
| äußerlich | Salbe |
| äußerlich | Aufguss, Tinktur, Öl, Salbe |
| innerlich, äußerlich | Aufguss, ätherisches Öl |
| innerlich, äußerlich | Tinktur, Kapseln, Tabletten, Salbe, Gel |
| innerlich | Tinktur, Kapseln |
| innerlich, äußerlich | Aufguss, Tinktur, ätherisches Öl |
| innerlich, äußerlich | Aufguss, Absud, Tinktur |
| innerlich | Aufguss, Tinktur |
| innerlich | Aufguss |
| äußerlich | Stängelsaft |
| innerlich | Samen, Öl, Kapseln |
| äußerlich | Samenpulver |
| innerlich, äußerlich | Tinktur, Tabletten |
| innerlich, äußerlich | Aufguss, Tinktur, Sirup |
| innerlich | Aufguss |
| innerlich, äußerlich | Aufguss, Tinktur |
| innerlich | Aufguss, Tinktur |
| äußerlich | ätherisches Öl |
| innerlich, äußerlich | Aufguss, Tabletten, Gel |
| innerlich, äußerlich | Aufguss, Sirup |
| innerlich | Tinktur , Tabletten |
| innerlich, äußerlich | Aufguss, Tabletten |
| innerlich | Aufguss, Tinktur, Kapseln, Tabletten |
| innerlich | Aufguss, Tinktur |
| innerlich, äußerlich | Aufguss, Absud, Tinktur |
| innerlich, äußerlich | Aufguss |
| innerlich, äußerlich | frische Zwiebel, Hustensirup |

# STICHWORTVERZEICHNIS

*Hom. = Homöopathische Anwendung, Sp. = Spagyrische Anwendung*

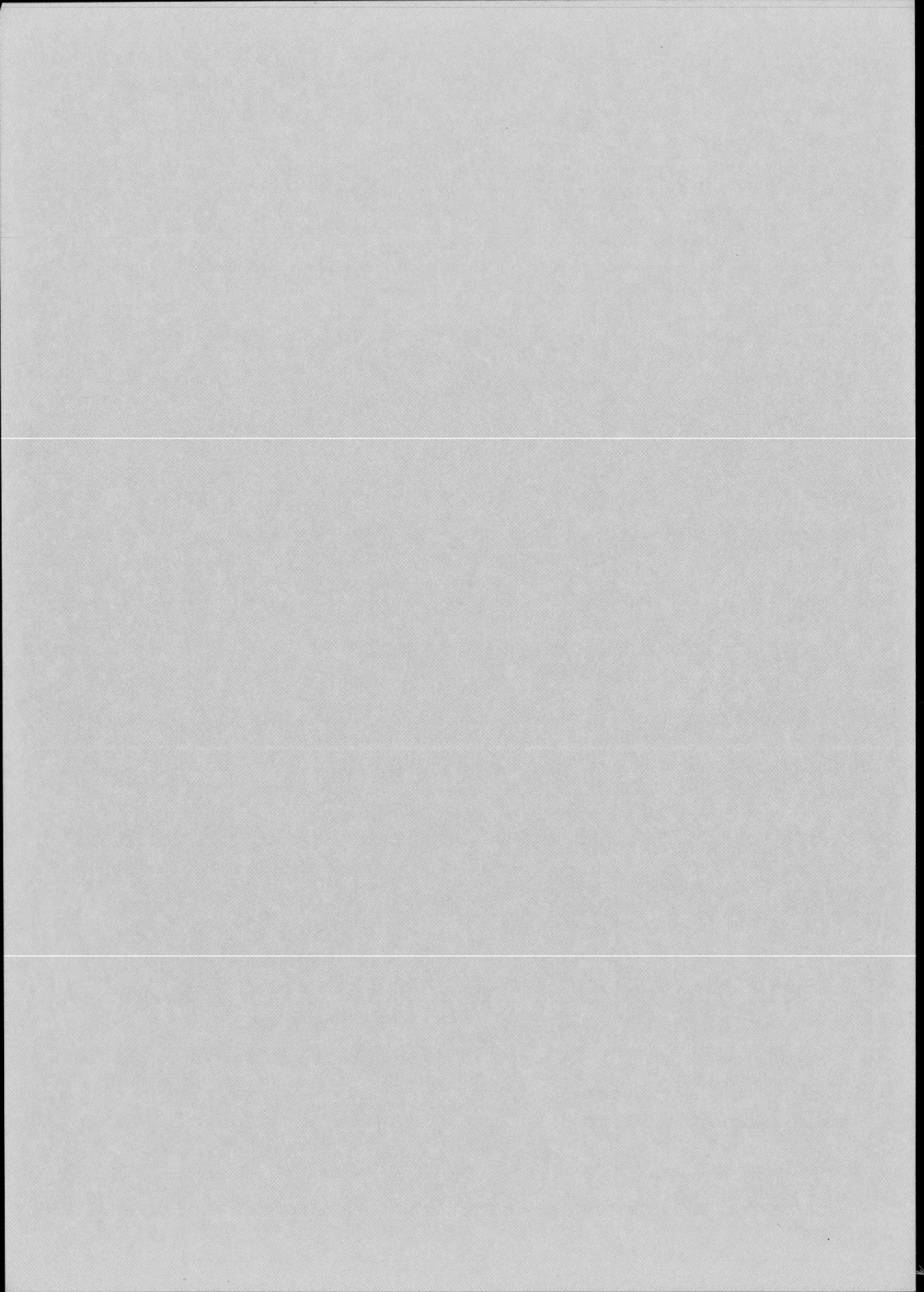